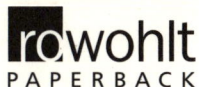

INGRID & RENATE MÜLLER

Zwillingskrebs

**Ein Schicksal,
zwei Geschichten**

Mit Illustrationen von Achim Greser

Rowohlt Taschenbuch Verlag

Originalausgabe
Veröffentlicht im Rowohlt Taschenbuch Verlag,
Reinbek bei Hamburg, April 2011
Copyright © 2011 by Rowohlt Verlag GmbH,
Reinbek bei Hamburg
Illustrationen Achim Greser
Lektorat Regina Carstensen
Umschlaggestaltung ZERO Werbeagentur, München
(Illustration: Achim Greser)
Satz Janson PostScript, PageOne,
bei Dörlemann Satz, Lemförde
Druck und Bindung CPI – Clausen & Bosse, Leck
Printed in Germany
ISBN 978 3 499 62707 1

Inhalt

Vorwort 9

Angst 13

Loreley 35

Höllensturz 55

Wandlung 85

Obamas-faule-Lehman-SPD 109

Marianengraben 131

Gute Geister 161

Tumorformel 183

Mützenluder 201

Himmelbett 219

Kellerkinder 233

Hoffnung 255

Literatur 281

Internetadressen 283

Danksagung 285

Für meine Schwester

Vorwort

*Die Welt des Glücklichen ist eine andere
als die des Unglücklichen.*
LUDWIG WITTGENSTEIN

«Wer bist du eigentlich?» Für uns eineiige Zwillinge ist und war die Frage ein Dauerbrenner. Da hilft es wenig, wenn das Muttermal bei der einen (Renate) rechts, bei der anderen (Ingrid) links im Gesicht sitzt. Irgendwann gaben wir unsere Erklärungsversuche auf, gewöhnten uns daran, dass sich unser Umfeld in zwei Lager spaltet: Die einen Menschen erkennen den Unterschied sofort, die anderen lernen es leider nie.

Mit nur zwei Minuten Abstand kamen wir als eineiige Zwillinge auf die Welt, unsere Leben waren von Geburt an untrennbar miteinander verknüpft. Seitdem bauen wir fest aufeinander und vertrauen uns bedingungslos. Unangenehme Dinge würden wir uns gegenseitig am liebsten sofort aus dem Weg räumen. Jeder leidet heftiger, wenn es dem anderen schlechtgeht, ganz egal, in welchen Problemen man gerade selbst steckt. Danebenstehen und einfach nur zusehen ist schwer, die Empathie ein Dauerzustand und ein Unbeteiligtsein unmöglich. Jahrelang teilten wir eine WG, absolvierten ein ähnliches Studium und managten eine Kneipe, nur Krankheit war für uns ein Fremdwort. Bestenfalls Husten, Schnupfen, Heiserkeit – allerdings lebt eine von uns mit, die andere ohne Blinddarm.

Im Jahr 2008 nahm unser unbeschwertes Leben eine radikale Wendung. Im Abstand von zwei Monaten erhielten wir eine niederschmetternde Diagnose: Brustkrebs. Neun Monate lang durchliefen wir ein medizinisches Programm mit Operation, Chemotherapie, Strahlenbehandlung. Optisch waren wir keine Zwillinge mehr.

Gleiche Gene, gleiches Schicksal – für viele sieht das nach *einer* Geschichte aus. Aber trotz der gleichen Krankheit bleibt: zwei Menschen, zwei verschiedene Leben. Denn so ähnlich wir äußerlich auch sind, so unterschiedlich reagierten wir in manchen Momenten der tiefsten Krise. Doch neben der Verzweiflung warf dieselbe Diagnose auch viele Fragen auf: Wie individuell ist eine solche Erkrankung? Ist das, was für die eine richtig ist, ebenso für die andere gut? Gibt es eine Art «Rezept», wie man mit der Krankheit umgeht – und taugt es ebenfalls für die Schwester? Was sollten wir besser voreinander verbergen, was klar sagen, damit die andere nicht mutlos wird? Können sich zwei Menschen, die sich von Geburt an so nahestehen, in einer solchen Situation überhaupt helfen? Und wenn ja: wie?

Schnell wurde uns klar, dass wir viel zu wenig über Brustkrebs wussten, dass es buchstäblich jede Frau treffen kann. Rund 57 000 Frauen erkranken jedes Jahr neu an diesem Tumor. Eine beängstigende Zahl, hinter der sich ebenso viele Tragödien verbergen. Ein Drittel der Frauen ist jünger als fünfzig – zu ihnen gehören wir. Einige davon haben wir in den langen Monaten unserer Behandlung kennengelernt. Dabei entstand auch die Idee für dieses Buch.

In den größten Krisen stellten wir fest, dass Humor ein elementarer Bestandteil fürs Überleben ist. Skurrile und komische Situationen – und die gab es trotz allen Leids zuhauf – brachten uns immer wieder zum Lachen, auch auf den Krebsstationen. Deshalb haben wir unseren Wegbegleiter Achim Greser als Dritten in das Projekt eingebunden – zumal er selbst (freiwillig) Teil unserer Geschichte wurde. Er zeichnet seit Jahren im Duo «Greser & Lenz» für die *Frankfurter All-*

gemeine Zeitung, für den *stern* und die Satirezeitschrift *Titanic*. Als wir ihm vorschlugen, das Buch malerisch zu unterstützen, sagte er: «Witze und Krebs – das ist eine echte Herausforderung.»

Für viele ist eine Krebserkrankung in Zeiten von «schön, fit und ewig jung» immer noch ein Tabu, wird bestenfalls in Chemotherapiezimmern und in der Familie verhandelt. Deshalb erzählen wir, wie man sich den Arzt zum Partner und die Krankheit nicht zum Feind macht, wie man sich Verbündete sucht und warum ein Netzwerk aus Freunden so wertvoll ist. Wichtig ist uns aber auch, zu zeigen, wie wir der Krankheit mit Mut und Optimismus begegneten und aus körperlichen und seelischen Tiefs gemeinsam wieder herauskamen, wie wir die Angst vor Krankheit und Tod thematisierten und überwanden. Das Buch schildert zwölf Stationen, es ist eine Art «persönlicher Kreuzweg». Je besser wir uns selbst mit der Krankheit auskannten, desto besser konnten wir mitreden und mündige Entscheidungen treffen. Ein Satz eines Freundes trug uns beide durch dunkle Momente: «Gewinne Zuversicht und Vertrauen, lerne Gelassenheit, das Schicksal lässt sich gemeinsam besser meistern.» Wir hoffen, dass er auch anderen hilft.

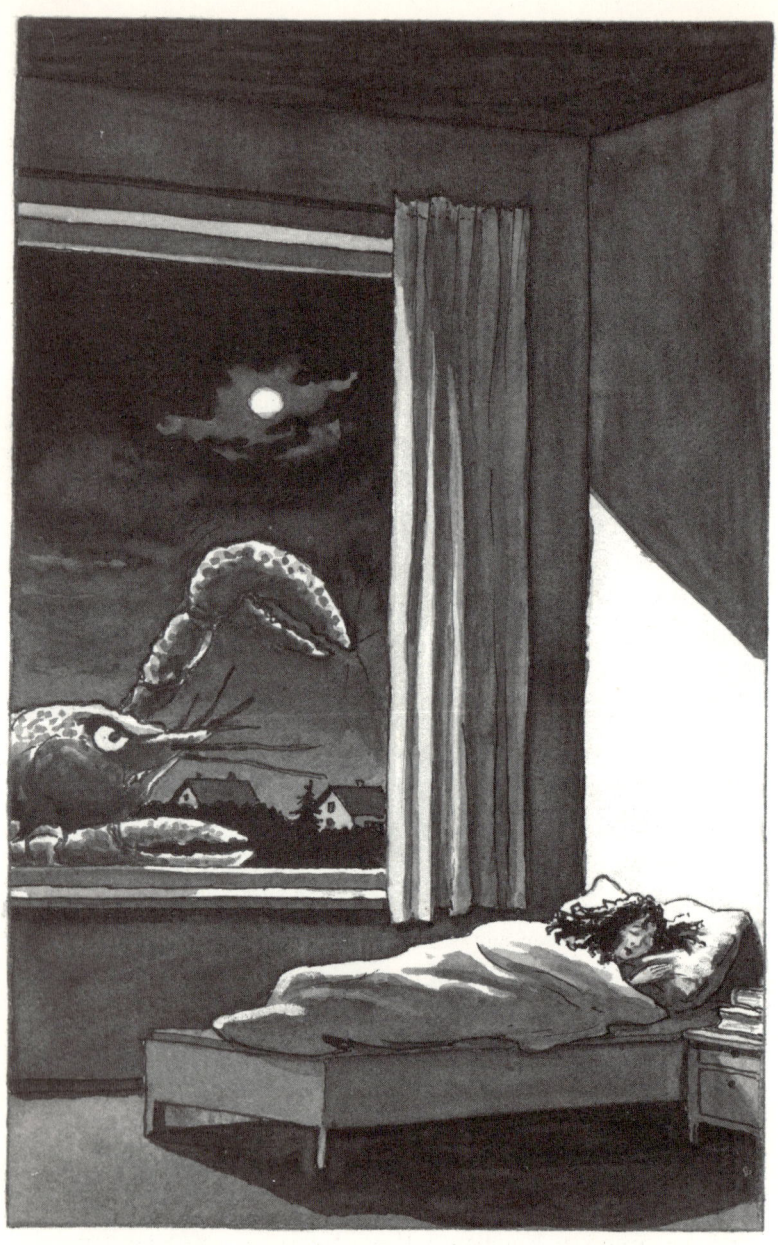

Zwischen Traum und Wirklichkeit

Angst

Drei Zigaretten werden ein Leben retten.

«Willst du etwa mit dem Rauchen aufhören?», frage ich belustigt den Mann, der schon seit Stunden neben mir am Tresen einer Münchner Bar sitzt, in freundschaftliche Gespräche vertieft, aus denen er soeben aufgetaucht ist.

«Ja», lacht er, «ich versuch's immer wieder.» Er packt sich eine der drei Zigaretten, die er, sorgsam gehütet wie Juwelen, vor sich auf dem Tresen drapiert hat, und schon stehen wir vor der Kneipentür, in Qualm eingehüllt, verwickelt in ein kurzweiliges Gespräch über Rauchen, Fitness, Abnehmen und ein gerissenes Kreuzband. Fasziniert bin ich von seiner aufgeschlossenen Art, beinahe untypisch für Theaterschauspieler, die es erfolgreich ins Fernsehen geschafft haben. Deshalb hatte ich ihn auch sofort erkannt. Sein Humor zieht mich an, etwa wie er über seinen Beruf redet: «Manchmal sage ich Sätze, die die Welt nicht braucht.»

Interessanter Typ, dieser Markus, denke ich, während Ingrid und ihr Lebensgefährte Jürgen, die mit mir schon den ganzen Abend in der Bar waren, nachts um zwei ein Taxi zur nächsten Kneipe herbeitelefonieren. Die soll bis morgens um fünf Uhr geöffnet haben, ein skurriler Hort für alle Nachtschwärmer. Zu dritt machen wir uns auf den Weg, Markus und sein schwergewichtiger Schauspielkollege folgen mit dem nächsten Wagen. Wir rücken an im Stoßtrupp, trinken Wein, die Musikbox spielt Richard Wagners *Götterdämmerung*. Kaum vorstellbar, dass hier tagsüber feinster Kuchen serviert wird. Während es draußen hell wird, tausche ich Küsse mit dem Zigarettenmann unter einer verblichenen Alpentapete.

Es wird eine außergewöhnliche Nacht. In dem Taxi, das Markus schließlich zum Hotel Bayerischer Hof fährt, finde auch ich mich wieder. Magisch angezogen. Eine Stunde nachdem wir uns durch die fremden Kissen gewühlt haben und der Satz «Wieso bleibt so jemand wie du nur alleine?» noch in meinen Ohren nachklingt, merke ich, wie Markus plötzlich stutzt. Dann folgt eine Schicksalsfrage: «Sag mal, was ist denn das? Hast du das schon länger? Das musst du unbedingt nachschauen lassen.» Er insistiert mehrfach auf seiner Feststellung und streicht vorsichtig über eine Stelle an der rechten Brust.

«Ach, das ist dort oft so knotig», antworte ich achtlos und sehe dem Morgen beim Aufwachen zu. Es ist sieben Uhr früh. Der Mann, der neben mir liegt, ein wunderbarer Fremder. Er muss zum Dreh, ich zurück nach Frankfurt. Wir verabschieden uns, heiter beschwingt, vermutlich auf Nimmerwiedersehen. Was bleibt, sind eine besondere Nacht, in deren Erinnerung ich schwelge, und dieser eine irritierende Moment, der mir nicht aus dem Kopf will. Wieder und wieder berühre ich die Stelle, erst verstohlen, dann immer vehementer, auf dem Weg zu Ingrids Wohnung, beim Kofferpacken, am Bahnhof. Kein Zweifel, da ist ein Knoten, und zwar kein kleiner.

Das kannst du nicht einfach ignorieren! Dieser Gedanke jagt mir im Zug durch den Kopf, während ich versuche, mich auf meine Zeitung zu konzentrieren. Besonders wühlt mich die Tatsache auf, dass ein Mann, der mich nicht kennt, etwas an meinem Körper besorgniserregend findet – und dass mir dieses Etwas noch keine Sekunde selbst aufgefallen ist. Klar, an der Brust waren immer irgendwelche knotigen Dinger, mal größer, mal kleiner, eine Berg-und-Tal-Landschaft, die mir aber nie gefährlich erschien. Vorsorgeuntersuchung? Ein Fremdwort. Seit mehr als zehn Jahren mache ich einen großen Bogen um Frauenärzte, also gab es auch nichts zu entdecken. Immer wieder wollte ich mich überlisten, einen neuen Anlauf nehmen, die schlechten Erfahrungen mit einem Arzt überwinden, der mich als schüchterne junge Frau ein paarmal in seinem Massenbetrieb überheblich abfertigte. Ich schaffte es nicht. Wenn das Brustkrebs ist, denke ich, während von der Sonne verbrannte Felder an mir vorbeifliegen, bist du übermorgen tot. Die Angst hat ihren Anker geworfen.

Die nächsten Wochen stürze ich mich in meine Arbeit als Journalistin beim Radio, noch gnadenloser als sonst. Interviewen, telefonieren, konferieren. Es ist 2008, die Hessen-SPD will mit Hilfe der Linken die Macht übernehmen, Wolfgang Clement soll aus der SPD ausgeschlossen werden, und es regnet olympische Medaillen in Peking. Ich hoffe, dass sich diese Wölbung an meiner rechten Seite irgendwie in Luft auflöst. Tut sie aber nicht. Morgens ist sie da und abends und nachts. Jede Sekunde. «Komm, nicht du, du bist erst vierzig», versuche ich mich zu beruhigen. «Niemand in deiner Familie hatte schon mal Brustkrebs. Nicht die Mutter, nicht die Omas, nicht die Tanten.» Parallel hallt Markus' Frage nach: «Sag mal, was ist denn das?»

Ich kann mich kaum mehr konzentrieren. Interviewpartner, die über Tod und Trauer erzählen, erscheinen mir plötzlich in einem ganz neuen Licht. Niedergeschlagen vertraue ich mich eines Abends meiner Freundin Angela an. Ich kenne sie seit Jahren, wir waren früher Kolleginnen, dann trennten sich unsere beruflichen Wege. Warmherzig ist sie, kann gut zuhören und Probleme lösen. Vor allem die der anderen.

«Du, ich hab einen Knoten in der Brust», eröffne ich ihr in unserer Frankfurter Stammkneipe. Danach erzähle ich von der Nacht mit Markus, dass ich seitdem vor Angst vergehe, weil das Ding sich nicht verschieben lässt, was kein gutes Zeichen ist, wie ich in meinem Biologiestudium Ende der neunziger Jahre am Rande gelernt habe. Und dass ich glaube, nicht mehr an einer Untersuchung vorbeizukommen. Sie sieht besorgt aus, sehr besorgt. Sagt, sie habe eine gute Frauenärztin, wüsste aber nicht, ob sie nur Privatpatienten behandelt. Angela verspricht mir, sich auf der Stelle darum zu kümmern. Am liebsten würde ich ihr riesige Steinquader in den Weg legen, sämtliche Telefonkabel durchschneiden, ihr die Reifen am Auto platt stechen, sie einfach nur aufhalten. So groß ist meine Angst vor dem Knoten. Mit der ich aber zugleich nicht leben kann.

Die nächsten Tage hoffe ich, dass Angela die Geschichte vergisst, ihre Ärztin keinen Termin hat oder keine Kassenpatienten aufnimmt. Aber sie schickt mehrere E-Mails, hält mich auf dem Laufenden und bemerkt mein Zögern, meine Bereitschaft zu verdrängen. «Du musst dir überlegen, ob du leben willst», schreibt sie mir schließlich kurz und bündig. Das sitzt. So kenne ich sie. Die Frau der schmerzhaften Wahrheiten. Erst denke ich, so ein Quatsch, das ist doch völlig übertrieben, es geht doch nicht um Leben und Tod. Aber dann schießt die Realität geradeaus auf mich zu. Die Redaktion um mich herum versinkt, ich sehe auf den Bildschirm, meine Kollegen wuseln um mich herum, mit Kopfhörern, am Telefon. Der Lärmpegel ist wie immer immens, und ich weiß: «Verdammt, sie hat recht!» Noch heute bin ich ihr unendlich dankbar.

Der Termin bei Dr. Barbara König steht schnell. Kassenpatientin hin oder her. Es ist der 25. August. Ein Montag. Sonnig. Ich habe mich krankgemeldet und radle schlotternd und mit leerem Magen der Untersuchung entgegen.

«Kommen Sie, wir schauen gleich mal nach», empfängt mich die Ärztin, die bemerkt, dass zu viel Gerede mich jetzt um den Verstand brächte. Sie lotst mich in einen abgedunkelten Raum. Angespannt verfolge ich, wie sich ihre braunen Rehaugen konzentriert auf den Ultraschallschirm heften. «Machen Sie sich keine Sorgen», wird sie mir bestimmt gleich sagen. «Ich tippe auf eine Zyste, ein gutartiges Fibroadenom.» Ich phantasiere, während ich daliege und sie den harten Knoten mit dem Schallkopf umkreist. Offensichtlich ein Hirngespinst.

«Ich schicke Sie jetzt gleich zur Mammographie», sagt die

Ärztin nach Minuten freundlich, aber sehr bestimmt. «Hier, am Schillerplatz, gleich um die Ecke. Man kann das mit dem Ultraschall allein nicht sicher sagen.» Meine Nervosität steigt. Keine Entwarnung.

Eine Stunde später betrete ich die radiologische Spezialpraxis. Hier heißt es: «Bitte gerade hinstellen, Arme hochlegen.» Es werden Brüste zwischen zwei Glasplatten eingequetscht, Röntgenstrahlen durch das Gewebe geschickt, seine Dichte, Zusammensetzung und eben auch Knoten sichtbar gemacht. Die Mammographiebilder bekomme ich nicht zu Gesicht. Tür auf, Tür zu, ein abgedunkelter Raum, eine Liege, wieder Ultraschall. Die Radiologin nimmt dicht neben mir Platz, ein ernster Gesichtsausdruck, Augenschlitze hinter schwarzer Sekretärinnenbrille, die auf Brustgewebe blicken. Kein Wort. Keine Erklärung. Keine Entwarnung. Ich frage auch nicht nach, zu verunsichert bin ich. «Warten Sie hier einen Moment, Sie bekommen einen Brief von mir mit und eine CD mit den Mammographieaufnahmen.» Das ist alles, was dieses maskenhafte Wesen äußert. Beim Hinausgehen frage ich mich, ob der Holterdiepolter-Termin und die Zurückhaltung der Radiologin auch etwas über den Ernst meiner Lage aussagen. Denn auf solche Untersuchungen muss man sonst oft wochenlang warten.

Wie betäubt finde ich mich vor Frankfurts Alter Oper wieder, ausgespuckt vor dem «Dem Wahren Schoenen Guten», das in goldener Schrift am Dachfries prangt, mit einem Kuvert in der Hand. Wo soll ich jetzt hin, was damit anfangen? Ich klettere auf mein Fahrrad, schlingere zurück zu Dr. König, die mich nach kurzer Wartezeit erneut empfängt. Der Brief, von dessen unheilvollem Inhalt ihre verdunkelten Augen künden, entfaltet seine Macht. Sie liest und zuckt unmerklich.

«Wir machen einen Biopsietermin aus», bestimmt sie und versucht Zuversicht und Ruhe zu spenden. «Da werden mit einer Nadel Zellen entnommen und analysiert, dann weiß man, ob es bösartig oder gutartig ist.» Sie greift zum Hörer. «Was, warum erst in einer Woche?», höre ich die Gynäkologin sprechen, während ich zusammengekauert auf die Uhr vor meiner Nase blicke, auf deren Zeiger eine kleine Hexe klemmt und Sekunde um Sekunde ihre Runden dreht. «Sie wissen doch, in solchen Fällen sollte man möglichst schnell reagieren», verhandelt sie beharrlich weiter. Aber es bleibt dabei. Die Biopsie kann erst am 1. September stattfinden.

«Wo?», frage ich schwach, nachdem Dr. König aufgelegt hat.

«Krankenhaus Frankfurt. Station U4, links.»

Den Briefumschlag im Gepäck – noch immer habe ich nur eine vage Vorstellung von dem, was darin steht, doch er fühlt sich tonnenschwer an –, kehre ich zurück in meine Wohnung. Es kommt mir vor, als hätte jemand das Sonnenlicht ausgeknipst. Nichts hat sich in Luft aufgelöst, rein gar nichts, nicht der Knoten, nicht die Panik, nur die Hoffnung, dass dieser Spuk zu Ende sein könnte. Schließlich wage ich einen Blick in den Mammographiebefund und bleibe ganz am Ende am Wort «Beurteilung» hängen. «Malignomsuspekt» steht da als Hinweis an Dr. König. Weiterhin: «Eine stanzbioptische Abklärung des Herdbefunds ist notwendig. Die Patientin wird sich bei Ihnen umgehend zur Planung für das weitere Prozedere vorstellen.» Es folgt eine Formel zur medizinischen Klassifizierung. Das Wort «malignomverdächtig», das ich nun entziffere, hatte meine Frauenärztin nicht in den Mund genommen, vielleicht, um mich nicht noch mehr zu beunruhigen. Nichts ist klar, alles bislang ein Verdacht. Aber das Bösartige, eine Möglichkeit namens Brustkrebs, hat sich durch einen Spalt gezwängt. Wie lange hätte ich noch zu leben, wenn …? Mir kommt eine Kollegin in den Sinn, genauso jung wie ich, die ich eines Tages mit Kleopatra-Frisur traf. «Schön siehst du aus», sagte ich, ohne die Perücke zu erahnen. Ein paar Monate später war sie tot. Brustkrebs. Schnell weg mit den Gedanken. Ganz schnell. «Mein Italienischkurs!», schrecke ich hoch, als mein guter Freund Fritz klingelt und mich wie immer abholen will.

«Na, hast du die Hausaufgaben gemacht, *hai fatto i compiti?*» Er nimmt mich auf den Arm, ein Running Gag zwischen uns, seitdem wir gemeinsam eine fremde Sprache lernen und uns wie früher auf der Schulbank fühlen. Aber dann gefriert ihm sein Lächeln.

«Ich war heute bei der Mammographie», vertraue ich mich ihm an. Vollkommen durcheinander bin ich, das stelle ich in diesem Moment fest. Der Italienischkurs ist vergessen. Fritz ist ein Meister des Zuhörens, des Mitgefühls und krankheitserprobt. Er bleibt, bis ich ins Bett falle. Zwei Tage warte ich, quäle mich, will meine Zwillingsschwester Ingrid, die in München lebt, nicht beunruhigen. Dann rufe ich an.

Seit sechs Uhr bin ich auf den Beinen und habe fünf Stunden Zugfahrt, unzählige Kaffees, die *Süddeutsche Zeitung* und hundert Seiten von Feridun Zaimoglus Roman *Leyla* hinter mir – ich bin eingetaucht in die fremde Welt eines Mädchens aus der türkischen Provinz, in die Familie aus fünf Geschwistern, einer unterdrückten Mutter und einem patriarchalen Vater.

«Hallo, Liebe, wo bist du?», fragt Renate.

«In Saarbrücken», antworte ich, «der ICE ist gerade in den Bahnhof eingefahren. Ich steig in diesem Moment aus.»

«Ich hoffe, es geht dir gut?»

«Ach, ich bin müde, zu wenig geschlafen, und der Geschäftstermin wird vermutlich auch ziemlich anstrengend.»

«Ich muss dir was sagen», beginnt meine Schwester, «vielleicht setzt du dich erst mal irgendwohin.»

«Klar», sage ich und suche den nächsten Stuhl in einem italienischen Café in der Bahnhofshalle. Mein Kollege Matthias gibt mir wilde Zeichen, dass wir uns beeilen müssen, das Taxi wartet, die Damen und Herren von der Zeitung auch. Mit ihnen planen wir eine Kooperation. Ich bin Journalistin für Medizin und arbeite bei einem Gesundheitsportal im Internet.

«Ich habe leider keine guten Nachrichten», setzt sie an, «bei mir besteht der Verdacht auf Brustkrebs.»

«Brustkrebs?», frage ich entsetzt. Tausend Fragezeichen hallen dahinter nach. Ein schreckliches Wort, ein böses Wort mit einer niederschmetternden Gewalt. Es zwingt mich nicht auf den nächsten Stuhl, sondern direkt auf den Bahnhofsboden. Ich fühle mich, als hätte jemand meinen Puls von null auf hundert beschleunigt. Ich kann nicht fassen, was ich da höre, Brustkrebs ... Verdacht ... bei Renate? Oh nein, denke ich, nicht Renate, das kann einfach nicht sein. Das Wort schleudert mich aus dem Leben, wuchtet sich in meine Welt, die bis eben noch in Ordnung war, bohrt sich in meine grauen Zellen und hakt sich dort fest. Schrecken, Angst, Panik, Ohnmacht, Trauer, Leben – und Tod, das sind die ersten Gedanken, die mir durch den Kopf schießen.

Ich bin gerade mal vierzig, nur zwei Minuten jünger als meine Schwester, als ich aus dem Leben falle. Mitten im Bahnhof sitze ich noch immer auf dem grauen Steinboden. Reisende klettern über meine ausgestreckten Beine. Das Telefon ans Ohr gepresst, versuche ich das Unglaubliche zu verstehen, das ich gerade vernommen habe. Es ist plötzlich kalt geworden.

«Tut mir leid, dass ich das jetzt so sage, du bist kurz vor einem wichtigen Termin», entschuldigt sich Renate.

«Dafür gibt es keinen passenden Moment», antworte ich.

«Am Montag war ich bei der Gynäkologin, dann bei der Mammographie, ich habe einen Knoten getastet.» Das ist nicht ganz die Wahrheit, wie ich ein paar Minuten später erfahre, nicht sie hat den Knoten ertastet, sondern Markus bei der Begegnung in München. «Malignomtypisch», «malignomverdächtig», was für hässliche Worte. «2,4 Zentimeter, rechte Brust», liest sie mir aus dem Mammographiebefund vor und sagt: «Aber ich verstehe auch nicht alles, was da steht, die Bezeichnungen kommen mir wie Hieroglyphen vor. Nächsten Montag ist die Biopsie, dann wird man weitersehen.»

«Renate, das heißt noch gar nichts», beschwichtige ich, aber allein der Verdacht, der reicht mir schon. «Ich werde meine frühere Kollegin Katharina anrufen», schlage ich vor. «Die ist Ärztin. Sie weiß das bestimmt besser.»

«Nein, lass mal, sie kann da vermutlich auch nichts ausrichten», wiegelt Renate ab. «Aber sie versteht vielleicht eher als wir beide, was die Daten zu bedeuten haben», versuche ich sie zu überzeugen.

«Gut, wenn du meinst, dann ruf sie an, vielleicht ist es ja doch keine schlechte Idee», willigt sie schließlich ein.

Mit zittrigen Fingern tippe ich Katharinas Nummer. Sie nimmt ab, Gott sei Dank. Ich brauche nicht viel zu erklären. «Gib mir die Nummer von Renate», meint sie. «In einer halben Stunde rufe ich sie an.» Mehr muss sie nicht sagen, um mich fürs Erste zu beruhigen.

Ich springe mit Matthias ins Taxi und überlege, dass wir Zwillingsschwestern bislang Glück gehabt hatten. Von schweren Krankheiten sind Renate und ich verschont geblieben. Eine Erkältung oder Grippe höchstens, Zahnschmerzen, Kopfschmerzen, harmlose Blessuren. Immer fühlen wir uns unbeschwert, stark, manchmal übermütig, stets unverletzlich. Renate hat noch kein Krankenhaus von innen gesehen, nur ich besitze keinen Blinddarm mehr; allerdings haben wir beide vor kurzem den gleichen Backenzahn verloren. Wir hätten die Gesundheit unseres Vaters geerbt, sagten andere öfter neidisch. Jetzt ist er vierundsiebzig und noch nie richtig krank gewesen, genau wie unsere gleichaltrige Mutter.

Krebs, das haben andere, konstatiere ich, aber nicht wir. Ich durchforste geistig meine gesamte Verwandtschaft und finde keinen einzigen Krebsfall, Renate wird es ähnlich gemacht haben, vermute ich. Woher soll das also kommen?

Ich denke an ihr Leben in Frankfurt, sie hat es lange Zeit nicht wirklich geliebt, der Job beim Radio, ein einziger Stress in den letzten zwei Jahren. Oft um vier Uhr morgens aufstehen, Frühdienste, Renate ist immer eine Nachteule gewesen, keine Lerche. Genau wie ich. Nie hat sie gelernt, bei dem hohen Arbeitstempo und der extremen Belastung rechtzeitig für sich Grenzen zu ziehen. Oft landete sie am Wochenende vollkommen erledigt in München und brauchte Stunden, um überhaupt geistig bei uns anzukommen. Jürgen, mein langjähriger Lebensgefährte, und ich – wir haben uns die Zähne an ihr ausgebissen: «Renate, so ruinierst du dich seelisch und körperlich, du musst versuchen, schöne Dinge zu tun, Entspannung zu finden, deine Freizeit zu genießen.» Immer wieder haben wir auf sie eingeredet. Aber meine Schwester kann stur sein, wirklich stur. So ein Leben mit viel Hast, Hektik und wenig Gelassenheit kann krank machen, aber gleich Krebs? Ich hätte eher an einen Herzinfarkt oder an ein Burnout gedacht.

Dabei sind mir Krankheiten theoretisch nicht fremd, sie sind mein Job. Ich mache seit fast zehn Jahren nichts anderes, als über Krankheiten zu lesen, zu schreiben, zu diskutieren. Für Reportagen war ich auf einer Kinderkrebsstation, habe junge Frauen mit Essstörungen in einer WG begleitet und viel zu dicken Kindern beim Abnehmen zugesehen. Ich habe erfahren, dass es noch viel jüngere Menschen als Renate gibt, die schlimme Krankheiten treffen – auch Krebs. Aber das hier, das ist etwas anderes. Es geht mich direkt an, sie ist mir nah wie kaum jemand. Wir haben in den letzten vierzig Jahren fast alles miteinander erlebt und geteilt: ein Zehnquadratmeterzimmer, obwohl unsere Mutter uns immer wieder die vielen leerstehenden Räume in unserem Haus anpries, die Schulbank, die Führerscheinprüfung, bestanden am gleichen Tag, das erste Auto mit achtzehn, einen grünen, klapprigen Fiat Mirafiori, ein Studium – sie Biologie, ich Biologie und Chemie. Die Wohngemeinschaft, Urlaube, Freunde, die Gründung einer Kneipe, als wir Studentinnen waren. Unangenehme Dinge hätte ich ihr immer am liebsten vom Hals geschafft. Ihre Katastrophen waren gleichzeitig meine, alles hätte ich für sie gegeben – oft ist das bei Zwillingen so. Ich wäre bei Renate keine Zuschauerin, die mit journalistischer Distanz über ein menschliches Schicksal berichten würde. Es gibt zwar noch keine eindeutige Diagnose, aber meine Schwester überhaupt mit dem Wort «Brustkrebs» in Verbindung zu bringen, das erscheint mir ungeheuerlich. Ich will das nicht! Ich versuche den Überblick zu behalten, das Gefühlschaos in den Griff zu bekommen, mich ruhig zu halten, die Gedanken zu sammeln, die schleichende Angst niederzuringen. Die nächsten Stunden sind ein Albtraum, eine seelische Tortur, ich denke nur an Mammographiebefunde, Krebs, Renate. Während meines Termins bei der Zeitung bin ich geistig kaum anwesend, wie eine Schülerin, die im Unterricht abschweift und nicht aufpasst. Zum Glück übernimmt Matthias, dem ich von ihrem Anruf erzählte, das meiste.

Ich fahre wieder zurück nach München, fünf endlose Stunden, eine gefühlte Ewigkeit. Ich starre vor mich hin, kann nichts lesen und auch nicht mit Matthias sprechen, der mich rührend mit Kaffee und einem aufgeladenen Handy versorgt. Meinem Gerät ist langsam der Saft ausgegangen. Irgendwann meldet sich Katharina.

«Ich habe in der Zwischenzeit mit Renate telefoniert. Der Befund gibt deutliche Hinweise, dass es nichts Gutartiges ist. Die Ärzte haben auf jeden Fall einen begründeten Verdacht», erklärt sie mir vorsichtig.

«Das kann ich nicht glauben», antworte ich, «hoffentlich ist das alles ein riesiger Irrtum. Knoten ja, aber vielleicht ein Fibroadenom, eine Zyste oder was es sonst noch für gutartige Wucherungen in der Brust gibt? Es muss doch nicht gleich bösartig sein.» In den wenigsten Fällen ist das so, vieles stellt sich als falscher Alarm heraus, das weiß ich von meiner medizinischen Lektüre. Renate werde ich davon zunächst nichts erzählen, beschließe ich. Bitte nicht meine Schwester, bitte nicht!, bete ich inständig, ich weiß gar nicht, zu wem.

Aber auszuschließen ist es nicht. Eine von acht Frauen trifft Brustkrebs irgendwann in ihrem Leben. Warum nicht auch sie?

«Ingrid, du musst auch zum Arzt», sagt Katharina zum Schluss. «Nicht sofort, aber beizeiten, also noch in diesem Jahr, denn bei eineiigen Zwillingen hat die Schwester ein mehrfach erhöhtes Risiko.» Von dieser Vorstellung lasse ich sofort die Finger wie von einem kochend heißen Topf. Aber sie bringt mich auf die Idee, dass ich vielleicht keinen Arzt, sondern eher einen fremden Liebhaber brauche. Vielleicht sind sie die besseren Diagnostiker?

Ich rufe Jürgen aus dem Zug an, seit sechzehn Jahren sind wir ein unzertrennliches Paar, wir leben zusammen. Er ist ein kluger, besonnener Typ und nicht beunruhigt, als ich ihm von den Telefonaten mit Renate und Katharina erzähle, jedenfalls sagt er es nicht. «Das wird schon nichts sein, deine Schwester neigt öfter mal zum Pessimismus, wartet doch erst mal ab.» Ich will ihm glauben, sehr gern. Erst später erzählt er mir: «Ich habe gewusst, dass das stimmen könnte. Es klang alles sehr fundiert, was Katharina dir gesagt hat.»

Meine Welt ist nicht mehr heil, sie hat aber keinen Riss bekommen, sondern es hat sich gleich ein riesiger Krater aufgetan. Wieder rufe ich Renate an: «Wer hilft dir jetzt, soll ich vielleicht kommen? Ich könnte unterwegs aus- und umsteigen.» Am liebsten würde ich mich auf der Stelle nach Frankfurt beamen.

«Nein», meint sie, «meine Freunde kümmern sich um mich. Aber es könnte sein, dass ich dich bald brauche. Zur Biopsie, in einer Woche. Es wäre schön, wenn du da bei mir sein könntest.»

Wie ein Geisterfahrer steuere ich durch die Woche bis zum 1. September, ständig habe ich das Gefühl, versehentlich auf der falschen Spur gelandet zu sein. Die anderen schwimmen weiter im Strom, ich weiche aus. «Komm, wir machen einen Ausflug zum Vogelsberg, sehen uns die Dörfer an, kehren irgendwo ein, es gibt auch eine Sommerrodelbahn, da könnten wir hinunterfahren», schlägt mir Achim vor, den ich erst Ende April kennengelernt habe, während der «Langen Nacht der Museen». Ein Unterfranke wie ich, gesegnet mit deftigem Humor, den er seit Jahren als Satirezeichner auslebt. Sympathie von der ersten Sekunde an. Von einem drohenden Brustkrebs lässt er sich nicht abschrecken. «Na ja, meine Nerven sind sowieso schon zerrüttet», entgegne ich auf seinen Rodelbahnvorschlag. «Ich glaube, ich brauche keinen weiteren Kick, schon gar nicht eine steile Abfahrt. Lieber ein langsamer Spaziergang, das entspricht eher meinem inneren Zustand.» Achim ist einverstanden.

Zwei Tage später, am Wochenende, mache ich mich auf nach München. Ich bin Single, jetzt kann ich einfach nicht alleine sein und lasse mich in die Arme meiner Schwester fallen. Sie hat schon ihren Koffer gepackt, eine Woche Urlaub genommen und begleitet mich zurück nach Frankfurt. Es wird eine traurige, nachdenkliche Zugfahrt in die Mainmetropole, der Biopsie entgegen.

Dreizehn Stockwerke türmt sich das Klinikum außerhalb Frankfurts auf, der Himmel darüber ist ein schmaler Spalt. Wie ein gestrandeter Wal liegt es da und schluckt seine Kranken. Willkommen in einem abweisenden Plattenbau, die Fassade anthrazit-weiß gekachelt, Fenster, so weit das Auge reicht, ein Fleckchen sorgsam gestutzter Rasen davor. Zwanzig Abteilungen, mehr als tausend Betten. Hochleistungsbetrieb. Am liebsten würde ich auf dem Absatz kehrtmachen, keinen Fuß in die Drehtür setzen, die grau aussehende Menschen in Bademänteln sanft nach draußen ins Rauchereck schubst. Manche sitzen im Rollstuhl, manche gehen an Schläuchen verkabelt mit einem Infusionsständer umher. Der Glimmstängel dabei als Strohhalm fürs Leben. Doch der Wal atmet uns ein. Ingrid und Fritz begleiten mich zur Biopsie, Station U4 links. Wie man es mir gesagt hatte.

Fritz ist um die fünfzig, ein Mann mit Stil, zurückhaltend, bedächtig. Seit Jahrzehnten arbeitet er als Radiomoderator, er selbst hat schon viele Krankenhäuser von innen gesehen, geplagt von chronischen Erkrankungen. Er vergräbt die Hände im Trenchcoat aus feinstem Zwirn, lugt durch die Hornbrille und geht voran. Die Käsebrote, die mir Ingrid zum Frühstück verordnet hatte, liegen quer im Magen. «Wir brauchen eine Grundlage, die so schwer wiegt, dass sie uns am Boden hält – luftige Erdbeeren bringen uns hier nicht weiter», hatte sie morgens festgestellt. Noch immer kann ja alles gut werden.

Am Eingang der Station hängt ein Schild: «Gynäko-Onkologie, ambulante Chemotherapie, Zutritt auch für Angehörige». Eine Tür aus dickem, undurchsichtigem Glas öffnet sich, das ist die Schwelle zum Reich der Krebskranken, das ich zum ersten Mal betrete. Aus dem Augenwinkel bemerke ich das Chemotherapiezimmer gleich links. Es wimmelt von Frauen mit bunten Kopftüchern und Turbanen, junge, alte, kurzhaarige, kahlköpfige, die sich ebenfalls am Infusionsständer festhalten wie an einem Hirtenstab; manche haben sich bei ihren Männern untergehakt. Erstaunlich fröhlich, plaudernd die einen, mit stumpfem Blick vor sich hin stierend, die Zeichen der Krankheit im Gesicht, die anderen. Vorsichtig luge ich in den Raum, über dessen Tür das furchteinflößende Wort «Chemotherapie» steht. Psychologisch geschickt ist das nicht. Um Gottes willen, hoffentlich lande ich da nicht!, schießt es mir durch den Kopf, und ich befehle meinen Beinen, sie mögen gefälligst Schritte machen.

«Ich habe einen Biopsietermin», presse ich heraus, am Ende des langen Linoleumflurs angekommen, nachdem ich mich durch einen Tunnel voller Leid gearbeitet habe. «Seit einer Woche warte ich darauf, bin mit den Nerven völlig runter.»

«Oh, das tut mir leid, warum haben Sie das nicht bei der Anmeldung gesagt? Wir haben immer Notfalltermine, das geht dann schneller», sagt die Schwester erstaunt.

Ich traue meinen Ohren nicht, stiere sie an, als wäre sie verrückt geworden. Eine Woche elenden Wartens völlig umsonst? War etwa ein Azubi am Telefon? «Aber eine Biopsie ist doch immer dringend», murmle ich ratlos.

Danach bugsiert uns die Schwester ins Wartezimmer, ein Raum, der den Charme eines alten Klassenzimmers versprüht: Holzstühle mit brauner Ledersitzfläche, Zeitschriften, die nicht nach «Lesezirkel» aussehen, nach *Bella* oder *Bunte*, ein Tablett mit Tee, Kaffee und einer ganzen Batterie Mineralwasserflaschen.

E ine Ärztin holt Renate ab. Sie geht mit ihr, Fritz und ich bleiben zurück, in der Hand hält meine Schwester die CD mit den Mammographieaufnahmen. Auf dieser silbernen Scheibe kann der Tod eingebrannt sein. Fritz und ich stehen ziellos herum, wir sind uns bislang nur einige Male begegnet. Beide sind wir nervös, reden über Krankheiten, die ihn nicht verschont haben. Offenbar hat er Unterzucker. Oder Angst. Jedenfalls kippt er sich tütchenweise Kristallzucker in den Mund. Ich frage mich ernsthaft, ob Renate in dieser Klinik in guten Händen ist. Gedanklich wandere ich noch einmal zur Anmeldung, die mich an das Arbeitsamt erinnerte: «Patientenaufnahme! Bitte eine Nummer ziehen.» Danach die Cafeteria mit weißen Plastiktischen und hellen Stühlen; sie hatte eher die Ausstrahlung einer Mensa. Weiter zum kleinen Supermarkt, der Zigaretten, Alkohol, Seife, Schokolade und Zeitungen mit den neuesten Schlagzeilen verkaufte, bis zum Schwimmbecken mitten im Gang – Goldfische zogen dort ihre Kreise. «Nicht füttern», stand auf einem Schild am Beckenrand, «das stört das biologische Gleichgewicht.» Das ist doch hier bei allen Menschen aus dem Takt, denke ich. Ich versuche mir vorzustellen, ob Renate sich mit dieser Umgebung anfreunden könnte. Da müsste meine Schwester schon sehr krank sein, ist mein Fazit. Zum Schluss lande ich wieder im Wartezimmer auf Station 4, bei Fritz, und dann wird mir endgültig klar, wo wir sind. Onkologie. Krebsstation. Der Hinweis der Schwester über die Notfalltermine bringt mich weiter ins Grübeln. Eine Kollegin hatte mir vor ein paar Tagen die Telefonnummer ihres Vaters gegeben, der plastischer Chirurg in Frankfurt und Spezialist für Brustrekonstruktionen ist. Von ihm wollte ich wissen, ob die Mammographie am Schillerplatz eine gute Adresse ist, und auch, was er von dieser Klinik hält. «Beides kann ich nur empfehlen», sagte er und fügte noch hinzu: «Brustkrebs ist heute übrigens nicht mehr tödlich, er ist heilbar, wenn er früh entdeckt wird.»

Renate und ich arbeiten zwar beide als Journalistinnen, aber bislang gab es keinen Anlass, sich derart genau über eine Krankheit zu informieren. Langsam beginnt jetzt mein Erwachen. Mit den Heilungschancen von Brustkrebs beschäftige ich mich, wenn er tatsächlich diagnostiziert wird, das hatte ich nach dem Telefonat mit dem Chirurgen beschlossen. Mich interessierte an erster Stelle die Biopsie, wie sie funktioniert und wie zuverlässig das Ergebnis ist. Nur diesen Aspekt recherchierte ich im Internet.

An der Wand entdecke ich ein Regal mit Zeitschriften und Broschüren: «Ihr Perückenladen in der Manhardtstraße ... Gesund kochen lernen mit Dieter ... Jeden Montagabend Schminkkurs bei Susanne ...» Auch das kommt später, entscheide ich. Wenn überhaupt. Aber bei dem freundlich aufgemachten, orange-pinkfarbenen Heft *Mamma Mia!* bleibt mein Blick haften. Die Zeitschrift kenne ich von meinem Schreibtisch in der Redaktion, es ist das erste und einzige Brustkrebsmagazin in Deutschland. Das Titelbild: eineiige Zwillingsschwestern, beide dunkelblond, schwarze, ausgeschnittene T-Shirts, jünger als wir, eine davon schwanger – beide Frauen sind gleichzeitig an Brustkrebs erkrankt. Wie in einen heftigen Strudel zieht es mich in diesen Artikel hinein. Ich lese: «Wir waren Bettnachbarinnen im Krankenhaus ... vermissen heute die gemeinsame Zeit dort ... Partnerlook mit Glatze ... wurden ständig verwechselt ... tiefe Seelenverwandtschaft ... gemeinsam ist es leichter ...» Ich bin so erschrocken, dass ich Fritz Teile der Geschichte laut vorlese. Es kann auch mich treffen, der Artikel über die Zwillinge macht mir endgültig klar, dass es nicht unmöglich ist. «Leg's weg!», sagt Fritz streng. Ich stecke das Heft zurück, als wäre es selbst krank.

Dr. Clara de Martinez, eine zierliche Frau mit blonder Hochsteckfrisur und fulminant klingendem Namen, lotst mich um die Ecke ins Untersuchungszimmer, in dem am Rande ein Gynäkologenstuhl wie aus der vorigen Jahrhundertwende steht.

«Bitte machen Sie den Oberkörper frei und legen Sie sich

danach hier auf die Liege», fordert sie mich freundlich auf. Sie setzt sich neben mich, taxiert mit ihren Augen behutsam meinen Gemütszustand, schlingt sich die Schnur des Ultraschallgeräts um den Hals und sagt dann: «Ich sehe mir das erst mal an, danach sprechen wir.» Anschließend beginnt die mir schon bekannte Fahrt mit dem Schallkopf durchs holprige Brustgewebe. Ich verstehe ihren Satz als Aufforderung, den Mund zu halten, keine Fragen zu stellen, ihre Konzentration nicht zu stören. Das leuchtet ein. «Vielleicht kann die Ärztin ja auch gleich Entwarnung geben», hatte mir Ingrid vorhin noch mit auf den Weg gegeben.

Lange Minuten verstreichen, während ich versuche, ihr Mienenspiel zu enträtseln: Was sieht sie? Was denkt sie? Dass das Krebs ist? Wieder und wieder umfährt sie den Knoten, bis es fast schmerzt. Sie zögert, kreist ein, druckt Schwarzweißbilder aus wie die, auf denen Schwangere zum ersten Mal ihr Kind sehen. Plötzlich denke ich: Es fühlt sich nicht gut an. Ihr Gesicht verrät nichts, als sie ruhig ankündigt: «Ich mache jetzt eine Biopsie, betäube die Brust lokal, dann werde ich aus der verdächtigen Stelle zwei, drei Proben entnehmen. Das tut nicht weh. Sind Sie bereit?» Na ja, deshalb bin ich doch da, wundere ich mich im Stillen, während ich zugleich nicke. Sie angelt eine lange Nadel herbei, die ich mir lieber nicht so genau ansehe. Kühles Metall setzt an meiner Brust an, dann knallt es wie Pistolenschüsse. Dreimal. «Gut, das reicht», sagt sie.

Mir reicht's auch, aber gründlich, denke ich, während sie mich mit einem straffen Brustverband einwickelt wie ein Baby. Mein Hals ist zugeschnürt, als ich nach ein paar Sekunden zur entscheidenden Frage ansetze: «Sie haben doch schon viel gesehen, was glauben Sie?» Ihre gletscherblauen Augen fixieren mich einfühlsam, schließlich sagt sie: «Die Chancen stehen 50:50. Es könnte sein, dass Sie sich noch auf einiges einstellen müssen.»

Die Liege unter mir beginnt zu schwanken, mir ist, als würde sie mich gleich abwerfen wie ein alter Gaul seinen Reiter. Übermorgen werde ich sterben, davon bin ich in diesem Moment überzeugt. In Zeitlupe erhebe ich mich, die Hoffnung, mit einer guten Nachricht zu Ingrid und Fritz eilen zu können, ist zusammengeschrumpft auf Staubkorngröße. Lichtjahre entfernt höre ich, wie die Ärztin über das weitere Vorgehen spricht. Die Analyse dauere drei, vier Tage, erklärt sie.

«Ich habe schon so lange auf den Biopsietermin gewartet», entgegne ich verzweifelt. «Viel länger halte ich es nicht mehr aus. Kann der Pathologe nicht schneller arbeiten?»

«Rufen Sie am Mittwoch hier auf der Station an. Dann sehen wir, ob der Befund da ist. Zwei Tage, das wäre jedoch sehr schnell. Es könnte auch bis Freitag dauern», sagt sie. Wie ein angeschossenes Tier schleiche ich mich hinaus.

Renate deutet auf ihren Brustverband, er ist weiß und sitzt straff unter ihrem schwarzen Spitzenhemd. «Es sieht nicht gut aus», wirft sie uns hin und verzieht das Gesicht. «50:50 meint die Ärztin.» Mit dem Rücken meiner ein Meter achtzig postiere ich mich vor dem Zwillingsmagazin im Zeitschriftenregal. Sie soll auf keinen Fall das Titelbild sehen. Meine Schwester erzählt uns, was die Expertin im Einzelnen gesagt hat. Und was nicht. Routiniert kommt mir der ganze Ablauf vor, was manchmal bestimmt nichts Schlechtes ist. Aber nicht jetzt. Renate bemerkt: «Die bringen hier Babys auf die Welt, genauso wie sie dir sagen, dass du bald sterben wirst. Die Ärztin war nett, aber zurückhaltend – keine Emotionen, keine Regungen auf ängstliches Nachfragen.» Es ist ernster, als ich dachte. Ich versuche meine Beklemmung wegzustemmen, aber sie ist mächtig und erdrückend.

Renate und ich hatten immer Ideen für gemeinsame Projekte. Ein Schuhgeschäft oder wie früher nochmal eine Kneipe eröffnen, ein Buch schreiben. Für das Buchvorhaben hatten wir uns schon ein Thema ausgedacht: Wenn ein Zwilling stirbt, wie lebt der andere alleine weiter? Was macht er? Wie fühlt er sich? Zu hart, fanden wir beide damals und ließen den Gedanken fallen. Am Wochenende sagte meine Schwester, das Buch müsse ich jetzt alleine schreiben. Auf diese Bemerkung war ich nicht vorbereitet, dieser Stich traf. Renate und ich sind fast gemeinsam auf die Welt gekommen – es könnte jetzt sein, dass wir nicht zusammen gehen werden. Unvorstellbar. Bislang habe ich immer angenommen, dass wir beide neunzig werden, dass wir die Kneipe mit siebzig und das Buch mit achtzig machen. Und hoffentlich in der gleichen Sekunde sterben. Warum? Ich weiß es nicht, ich bin einfach selbstverständlich davon ausgegangen.

Nur nicht weiter nachdenken. Im Eiltempo stolpern wir zum Ausgang, ich muss hier raus, weg von der Krankheit, weg vom Kranksein, weg von den Weißkitteln. Eine kranke Welt. Draußen scheint die Sonne, ich habe einen riesigen Knoten im Magen. Wir setzen uns auf die Parkbank, versuchen zu verstehen und sortieren, was Renate gerade zu hören bekam. Wir sind geschockt, damit haben wir trotz allem nicht gerechnet. Den Gedanken, dass es zu 50 Prozent kein Krebs und dies eine hohe Chance ist, habe ich, aber er gilt genauso für die schlechten 50 Prozent. Fritz geht die ganze Angelegenheit pragmatisch an, sagt, dass wir im Augenblick nicht mehr wüssten als vorher, es sei nichts entschieden. Beruhigen will er uns, aber faktisch hat er recht. Wir bewegen uns wie drei Greise, so lähmend ist das, was wir gerade erlebt haben. Es ist erst ein Uhr mittags, aber uns fehlt das Ziel für den Tag. Wohin gehen? Wohin fahren? Was tun? Das alte Leben ist weit weg. Wir sind voller Angst und versuchen, irgendeinen Plan aufzustellen. Aber meine Gedanken reisen schon wieder in die Vergangenheit. Am Wochenende hatte mich Renate gefragt: «Willst du mal fühlen?» Ich hatte

Angst, das zu tun, ich hatte Angst vor dem, was unter der Haut als Beule tastbar ist.

«Wenn das Krebs ist», stellte ich fest, «dann habe ich das auch.» Das knotige Gewebe in der Brust kenne ich von mir, habe es aber niemals als Gefahr eingestuft, denn es war immer so. «Was glaubst du selbst?», fragte ich weiter.

«Irgendwie denke ich nicht, dass es etwas Bösartiges ist», meinte Renate. «Vielleicht behandlungsbedürftig, ja, vielleicht muss das operiert werden, aber damit hat es sich dann auch.»

Auf unsere Intuition hatten wir immer viel gegeben. Aber diesmal scheint sie versagt zu haben, stelle ich auf der Parkbank vor der Klinik fest.

«Ich fahre euch jetzt nach Hause», sagt Fritz. «Vielleicht wollt ihr beide erst mal alleine reden.»

In der Wohnung meiner Schwester geht die Analyse weiter: Was heißt das nun? Ich habe das Gefühl, dass wir uns stellen müssen. Den Ärzten, dem Krankenhaus, dem Brustverband. All das ist viel zu real, um es zu ignorieren. Dafür braucht es Mut, ihren Mut, meinen Mut, unseren Mut. Wir recherchieren im Internet, welche Arten von Krebszellen es gibt, finden heraus, dass Pathologen die Zellproben der Biopsie aufwendig präparieren und analysieren und wir deshalb auf das Ergebnis mindestens drei Tage warten müssen. Die Unterscheidung von Gut und Böse kann dauern. Ich fasse für mich – und für Renate – einen Entschluss: Wir werden nur noch über die schlechten 50 Prozent nachdenken. Und zwar nicht, weil wir gnadenlose Pessimisten sind. Die guten 50 Prozent, denke ich, die werden wir locker hinnehmen. In diesem Fall werden wir einfach die Sektkorken knallen lassen. In den nächsten Stunden lenke ich also den Blick meiner Schwester auf den schlimmsten Fall. Renate verrät mir: «Ich bin froh, dass du nicht sagst, es wird schon alles gut sein.» Wir versuchen die Angst zu sezieren.

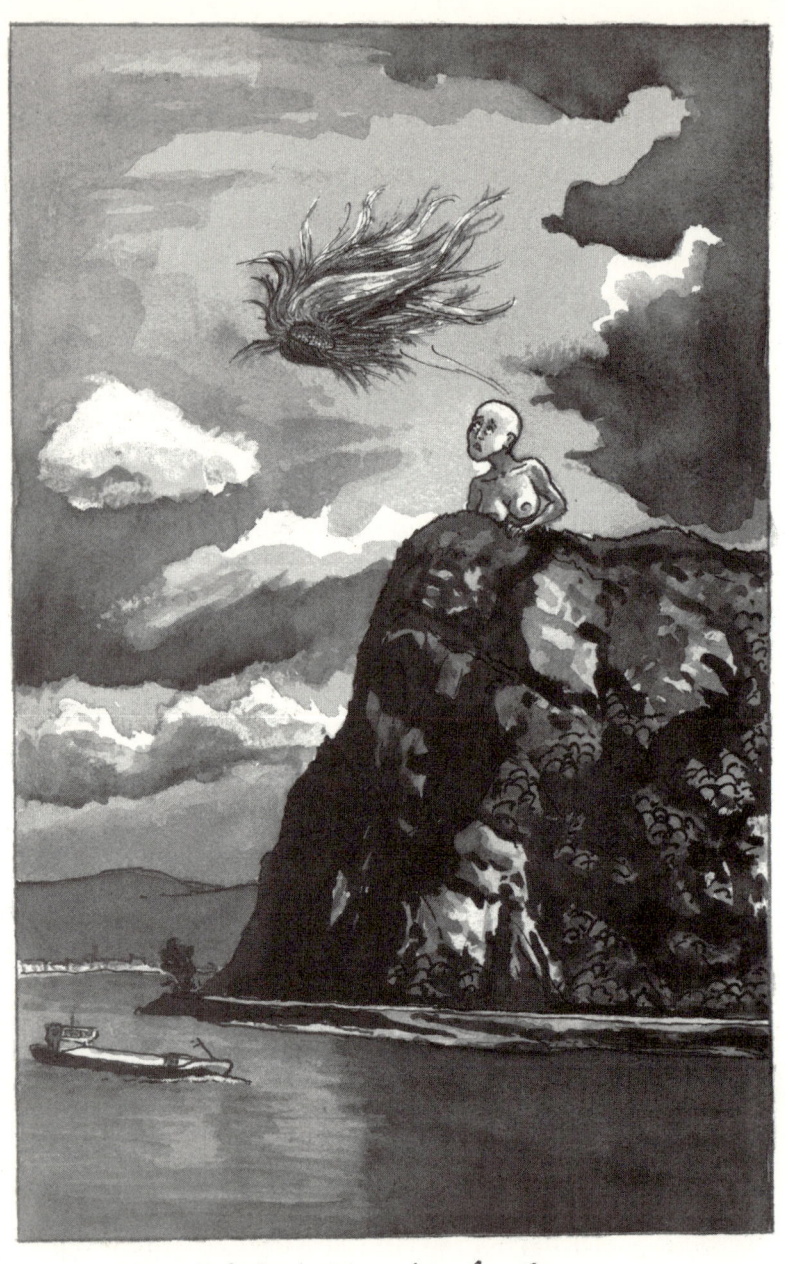

Die Wahrheit über die Loreley

Loreley

Renate und ich entdecken die Langsamkeit, die Stunden kleben auf der Stelle. In der Kunst des Müßiggangs sind wir beide reichlich ungeübt. «*Carpe diem* – nutze den Tag», theoretisch würden wir die Redewendung sofort unterschreiben, aber praktisch gesehen sind wir im ziellosen Zeitvertreib blutige Anfängerinnen. Wir, die wir in unseren Jobs von Termin zu Termin hetzen, Stapel von Arbeit auf den Tischen haben, genau wissen, wo wir heute sind, was morgen ansteht und wie die nächsten Wochen aussehen werden, nämlich: Artikel schreiben, Beiträge schneiden, telefonieren, recherchieren, Interviews machen. Seit Jahren fliegen wir durch die Zeit. Der Journalismus ist ein rastloses Geschäft, aber wir lieben den Job. Selbst im Urlaub ließen wir bisher unsere Seelen nicht unter Zitronenbäumen oder am Meer baumeln, sondern liefen uns neugierig die Absätze auf den Kopfsteinpflastern von Paris, Barcelona, Budapest, Lissabon, Istanbul, London oder New York schief. Museen, Ausstellungen, Kirchen, die interessantesten Bars der Stadt – vor uns war nichts sicher. Und nun? Wir versuchen die Sekunden, Minuten, Stunden, Tage auf Trab zu bringen, sie mit Sinnvollem zu füllen. Die Angst ist ein müder Taktgeber. Schlimme Dinge ziehen sich zäh wie Teer, Schönes rast so schnell vorüber wie ein Formel-1-Bolide. Und wir haben seit fast einer Woche das Gefühl, dass uns überhaupt nichts Schönes erwartet. Nicht jetzt, vielleicht nie mehr. Heute ist der 2. September, der Tag vor der Wahrheit.

Noch immer bin ich in Frankfurt. Morgens zu schlapp, um aufzustehen, und zu wach, um weiterzuschlafen. Das geht seit dem Tag von Renates Anruf in Saarbrücken so, der das alte Leben versenkte. Mein Kopf denkt sich heiß, die Gedanken rasen über die Nervenautobahnen, während mein Körper flach wie eine Flunder liegen bleibt. Ich verharre in einer Art Schwebezustand, die Gedanken kommen, die Gedanken gehen, und auf meiner Brust sitzt ein mächtiges Tier. Wenn ich den Tag anblicke, sehe ich nur Beängstigendes. Ich überlege, wie oft ich schon in dieser Stadt war und wie leicht sich das Leben anfühlte, wenn wir am Mainufer entlangschlenderten, verrückte Klamotten und Schuhe in kleinen Läden erstanden, die Nasen bei einem Espresso in die Sonne steckten. Ich erinnere mich an die schicke Bar im zweiundzwanzigsten Stock, wo wir mit dem Glasaufzug in den Himmel fuhren und einen Rotwein mit Blick auf die bunte, glitzernde Skyline nahmen. Jedes Mal kehrte ich beflügelt von meinen Frankfurter Ausflügen zurück.

Renate schleift sich aus dem Bett, wuchtet sich unter die Dusche, setzt wie ein Roboter Tee auf, lässt sich auf den Küchenstuhl plumpsen – wie pure Lebenslust klingt das aus dem Zimmer nebenan nicht. Wie auch. Es sind die letzten Stunden vor der Gewissheit. Morgen erfahren wir mehr. Da helfen auch nicht die flackernden Kerzen, die ich nach dem Aufstehen angezündet habe – mitten im Sommer als Trost –, auch nicht die Musik von Amy McDonald und das gelbe Sonnenblumenmeer auf dem Küchentisch. Das ist der einzige Ruhepunkt fürs Auge, denn die ganze Küche sieht aus, als hätte ein heftiger Sturm durch sie hindurchgefegt und schon lange kein Besen mehr. Ungespülte Gläser, Tassen, Teller, Flaschen ohne Wein, Zeitungen von gestern und vorgestern, ungeöffnete Briefe, Kleider auf dem Boden. Das Chaos spiegelt meinen inneren Zustand wider. Renates wahrscheinlich auch. Wir pressen Käsebrote, Gurken und Tomaten in den flauen Magen, beginnen wieder zu reden, da, wo wir am

Abend aufgehört haben. Es geht um die schlechten 50 Prozent, und das ist lähmend, bedrückend, verstörend. Wir haben viele Fragen, die ohne Antwort bleiben.

«Wovon lebe ich eigentlich, wenn ich nicht mehr arbeiten kann?», fragt Renate. «Und wie zahle ich dann meine Miete?»

Ratlos schüttele ich den Kopf und sage, dass sie mit ihrer Krankenkasse und ihrem Chef telefonieren muss, wenn sich der Verdacht bewahrheitet. Am wichtigsten ist es, gesund zu werden. Geld hin oder her. «Ich helfe dir, das schaffen wir schon zusammen!» Renate ist freie Mitarbeiterin, mit dem Krankheitsfall haben wir uns nie beschäftigt.

«Wer hilft mir, wenn eine Chemotherapie ansteht?», fragt meine Schwester weiter. «Auf meine Kollegen und Freunde kann ich nicht unbedingt bauen, die haben alle ihre Jobs, ihr Leben – und das funktioniert in Frankfurt nur, wenn man gesund ist.»

«Glaubst du das wirklich?», frage ich und versuche zu trösten. «In der Krise zeigt sich oft, wie gut die Freundschaften sind. Das wird sich alles finden, und ich bin ja auch noch da.» Sollte es kritisch werden, so habe ich es mir ausgemalt, werde ich nach Frankfurt oder sie zu mir nach München ziehen – eine Chemotherapie könnte sie auch in der Isarstadt machen, schließlich gibt es dort drei große Kliniken, das würde sich schon irgendwie lösen lassen. Ich bin wild entschlossen, das Atelier von Jürgen und mir auszuräumen und in eine Krankenstation zu verwandeln, wenn es sein müsste.

Immer schwieriger werden Renates Fragen: «Was wird das für ein Leben sein mit einer Krankheit, die nicht wie eine Grippe nach sieben Tagen vorbei ist? Wie viel von meinem alten Dasein habe ich dann noch?» Das Schlimme ist, dass sie keine Symptome hat, woran eine schwere Krankheit zu erkennen wäre. Sie fühlt sich vollkommen gesund. Wenn nur der mistige Knoten nicht wäre. «Wie wird sich das anhören, wenn die Ärztin sagt: ‹Sie haben Brustkrebs›? Oder sagt sie das überhaupt so? Was werden wir in diesem Moment denken, wie wird sich das anfühlen? Werden wir schreien, weinen, Wutausbrüche haben oder es ganz still aufnehmen?»

Zu viele Fragen, zu wenige Antworten. Wir haben Angst vor uns selbst. Heute ist der letzte Tag ohne das Wissen. Der Postmann bringt zwei Pakete für meine Schwester. Fränkische Weingläser, die sie vor gut einer Woche in Volkach, einem kleinen Weinort, bei einem Ausflug mit Achim erstanden hat. «Das war einer der letzten guten Tage», erzählt sie. Begeistert schüttelt sie die braunen Boxen, es klirrt in jedem Paket – was jedoch nichts Gutes verspricht. Jeweils ein Glas pro Sendung ist in spitze, scharfe Splitter zerbrochen, die anderen fünf sind heil. «Ach komm, Scherben bringen Glück», meint Renate, während mich ein seltsamer Gedanke durchfährt: «Bei jedem von uns ist eine Brust kaputt, ist doch klar», sage ich erschreckt. «Quatsch! Blödsinn!», antwortet meine Schwester energisch.

Achim will mit uns an diesem Tag das Schöne suchen gehen. Erst seit einem Monat kenne ich ihn, Renate hat ihn mir vorgestellt, ich mochte ihn sofort. Er holt uns ab mit seinem alten grauen Benz, will uns ablenken, über die Zeit hinweghelfen, vielleicht auch einfach nur mit uns sein. Ein Vergnügen ist das bestimmt nicht für einen Mann, der den ganzen Tag über lustige Dinge nachdenkt, denn unser Gemütszustand ist so zerbrechlich wie das fränkische Glas.

«Hallo, ihr zwei», sagt er zur Begrüßung, während er uns umarmt. «Habt ihr schon Pläne gemacht, wohin es gehen soll? Ihr seht gut aus, ihr beiden.» Achim tastet sich vorsichtig an unsere Stimmungen heran. Er ist ein Mensch, der das Leben gerade aufsaugt wie ein Schwamm, nachdem er sich von einer langen Liebe getrennt hat. Bei ihm denke ich an eine Blume, die verdurstet, ja vertrocknet war und endlich gegossen wird. Die Rose von Jericho kann Jahre überdauern, ganz ohne Wasser. Aber wenn man sie befeuchtet, erwacht sie zum Leben. In unserem Blumenwasser sind derzeit leider nur Substanzen, die jede Pflanze eingehen lassen. Das war mal anders – da waren Nähe, Spaß, Freundschaft, Aufregung und Begegnungen drin.

Mir ist es egal, wohin es geht und wie lange es dauert. Ich habe eine Woche freigenommen, auch mehr, wenn es sein muss. Hauptsache, wir bewegen uns. Ich wünsche mich weg von diesem Wirrwarr, weg vom weißen Verband um Renates Brust, der aus der dunkelblauen Bluse ragt – denn der sagt, dass das alles wirklich wahr ist. Dennoch fühle ich mich als Teil eines furchtbaren Films, bei dem ich mich immer wieder frage, wie wir beide da bloß hineingeraten sind.

Wir klettern ins Auto, Renate schweigt, ich auch, was Achim verunsichert und ihn auch verstummen lässt. Er, der eigentlich am liebsten ohrenbetäubend lacht und dabei meckert wie eine Ziege. Es geht langsam los, sein Lachen schwillt minutenlang an und endet dann in einem furiosen Fortissimo, wie bei Igor Strawinskys *Le Sacre du Printemps*. Er erreicht garantiert Dezibelwerte wie ein startendes Flugzeug. Wie ich das vermisse, wie lange habe ich das nicht mehr gehört.

Wir fegen auf der Überholspur über die Autobahn, rechts Wohnmobile, Lkws, dicht an dicht. Achim sieht schlecht, er hat minus sieben Dioptrien, nur ein Maulwurf hat noch weniger Augenlicht.

K annst du bitte langsamer fahren?», brause ich auf. «170 Stundenkilometer sind mir definitiv zu schnell.» Nervös macht mich vor allem, wenn Achim neben mir sekundenlang mit seinen durchgeglühten Zigaretten nach dem Aschenbecher sucht, statt auf die Straße und die Autos zu schauen. Aber eigentlich ist es mir letztlich vollkommen gleichgültig, ob wir im Straßengraben oder sonst wo landen. Dann wäre die Qual wenigstens vorbei, denke ich einen kurzen Moment, an einem Allerweltsunfall würde ich sterben, nicht an Brustkrebs. Zack und weg. Viel leichter kommt mir so ein schneller Tod vor.

Achim tritt vorsichtig auf die Bremse, so richtig weiß er sich nicht zu verhalten, das spüre ich. Aber ich bin nicht in der Lage, mich wie üblich am Gespräch zu beteiligen. Wortfetzen fliegen an meinem Ohr vorbei, ich fühle Ingrids besorgten Blick in meinen Rücken, während meine Gedanken wieder und wieder um einen einzigen Satz kreisen, den ich vor vierundzwanzig Stunden, direkt nach der Biopsie, gehört habe: «Es könnte sein, dass Sie sich noch auf einiges einstellen müssen.» Das klingt einfach bedrohlich. Meine Phantasie reicht nicht aus, um mir «einiges» vorzustellen. Keine Ärztin würde das sagen, hätte sie nicht einen Verdacht, davon bin ich überzeugt. Ich bin froh, nicht alleine zu sein. Achim versucht die Gegenwart wieder zu beschleunigen, mit einem Tritt aufs Gaspedal, während ich mich immer erneut gedanklich in der Vergangenheit verheddere.

Mein bisheriges Leben ist auf Gesundheit gebaut. Der Job beim Radio, den ich seit zehn Jahren mache, erfordert Kraft, Schnelligkeit, Entscheidungsfreude und ein hohes Maß an Zuversicht. Vor allem, wenn man freie Mitarbeiterin ist wie ich. Eine große soziale Absicherung habe ich nicht. Menschen mit fester Anstellung? Eine aussterbende Spezies. Ich hätte es aber auch nicht gewollt. Das alles ist jetzt jedoch in den Hintergrund getreten, komplett unwichtig geworden. Seit gut einer Woche bin ich krankgemeldet, habe so viel freie Zeit wie selten und viele Stunden zum Nachdenken.

Wie oft habe ich erlebt, dass einander sonst wohlgesonnene Kollegen zu Konkurrenten wurden, wenn die nächste Sparrunde anstand und die Angst um den Job auf den Gängen herumkroch? «Flurfunk» nannte man die neuesten Gerüchte, die sich tief in die letzten Winkel der Redaktionen hineinfraßen und für Unsicherheit sorgten, denn umstrukturiert wurde ständig. Zweimal entschied ich mich für einen Wechsel der Redaktion, neuer Job, neue Inspiration, aber auch Dienste morgens um fünf Uhr wie eine Fabrikarbeiterin. Kurze Nächte, verschlafene Tage, dann umgekehrt, eine biorhythmische Katastrophe. Bis vor einer Woche war ich unterwegs als Reporterin, getrieben von der Aktualität des Radios und den eigenen hohen Ansprüchen, immer mehr und noch mehr. «Renate, kannst du bitte noch …?» Heute Kopftuchverbot bei hessischen Beamten, morgen Jobabbau bei Opel, übermorgen Banken-Pressekonferenz. Selten Pausen. Der tägliche Kick. Grenzgänge. Ich liebte es. Viel Glück hatte ich aber auch. Nette Kollegen, die das Programm mit mir neu erfanden, spannende Diskussionen, genug Geld. Irgendwo da, grüble ich, zurückgelehnt in Achims braunen Ledersitzen, auf den langen Fluren, vor langer Zeit, muss dir das Gefühl für dich selbst abhandengekommen sein, für deine Kräfte, für das, was du dir abverlangen kannst. Die Zeit rannte, nun kriecht sie und ich mit ihr, und über allem schwebt das: «Es könnte sein, dass …»

Achim erzählt komische Dinge über Politiker, die er gerade gezeichnet hat, Angela Merkel, Frank-Walter Steinmeier und Peer Steinbrück, aber wir sind heute ein schlechtes Publikum. Renate hört vermutlich nicht einmal zu, sondern geht Gedanken in ihrer eigenen Welt nach. Rüdesheim am Rhein ist unser Ziel, wir haben es schließlich gemeinsam ausgesucht. Schön soll es dort sein, und das Schöne suchen wir ja. Musik kommt von alten Kassetten mit Magnetbändern; ich kenne niemanden, der solche noch besitzt. Caruso krächzt aus den Lautsprechern, er schmettert Arien von Puccini und Verdi.

Ich sitze im Fond, die Sommerlandschaft fliegt an mir vorbei. Wiesen, Felder, Weinberge. Plötzlich taucht rechts das Schreckgespenst auf, das Klinikum, in dem wir gestern waren. Ich stelle mir vor, wie der Pathologe dort in den Katakomben gerade ins Mikroskop blickt, Renates Zellproben färbt, schneidet, trennt, mischt, analysiert. Für ihn sind das einfach nur Zellen, die vielleicht nicht so aussehen, wie sie sollten. Der Name «Renate Müller» auf der Probe ist für ihn ohne Bedeutung, da könnte genauso gut «Martina Maier» oder «Sabine Schmitt» stehen. Vermutlich untersucht er täglich viele Zellhaufen. Und vielleicht kritzelt er gerade «bösartig, Krebs» aufs Papier. Ob er sich über die einzelnen Schicksale Gedanken macht? Ob er sieht, was da für ein junges Geburtsdatum steht? Er weiß jedenfalls etwas, was wir noch nicht wissen. Und das ist schwer auszuhalten.

Rüdesheim ist herausgeputzt für Touristen, wie wir es sind. Die Sonne lugt durch den dichten Wolkenteppich, wärmt uns aber nicht, der Hochsommer ist vorbei. Wir steuern sofort auf das Rheinufer zu. «Wann fährt das nächste Schiff?», fragt Renate den Verkäufer am Ticketschalter. «Und vor allem – wie lange?»

«Die nächste Tour dauert sieben Stunden, das ist die längste, sie geht nach Sankt Goarshausen», antwortet der Mann mit der Seemannsmütze. «Drei Stunden den Fluss runter, vier wieder rauf, wegen der Strömung.» Er denkt wohl, das würde uns abschrecken. Perfekt, finden wir aber, so werden wir der Zeit endlich Beine machen. Normalerweise hätten wir so eine Schiffsfahrt wenig aufregend gefunden, den Rhein hinunterschippern und auf der Rückfahrt wieder die gleiche Kulisse, nur seitenverkehrt. Heute jedoch nicht.

Wir sind fast alleine auf dem Dampferdeck, nur ein paar Rentner mit T-Shirts, um die Hüften geschlungenen Windjacken, Freizeitmützen und genauso viel Zeit wie wir sind mit von der Partie. Der Ausflugskoloss tuckert stoisch das bewegte Rheinwasser hinunter. «Mäuseturm, links», plärrt eine Stimme vom Tonband und flutet uns mit historischen Daten. «Der Binger Mäuseturm ist ein ehemaliger Wehr- und Wachturm ... er steht auf der Mäuseturminsel im Rhein ... ist seit 2002 Teil des UNESCO-Welterbes Oberes Mittelrheintal ... der Legende nach haben Tausende von Mäusen den Erzbischof bei lebendigem Leib aufgefressen, daher der Name.»

Wir versuchen uns für die Geschichtsstunde im schwimmenden Freilichtmuseum zu interessieren, während Achim die etwa fünfundzwanzigjährige Bedienung stoppt: «Einen Riesling, bitte.» Anscheinend hat er übersehen, dass es gerade erst zwölf Uhr mittags ist. Unser unsichtbarer Reiseführer lässt sich nicht aufhalten, scheppernd geht es weiter: «Rechts Burg Ehrenfels, eine Burgruine aus dem 13. Jahrhundert ...» Wir recken die Hälse mal nach rechts, mal nach links.

Achim ist hartnäckig und versucht weiter ein Gespräch mit uns Schweigenden. «Ich muss doch nicht dauernd reden, du verstehst das nicht», knallt ihm Renate um die Ohren und zieht den Reißverschluss ihrer tannengrünen Glattlederjacke bis zum Kinn hoch. Was soll er denn verstehen? Wir tun es ja auch nicht. Achim antwortet nicht darauf und erspart sich damit Fragen und Diskussionen.

Der Himmel ist jetzt komplett bedeckt, kein Sonnenstrahl ist mehr zu sehen und zu fühlen, trotzdem läuft Achims Gesicht an wie eine erntereife Tomate. Vom Stress, von der unsichtbaren UV-Strahlung, vom kühlen Wein? Menschen wie er können auch ohne Sonne einen Sonnenstich bekommen. Er hat orangerote Haare und alabasterweiße Haut, ein echter Rothaariger, der einzige, den ich kenne. Nach fast drei Stunden taucht die Loreley in mehr als hundert Metern Höhe vor uns auf. Der Rhein ist hier breit wie eine Wanne und fünfundzwanzig Meter tief, rechts und links blinken Lichtsignale, während sich das bauchige Boot um den mächtigen Schieferfelsen schiebt.

Wieder setzt der Bordlautsprecher ein: «Ich weiß nicht, was soll es bedeuten, dass ich so traurig bin ... Ein Märchen aus alten Zeiten, das kommt mir nicht aus dem Sinn ... Ich glaube, die Wellen verschlingen am Ende Schiffer und Kahn, und das hat mit ihrem Singen die Loreley getan.» Ich sehe die Nixe auf dem Felsen hocken, wie sie ihre blonden Haare mit einem goldenen Kamm zum Glänzen bringt und die Schiffe mit ihrem unglaublich schönen Gesang ins Verderben lockt und zerschellen lässt. Das passt ausgezeichnet zu unseren Weltuntergangsgefühlen.

Ein Helfer an Land zurrt das Schiff fest, wir sind in Sankt Goarshausen. Alle Passagiere klettern von Bord, nur wir nicht. Wir bleiben auf den Bänken hocken, was unsere junge Bedienung sicher merkwürdig findet. «Wollen Sie noch etwas trinken?», fragt sie, dabei haben wir uns schon durch die Getränkekarte geackert. Kaffee, Wasser, Wein. Und wieder von vorne.

Auf der Rückfahrt kramt Achim Block und Bleistift hervor. «Ich zeichne euch jetzt mal», schlägt er vor. Offenbar hat er genug von Burgen und Zahlen und das malerische Ablenkungsmanöver von langer Hand geplant. Ob das eine gute Idee ist, so traurig, wie wir sind? Aber eigentlich wollte ich schon immer sehen, wie ein Profikarikaturist Gesichter skizziert.

Er strichelt entschlossen Schwarzes aufs Papier, scannt und seziert das Antlitz meiner Zwillingsschwester, radiert, überlegt, steckt den Stift zwischen die Zähne, arbeitet weiter an ihrem Gesicht, kratzt Leid ins Papier. «Später bist du dran», sagt er. Ich finde sein Vorhaben weniger gut, denn ich ahne, worauf das hinausläuft. Im Grunde will er nur wissen, ob er die Unterschiede zwischen uns beiden Zwillingsschwestern verstanden hat. Renate hat ein schmaleres Gesicht, eine steilere Stirnfalte, ich eine größere Nase und andere Augen. Für viele sehen wir trotzdem vollkommen gleich aus – vermutlich wegen des Kleidungsstils, der Haare, der Figur, Größe, Mimik, der Bewegungen. Nur wer genau hinschaut und die Aura eines Menschen empfinden kann, erkennt die Differenzen. Hoffentlich auch Achim. Mutig ist er, denn ein paar falsche Striche, eine zu große Ähnlichkeit – und Achim kann als Freund einpacken. Wer uns nicht unterscheiden kann, nicht weiß, wen von uns beiden er vor sich hat, oder sagt, dass wir doch sowieso fast gleich aussehen, wird niemals ein Freund von Zwillingen. Ich verfolge seine Striche und sehe Renate auf dem Papier neu entstehen.

Wie eine Mumie sitze ich auf der Schiffsbank, eingeschnürt von einem dicken Brustverband, und frage mich, was das für ein Bild werden soll. Mir kommt es vor, als würde man eine gerade sitzengelassene Ehefrau zum verspäteten Hochzeitsfoto bitten. «Ein bisschen lächeln, bitte», fordert Achim mich auf. Ich fürchte mich vor dem Gesicht, das seine Hand zeichnen wird, vor der maskenhaften Starre, dem aufgewühlten Inneren, das sich außen spiegeln wird, vor den Stirnfalten, den Sorgenfalten, den tiefen Mundwinkeln, dem erloschenen Blick. Wenn er ein aufmerksamer Zeichner ist, und das ist er, wenn er nichts beschönigt, wird es ein tristes Bild. Gut, dass er meine Gedanken nicht malen kann, denke ich. Ich schaffe es aber nicht, mich gegen das Porträt zu wehren, schließlich bemüht er sich schon seit Stunden redlich um mein Gemüt, knüpft mit Ingrid den Faden zur Außenwelt, der, wie mir scheint, Stunde um Stunde dünner wird. Außerdem darf ich in meiner trostlosen Welt bleiben, darf mich nicht bewegen, nur atmen. Nie wieder wird eine Frau so traurig Modell sitzen, vermute ich und nippe an einem Glas Weißwein.

Achims Blick tastet mein Gesicht ab und verwandelt es in Graphitstriche. Mein Blick geht hinaus, zu verwinkelten Burgen, satten Weinbergen, in den Hang geduckten malerischen Dörfchen, den Binnenschiffen, die mit ihren großen Schnauzen durchs Wasser pflügen. Ich fühle mich, als würde jemand eine Landschaftstapete an mir vorbeiziehen, wie sie in den Hobbykellern der siebziger Jahre hing. Zu romantisch, um echt zu sein. Sieben Stunden Bootsfahrt, das wäre in unserem alten Leben völlig undenkbar gewesen. Es ist eine Zeit, sich treiben zu lassen und gegen den Strom zu schwimmen.

Vor zehn Tagen hatte Achim schon einmal den Stift gezückt, im schattigen Hinterhof einer kleinen Weinstube in Volkach, da entstand eine Renate mit Pferdemähne und entschieden gerecktem Kinn, deren Welt noch in Ordnung zu sein schien, es aber nicht mehr war. Die Angst lauerte schon, aber nur ich wusste das, es fehlten die sorgenvollen Arztgesichter, die konzentriert auf Ultraschall- und Mammographiebilder blickten. «Achim für Renate, Volkach, 23. 8. 2008» – die kleine Zeichnung hängt heute in meiner Küche, als Erinnerung an den letzten sonnigen Tag, den Weißwein, die fränkische Gemütlichkeit.

«Komm, versuch es auch mal!» Achim lockte mich damals mit diesen Worten in der Kneipe, um uns herum nur wenige Gäste, die leicht fröstelnd auf die Stühle gedrückt waren, und schob mir seinen Zeichenblock zu. «Du kannst das!»

«Nein», bockte ich, «das ist nicht meine Profession, ich habe mich nicht umsonst fürs Schreiben und fürs Mikrofon entschieden.» Vermutlich rührte er an einem uralten Trauma. Denn wenn ich mich seit dem Kunstunterricht am Gymnasium in einer Sache für ziemlich talentfrei gehalten habe, dann fürs Zeichnen. Aber dann nahm ich doch den Stift in die Hand, strichelte, radierte, meine Augen flitzten vom Papier zum Gesicht und zurück. Überrascht stellte ich fest, wie viel Spaß es machte, die Züge meines Gegenübers genau zu studieren, hier ein Fältchen, da eine Ausformung. Obwohl ich dachte, nach vier Monaten Bekanntschaft einiges an ihm zu kennen, entdeckte ich nun die Feinheiten. Achim saß Modell, als wäre er in Beton gegossen. Und lächelte gespannt. Ich sah ihn mit den Augen eines Zeichners. Auf der Suche nach dem Charakteristischen. Prüfte die Form der Nase, der Augen, der Stirn. Alles, was beim Radio eine Rolle spielt, Sprache, Stimme, Wortwitz, tauschte ich gern gegen dieses stumme Geschäft.

«Gut hast du das gemacht.» Nach einer halben Stunde versunkener Arbeit war Achim begeistert, als ich mich traute, mein Werk vorzuführen. «Schau hier, das Schwierigste ist die Perspektive – das Kinn, die Brille, sie sitzt ein bisschen schief.» Aber es war Achim, eindeutig, stellte ich fest. Er wäre ein toller Lehrmeister für alle, die glauben, sie könnten nicht zeichnen.

An diesem 23. August ließ mich die Angst, mein Leben könnte bald eine scharfe Wendung nehmen – Angela wollte mir wegen des Termins bei der Frauenärztin am nächsten Tag Bescheid geben –, weiter experimentieren. Auf unserem Rückweg, hundert Kilometer vor Frankfurt, liegt Würzburg. Meine Heimatstadt, in deren Nähe meine Eltern bis heute wohnen. Gepflastert mit all den Geschichten, die meine Jugend ausmachten. Viel erzählte ich Achim vom «Kult», einer Kneipe, die noch heute existiert und die wir, sieben Studenten um die zwanzig, am 3. Oktober 1989 übernahmen. Ingrid war eine von unserer Truppe. Tagsüber gingen wir in die Uni, abends zapften wir Bier für zwölf Mark Stundenlohn, manchmal auch weniger. Als Geschäftsleute waren wir nicht allzu profitorientiert, dafür ausgestattet mit jeder Menge Idealen wie «gleicher Lohn für alle». Wir funktionierten das «Kult» zu unserem Wohnzimmer um, tranken, liebten, redeten und rauchten. Nie mehr fand ich eine Kneipe, die so voller Qualm und Zukunftsmusik und Gesprächen war wie dieser Ort.

«Los, lass uns dort Station machen, für einen Überraschungsbesuch bei deinen Eltern ist es ohnehin zu spät», sagte

Achim, als die Lichter Würzburgs im Tal unter der Autobahn auftauchten. Ich willigte ein, obwohl ich seit vielen Jahren nicht mehr in unserer alten Gaststätte war. «Erinnern kannst du dich, wenn du achtzig bist», hatte ich mir mal verordnet. Aber heute war anscheinend meine heimliche Abschiedstour.

Den Weg zum «Kult» fanden wir blind. Ein Typ mit T-Shirt und Jeans schlappte heran, stellte mir lässig ein Römerglas Frankenwein vor die Nase, nachdem wir auf ausrangierten Straßenbahnsitzen Platz genommen und bestellt hatten. Die gusseisernen Lampen warfen warmes Gelb in die Gasse, in der Ingrid und ich früher einmal gelebt hatten. Unsere erste Wohngemeinschaft, als Interieur ein Klavier, ein Hund und die Zwillinge, die viele partout nicht auseinanderhalten konnten oder wollten. Lange rotgefärbte Locken, roter Lippenstift, berüchtigt für lustige Partys, dazu die WG-Genossen, die nie putzten, nie einkaufen gingen, aber sehr gut kochten. Mein Leben spielte sich auf den wenigen hundert Metern groben Kopfsteinpflasters ab, nach dem Stop-and-go-Prinzip, von der Vierzimmerwohnung zum «Kult» und wieder zurück. Manchmal verließ ich mein kleines Reich ganze Nachmittage nicht, sah den Benediktinermönchen vom Kloster gegenüber im Sommer bei der Gartenarbeit zu, während ich aus einem dicken Biochemie-Wälzer für die Uni lernte. Ich bewunderte ihre Ruhe, bestaunte die Männer in den braunen Kapuzenkutten wegen ihres einfachen Lebens, ihrer Fähigkeit zur Stille.

«Schau mal, Achim!», rief ich freudig, nachdem ich die Speisekarte inspiziert hatte und wie früher selbstgemachte Semmelknödel, Fladenbrot und Bio-Geschnetzeltes entdeckte. «Hier gibt's noch jede Menge Spuren von uns.» Die Karte steckte ich ein. Als Erinnerung. Auch die silberne Kaffeekanne aus Blech mit den tiefen Dellen war noch da, ebenso das schwere, eigenhändig geschmiedete Regal, von dem alle glaubten, es würde todsicher nach drei Tagen von der Wand krachen, der Flaschenöffner, der als Türverschluss in der Damentoilette herhalten musste, die selbstgebastelte «KultUhr», nikotingeschwärzt, deren Zeiger aber weiterhin akkurat arbeiteten. Das Glück dieser Jahre wehte durch die Gasse und ließ mich zurück. Auf einem Schiff zur Loreley, das schwerfällig den Rhein durchpflügt, und mit einem schrecklichen Verdacht.

Kommt, wir spielen was, was haltet ihr von Knobeln?», fragt Achim. Das kennt er aus seiner verschrobenen Aschaffenburger Lieblingskneipe «Pizzeria zur Brezel – griechische Spezialitäten». Wahrscheinlich kann man nur in einem Lokal, das so heißt, solche Zockereien lernen.

«Nee, keine Lust», sagt Renate, «mir ist nicht nach Spielen.»

«Jeder hat drei Eincentmünzen, es ist richtige Psychologie.» Achim versucht uns die Vorteile des Knobelns wie ein Staubsaugervertreter zu verkaufen. Wir können eine, zwei oder drei Münzen in die geschlossene Hand nehmen. Jeder muss dann raten, wie viele Cent sich insgesamt in drei ausgestreckten Händen befinden. Es können null oder neun sein. Wer verliert, zahlt eine Runde Wein.

Achim bestellt erneut Wein, obwohl er noch gar nicht verloren hat, wohl aus Freude, dass wir mitmachen. Zum ersten Mal seit Tagen löst sich unsere Schockstarre, wir lockern uns, die trüben Gedanken flattern mit dem Wind über Bord. Das simple Spiel, immer wieder Münzen in den Händen hinter dem Rücken zu verstecken und uns dabei tief in die Augen zu blicken, rettet uns wie ein Ring die Ertrinkenden. Wir bluffen wie eine ganz ausgebuffte Pokerrunde. Es lenkt ab und bringt uns zum Lachen. Ein Meister der Psychologie ist Achim trotz seiner Spielpraxis nicht, denn er sammelt viele Verliererstriche auf dem Bierdeckel. Renate gewinnt, ich gewinne – auch das ist gut, denke ich. «Ihr

Schwestern seid toll!», ruft er immer wieder. «Das sieht man, dass ihr Zwillinge seid, so wie ihr in den anderen hineinschauen könnt.» Es macht ihm nichts, dass er kein Spiel reißt, er ahnt wohl auch, dass Renate nicht noch mehr Niederlagen verkraften würde.

Wie früher versuche ich im Gesicht meiner Schwester zu lesen und zu erahnen, welche Strategie sie einschlägt. Lügt sie, oder lügt sie nicht? Verräterisch ist immer, wenn ihr Mundwinkel leicht zuckt oder sie besonders burschikos blickt. Dann haut sie andere mit Sicherheit übers Ohr. Natürlich ist sie zutiefst überzeugt, dass es niemand durchschaut, wenn sie andere täuschen will. Ich freue mich, dass Ingrid sich amüsiert. Am liebsten würde ich immer weiterspielen, nicht mehr das Schiff verlassen und irgendwann am Schwarzen Meer ankommen. Aber da ist der Knoten, in den ein Loch gestanzt ist, und da ist das Morgen. Und eine fehlende Antwort.

Wenn ich lache, wackelt mein Brustpanzer. Ich bin froh, nicht mehr an diesem Knubbel herumfühlen zu müssen. Er bleibt weggeschlossen, bis zur Diagnose. Schnell versuche ich, den Anfall von Düsterkeit zu vertreiben, verstecke zwei Münzen in meiner Hand und halte Achim die Faust angriffslustig vor die Nase. «Fünf», sage ich. Ingrid prustet los, aber ihr prüfender Blick ruht auf mir. Meine Miene verrät nichts, versteht sich. Als Zwilling gelingt es einem selten, den anderen aufs Glatteis zu führen, jede Lüge, jeder Versuch, sich zu tarnen, dem andern etwas vorzumachen oder Gefühle zu verheimlichen, misslingt schon nach wenigen Sekunden. Manchmal ist das amüsant, manchmal ärgerlich. Wir sind jetzt Meister der Zeitlosigkeit, des Augenblicks. Doch ganz kann ich nicht vergessen: Wir müssen warten, warten auf etwas, was wir nicht hören wollen.

Jede verflossene Stunde ist eine gute Stunde, weil wir unsere Körper und Seelen irgendwo hingeschickt haben. Wie am letzten Wochenende, als ich meine Schwester in München besuchte und wir im Zoo Hellabrunn über fünf Stunden in der Spätsommersonne unsere Runden drehten, den Bewohnern eine gefühlte Ewigkeit beim Leben zusahen. Den Eisbären, die gemütlich auf dem Rücken wie in der Badewanne lagen, den eleganten Steinböcken, den Orang-Utans, die das Lachen in unsere Gesichter zauberten, weil sie zu jeglicher Art von Blödsinn und Faxen aufgelegt waren. Oder die Panzernashörner, Kolosse aus der Urzeit mit warzigen Platten auf ihrem wuchtigen Körper – sie schwankten beim Laufen wie Tanker auf hoher See. Tiere sind gute Therapeuten, besonders die Faultiere, die uns die personifizierte Langsamkeit vorführten. Sympathische Gesellen, wie sie da hingen, kopfüber und energiesparend am Ast als Wollknäuel zusammengerollt, bis zu zwanzig Stunden ohne Bewegung, um die harten Blätter zu verdauen. Dann das kurze Öffnen ihrer Augen, das sie glatt für eine Lebensäußerung hielten. Das Dasein in Zeitlupe, gar nicht so weit weg von meinem, denke ich in der Erinnerung, packe eine Münze, schreie «Vier!» und klatsche in die Hände, obwohl noch gar nicht klar ist, ob ich gewonnen habe. Die Cents fallen heraus. Ein Pokerturnier ist ein Dreck dagegen.

Es ist fünf Uhr abends, als das Boot wieder in Rüdesheim ankert. Ich bin Achim dankbar für den Tag, wir haben viele Stunden weggeschafft. Fix und fertig ist er. Wir vertreten uns die Beine in der Drosselgasse, wundern uns über herausgeputzte Häuser, Geschäfte für den Bedarf von Touristen mit Loreley-Musik auf CD, Loreley-Weingläser, Loreley-Wein – alles zu aberwitzigen Preisen. Wir finden ein Café in den verwinkelten Gassen, denn Achim macht schlapp. «Doppelter Espresso: Zwei Euro» steht auf einem Schild. Wir bestellen drei. Die Kellnerin kassiert später aber nicht sechs, sondern zwölf Euro. Erstaunt fragen wir nach. «Zwar stehen die Tische vor unserem Lokal, aber ab 18 Uhr gehören sie zum Nachbarcafé, und das verlangt eben den doppelten Preis», erklärt sie uns kurz nach sechs. So ist das in Rüdesheim. Wir diskutieren und halten das für einen Witz. «Ich kann ja auch nichts dafür», fährt sie beschämt fort. Normalerweise fänden wir das lustig, normalerweise. «Tolle Idee, das wäre ein grandioses Geschäftsmodell, auch für uns, sollten Renate und ich doch nochmal Kneipenwirtinnen werden», sage ich.

Achim hat im Gesicht mittlerweile die Farbe eines Krebses angenommen. «Gib mir die Schlüssel, lass mich fahren», fordere ich. Ich denke an die rasante Tour über die Autobahn am Morgen, den leichten Sonnenstich, den Wein, Achims Sehvermögen und daran, dass es bald dunkel wird.

«Okay», sagt Achim, lümmelt sich in den Fond des Benz und fällt nach drei Minuten in Tiefschlaf.

«Er hat alles gegeben», bemerkt Renate, «mehr geht nicht.»

Sieben Stunden Angst und zwei traurige Schwestern sind einfach zu viel – auch für einen erfahrenen Komiker.

Wir beschließen, ihn direkt nach Hause zu bringen. Über die Autobahn fahre ich nach Aschaffenburg, wir fühlen uns verantwortlich, weil wir ihm den letzten Energietropfen abgezapft haben. Jetzt ist er dran, finden wir beide. Achim bekommt davon nicht das Geringste mit. Erst in der fränkischen Kleinstadt wecken wir ihn. «Schön, dass ihr das für mich gemacht habt», stellt Achim gerührt fest.

Wir gehen noch zusammen essen, Renate verspeist Knödel, um sich zu stählen, diesmal mit Pilzen. «Ist die Lust auf die runden Dinger etwa ein Zeichen?», fragt Achim verwundert. Wir sitzen in einer netten Kopfsteinpflasterstraße in der Altstadt, unser Freund ist bekannt wie ein bunter Hund. Vom Lokal nebenan kommen seine Kumpels an unseren Tisch, sie sind wohl neugierig, mit wem er da unterwegs ist. Mit dem ICE reisen wir zurück nach Frankfurt, kurz vor Mitternacht sind wir zu Hause. Wieder ist ein Tag vorbei – diesmal aber ein verhältnismäßig schöner. Wir sind den Krebsgedanken ein wenig entflohen. Aber morgen, wie wird es morgen sein? Morgen ist der 3. September, der Tag, an dem wir das Wissen nicht mehr vergessen können.

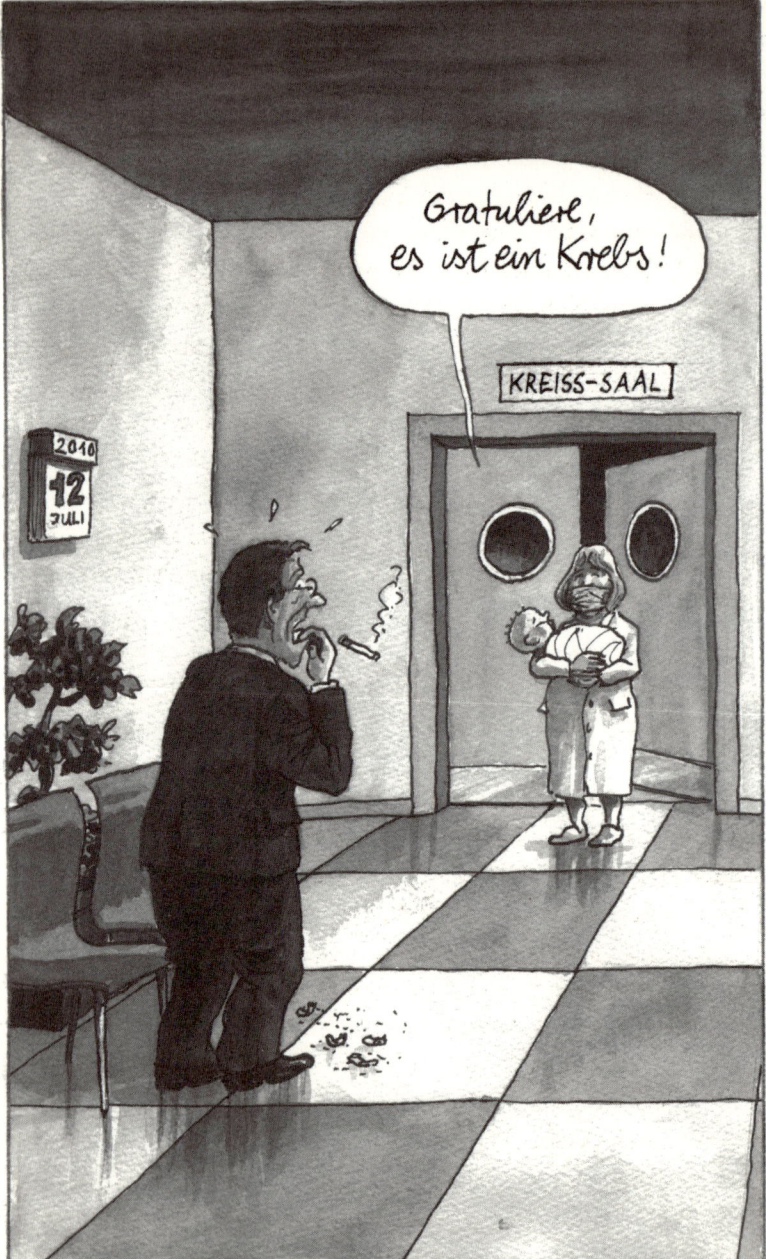

Höllensturz

Meine Hände zittern, als ich um 14 Uhr die Nummer der Klinik wähle, wie vereinbart. Das Klingelzeichen tutet wie ein altes Nebelhorn. Am anderen Ende höre ich schließlich eine Frau mit einer geschäftsmäßigen Stimme: «Ihr Name? Warten Sie ...» Mein Herz durchschlägt fast die Rippen. «Nein, Ihr Ergebnis liegt nicht vor», sagt sie nach einer Weile, als hätte ich einen Antrag beim Amt gestellt.

Die Vorstellung, weitere endlose Stunden mit Warten zuzubringen, glaube ich nicht ertragen zu können. «Hören Sie, wenn Sie nicht sofort herausfinden, wo der Befund ist, springe ich aus dem Fenster», drohe ich.

«In welchem Stock wohnen Sie denn?», fragt die Frau, wahrscheinlich eine Krankenschwester, nun ehrlich besorgt.

«Zweiter Stock», antworte ich entschieden. «Das könnte klappen.»

«Gut, ich kümmere mich darum.»

Wie absurd, dass ich um eine beschissene Nachricht auch noch ringen muss. Ein paar Minuten später klingelt mein Telefon. «Kommen Sie um 19 Uhr vorbei, bis dahin ist das Ergebnis da», sagt die Schwester, die eben noch so kurz angebunden war, jetzt mit sanfter Stimme. Ich bin nicht sicher, ob das Urteil «Krebs» mich heute nicht auf der Stelle umbringen würde – weshalb ich gerade eben an das genaue Gegenteil von Vorbeikommen gedacht habe: einfach weglaufen, wieder fröhlich sein, weiterleben, so tun, als hätte sich der Brustkrebs in der Tür geirrt. Ein süßer, ein verführerischer Moment. Am späten Nachmittag entscheide ich, ein Taxi zu rufen, das uns zur Klinik bringt.

«Soll ich über die Autobahn oder die Landstraße fahren? Um diese Zeit ist oft überall Stau. Man weiß nie vorher, wo man besser durchkommt», sagt der Taxifahrer gesprächig, ein sportlicher Typ mit Kapuzenpullover.

Es ist der 3. September 2008. Der Tag der Diagnose.

«Das müssen Sie doch wissen», faucht Ingrid. «Nehmen Sie einfach den schnellsten Weg.» Es gibt Zeiten, da hat auch meine Schwester die Schnauze voll, und dieser Tag ist so eine. Aber der Mann hat Glück, denn er kennt den richtigen Weg. Den Weg zum Krankenhaus ein paar Kilometer außerhalb Frankfurts, hoffentlich ohne Verkehrschaos. Wir hätten ihn sonst in die Luft geknallt oder das Steuer selbst übernommen oder einen Nervenzusammenbruch erlitten.

Seitdem ich in Frankfurt wohne, habe ich mich daran gewöhnt, dass die Taxifahrer häufig nicht wissen, in welcher Stadt sie unterwegs sind, und so tun, als müssten sie eine Zehn-Millionen-Metropole durchkreuzen. Ins Taxi zu steigen heißt hier, den Fahrer höchstselbst zum Ziel zu dirigieren. Manchmal entnervt, manchmal belustigt habe ich mich gefragt, wie die Männer und Frauen nur ihren Taxiführerschein machen konnten, diese Nichtwisser, die wie Blinde zwischen den Hochhäusern und in den Straßen herumirren.

Heute ist alles anders. Meine Kapazitäten fürs Wundern, Lachen, Ärgern, Hoffen sind erschöpft. Der Stress hat faustgroße Löcher in mein Nervenkostüm gebrannt, auch in Ingrids, die neben mir im Fond sitzt. Es regnet in Strömen, den ganzen Tag schon, der Himmel streift fast den grauen Asphalt.

Mein Zustand ist beklagenswert. Seit der Mammographie ist mehr als eine Woche vergangen, die Ungewissheit hat an mir gezehrt, ich ernährte mich von Broten, Zigaretten und einigen Gläsern Wein zu viel. Aus meiner Jeans rage ich wie eine Spindel heraus, meine hohen Pumps habe ich gegen trittsichere Stiefel vertauscht. Meine Zwillingsschwester ebenso.

«Ich brauche festen Boden unter den Füßen», stellt sie fest, sie, die sonst mit ihren Zehn-Zentimeter-Absätzen in lautem Stakkato durch die Gegend stelzt. Wir sind leise geworden. Morgens stehe ich auf wie in Trance, krieche aus den Kissen, sehe in ein Leben, das seine Farben verloren hat, berühre den Verband mit dem Knoten darunter und frage mich ununterbrochen: «Ist das Freund oder Feind? Und wenn Feind, was dann?»

Bösartige Fangarme haben nach unserem Leben gegriffen.

Der Taxifahrer kämpft sich jetzt durch einen Stau. Ich sitze auf der Rückbank, als hätte man mich zur Ader gelassen und den letzten Rest Sauerstoff aus mir herausgepumpt. Die Scheibenwischer flitzen hin und her. Der Regen lässt sich einfach nicht verscheuchen, genauso wenig wie der Knoten in meiner Brust. Unbeirrt versteigt sich der Mann in Geschichten. Er erzählt, dass er keinen Käse mag, dass er am Mittag die Verkäuferin zusammengestaucht hat, als er doch ein Fitzelchen auf seinem Sandwich entdeckte, obwohl er doch vorher … Seine Stimme wird ganz hysterisch. Ich frage mich, ob ich ihm nicht doch eine reinhauen soll. «Heute ist euer Glückstag», verabschiedet uns der Mann aus seiner Taxifahrerkäsewelt.

Wir betreten den Aufzug zur Station U4. Es ist spät, der Flur liegt verlassen vor uns. Ein leeres Krankenbett, kaltes Neonlicht, kalt wie mein Herz. Vor ein paar Tagen schenkte mir Ingrid ihre schönste Seidenstola, sie wollte, dass ich nie wieder friere. Ich habe sie jetzt eng um mich geschlungen. Schwarz mit langen, luftigen Fransen. Darunter meine Lieblingsjeansjacke, ihren Fellkragen ziehe ich fast automatisch ins Gesicht. Vielleicht hätte ich besser alte Lumpen anlegen und sie später gleich mit diesem Tag entsorgen sollen. Irgendwie ahne ich, dass nichts Gutes auf mich zukommt.

Eine jüngere Frau, die sich als Schwester Bettina vorstellt, empfängt uns in der Ambulanz der U4. Ich versuche in ihrem

Gesicht zu lesen, ob sie etwas weiß von meiner Diagnose, ob sie mich mitleidig ansieht, mich schon trösten will, mich, die wie ein Gespenst auf einem Stuhl im Wartezimmer Platz nimmt. Es ist der Raum, in dem ich schon einmal gesessen habe, vor zwei Tagen, vor der Biopsie. Kein anderer Patient wartet mit uns, alles wirkt wie ausgestorben.

«Dr. de Martinez ist noch im Kreißsaal, sie hat Bereitschaftsdienst, man weiß nie, wie lange das dauert», erklärt Schwester Bettina. Bizarr, denke ich, Geburtshelferin und Todesbotschafterin in einer Person. Leben und Sterben umarmen sich. Ein paar Minuten später taucht die Ärztin aber auf. Milde und gütig sieht sie aus an diesem Abend und schön.

«Oh, Sie sind Zwillinge», sagt sie erstaunt, als wir nun zu zweit vor ihr stehen. Offenbar hat sie Ingrid vor der Biopsie nicht wahrgenommen. «Ich hatte noch nie etwas mit Zwillingen zu tun.» Sie geleitet uns in ihr Besprechungszimmer, wo vielleicht eine Sprengladung versteckt ist.

Wenn ich Krebs hätte, würde sie doch ... viel ernster aussehen ... nicht solche Sätze sagen?, denke ich. Ein Hoffnungsschimmer durchfährt mich. Durch die Fenster im vierten Stock dringt die dunkle Nacht herein, die in scharfem Kontrast zum Grün ihres OP-Kittels und ihrer Gummiclogs steht. Alles ist auch hier so ruhig, wirkt so verlassen und so voller Schicksalsfragen.

«Nehmen Sie Platz», sagt Dr. de Martinez und deutet auf zwei Stühle an der Wand. Sie selbst lässt sich gegenüber auf einen schmalen Hocker nieder, kein Schreibtisch ist zwischen uns. Ich studiere jede Regung in ihrem Gesicht, in ihrer Stimme. Sie sammelt sich, beugt sich nach vorne, öffnet ihren Körper in meine Richtung. Ihre Nasenflügel blähen sich leicht, dann sagt sie: «Es ist nicht gut.» Der Satz fliegt los, fliegt durch den Raum, hallt in meinem Ohr und schleudert mit voller Wucht weiter, findet den Weg ins Bewusstsein, krallt sich fest. Da sitzt er in meinem Gehirn, als massiges, dunkles Monstrum, das alle anderen Gedanken auslöscht. Er gibt den Befehl, übersetzt zu werden in drei Worte: «Du hast Krebs.» Lange Sekunden bleibt es schwarz in meinem Kopf, als hätte das Gehirn Stromausfall. Stille. Der Nachhall verlorenen Glücks. Die drei Worte fressen sich in meine Gehirnzellen. Es ist ein leises Zerspringen meines Lebens, ein kurzer trockener Knall, ein sekundenschnelles Verpuffen, vernichtend, endgültig. Aus. Es regnet schwarzen Staub. Ingrid sitzt vollkommen erstarrt neben mir. Ich höre sie nicht atmen. Wir sehen uns nicht an, berühren uns nicht, weinen nicht. Der Höllensturz der Verdammten.

Ich sage Ihnen jetzt erst einmal genau, was Sie haben.» Dr. de Martinez verankert ihren blauen Blick in Renates Augen. Ihre Schnelligkeit, ihre Konzentration aufs Wesentliche, ihr Feingefühl – das sind die Stricke, mit denen sie das Fallen von Menschen aufhält. Sie bringt anderen nicht zum ersten Mal schlechte Botschaften, sie weiß, wie sie das am besten anstellt, sie weiß, wen sie vor sich hat, wer wie viel Wahrheit verträgt. «Es ist ein Tumor, der von den Drüsenlappen ausgeht, das kommt seltener vor, denn in rund 85 Prozent bildet er sich in den Milchgängen der Brust. Ihre Krebsvariante ist nicht leicht zu entdecken, aber genauso gut behandelbar wie andere Formen, und sie hat auch keine schlechtere Prognose», erklärt sie weiter.

Ich brauche eine Weile, um diese Sätze zu verstehen. Mein Kopf arbeitet mit einer Energie, die nicht einmal eine Suppe aufwärmen könnte, während mein Herz zu einem Eisklumpen kristallisiert. Wir sitzen einfach nur da auf den Plastikstühlen, die Beine übereinandergeschlagen, ich rechtsherum, Renate links. Die Hände haben wir im Schoß zusammengeballt wie zwei Reisende, die man im Winter auf einem Bahnhof vergessen hat, wobei der letzte Zug abgefahren ist. Starr vor Staunen und Entsetzen, festgefroren in einer Bitterkälte. Ich muss mich aufs Atmen konzentrieren, die Luft in die Lunge saugen, sonst würde ich einfach aufhören zu leben. Und weil es so still ist, höre ich mein Herz laut an die Brustwand schlagen.

Dr. de Martinez fixiert weiterhin meine Schwester. Ich spüre kein Band zwischen mir und Renate, als wäre jeglicher Kontakt abgebrochen. Die Ärztin ist die Brücke zwischen uns beiden, und wir, wir halten uns diesmal an unseren eigenen Händen fest. Kein Gefühlssturm braust los, keine Angst, keine Verzweiflung, keine Wut, keine Trauer, nur eine große Leere ist da. Jetzt ist es wahr, alles Schreckliche ist eingetreten, worüber wir uns in den letzten Tagen die Hirne zermartert haben. Renate hat Brustkrebs, das Damoklesschwert ist herabgesaust. Ich weiß das, obwohl die Ärztin das Wort «Brustkrebs» gar nicht in den Mund genommen hat, sondern den Begriff «Tumor», er kann auch für gutartige Veränderungen stehen. Aber nicht hier. Vielleicht auch so ein Trick, damit das Gehirn nicht gleich streikt und es der Wahrheit die Tür vor der Nase zuschlägt. Ich kann Renate immer noch nicht in die Augen sehen, auch nicht ihre Hand zum Trost drücken, denn ich befürchte, es könnte ein Damm brechen. Und dann würden wir beide losweinen – hemmungslos, verzweifelt, unaufhaltsam wie das Wasser der Niagarafälle. Beide würden wir untergehen, der Ärztin nicht mehr zuhören, nichts mehr verstehen.

So bewahre ich Haltung mit der harten Stuhllehne im Rücken und versuche ihren Erklärungen weiter zu folgen: «Der Tumor ist im äußeren oberen Teil der Brust, auf zehn Uhr. Wir müssen sehen, ob Lymphknoten betroffen sind, danach richtet sich auch die anschließende Therapie. Bis jetzt habe ich noch keine Anhaltspunkte dafür, aber genau wissen wir das erst nach der Operation.» In der Hand hält sie ein Blatt, darauf hat sie schematisch eine Brust skizziert – mit einem dicken schwarzen Punkt rechts außen. Das ist der Krebs.

«Gut, worauf muss ich mich jetzt einstellen?», fragt Renate, deren Sprachmotor noch vor meinem wieder anspringt.

«Erst kommt die Operation; ob brusterhaltend oder nicht, hängt noch von weiteren Untersuchungen ab. Vor der OP markieren wir den Wächterlymphknoten, das ist der erste Lymphknoten, der neben dem Tumor liegt. Während des Eingriffs prüfen wir, ob er Krebszellen enthält. Wenn nicht, wird nur der Tumor herausgeschnitten, wenn doch, werden weitere Lymphknoten aus dem Gebiet entnommen. Dann folgt vielleicht eine Chemotherapie, je nachdem, was der pathologische Befund nach der Operation ergibt. Die Chemotherapie ist auch in dieser Klinik möglich. Danach muss die Brust auf jeden Fall bestrahlt werden. Bis hierhin müssen Sie mit neun Monaten Therapie rechnen. Ihre Tumorzellen sind außerdem hormonempfindlich, das heißt, im Anschluss daran wäre eine Antihormonbehandlung über fünf Jahre möglich. Wichtig bei allem ist, dass ein Arzt den roten Faden in der Hand hält.»

«Eigentlich wollte ich im Oktober nach Istanbul reisen», sagt Renate. Merkwürdig, dass ihr ausgerechnet jetzt eine solche Nebensächlichkeit einfällt. Bestimmt ist das eine Verzweiflungstat des Gehirns, das für die Konfrontation mit dem Entsetzlichen noch nicht bereit ist.

«Das können Sie bestimmt nachholen», tröstet Dr. de Martinez. «Städte laufen nicht weg. Sie werden einige junge Frauen hier treffen, und ich habe schon viele Patientinnen schön und stolz hier herausgehen sehen.»

«Ja», meint Renate, «dann will ich das ebenso versuchen.»

Mich ermutigt, dass sie das sagt, auch wenn sie das

Ganze bestimmt genauso wenig überblickt wie ich. Die nächsten Monate werden nun anscheinend andere für sie planen. Vielleicht könnte ich mich gleich mit ins Krankenhaus legen, überlege ich, weil mir wieder die Zeitschrift mit den Krebs-Zwillingen in den Sinn kommt.

«Wer führt die Operation durch?», frage ich.

«Diese Überlegung habe ich bis zum Schluss aufgehoben.» Die Ärztin zögert. «Die nächsten zwei Wochen bin ich im Urlaub. Ein Kollege könnte den Eingriff machen, dann ist ein Termin schon in wenigen Tagen möglich. Ich würde es aber sehr gern selbst machen.»

«Ich warte», sagt Renate.

Das Wort «Brustkrebs» ist in dieser Stunde, die das Gespräch dauerte, kein einziges Mal gefallen.

Wir taumeln hinaus mit unserer schweren Last. Der herbeigerufene Taxifahrer rast über die nasse Autobahn, wechselt die Spuren im Zickzack, schnell, viel zu schnell für uns. Ingrid und ich sehen uns kurz an und greifen fast im selben Moment zum Gurt. Am liebsten würden wir unsere Nerven gleich mit anschnallen. Da sitzen wir und halten uns an der Hand wie verlorene Kinder.

«Ab der Stadtgrenze müssen Sie mir helfen, welchen Weg ich nehmen soll, da weiß ich nicht weiter.» Fast hätte ich mich gewundert, wenn er etwas anderes gesagt hätte. Ich gebe Anweisung, lotse ihn, während die Scheibenwischer auf Hochtouren arbeiten. Der Tag ist im Regen untergegangen und mit ihm mein altes Leben und die Liebe und die Unbeschwertheit.

«Das ist ein dicker, fetter Fisch, den kannst du nicht auf einmal fressen», sagt Ingrid. «Wir müssen Schritt für Schritt denken.»

Als die vertrauten Lichter der Stadt näher kommen, ist es,

als würden meine Befehle «Die nächste rechts, dann wieder links» mich noch einmal mit diesem vierzigjährigen Leben verbinden. Ingrid und ich sprechen leise. Was wir gehört haben, ist so ungeheuerlich, als hätte uns jemand windelweich geprügelt. «Die Aufgabe scheint mir lösbar», sage ich vorsichtig, aber bestimmt. Es ist der Mut einer Verzweifelten, aber ich kann auch keine Alternative erkennen. Denn eines sehe ich in diesen Minuten völlig klar: Ich will leben, auch wenn die Aufgabe, die vor mir liegt, aus einer endlos weiten Entfernung abgeschickt wurde, wie das Licht von einem längst verloschenen Stern. Operation, Chemotherapie, Bestrahlung. Die nächsten neun Monate werden sich diese Therapieformen in mein Gehirn zwängen.

Die vierzig Stufen zu meiner Wohnung winden sich steil nach oben. Das alte, wackelige Geländer im reichlich schäbigen Treppenhaus, an dem ich oft zwei Stufen auf einmal nahm, bietet nicht mehr im Geringsten Halt. Hinter der tresorartig gesicherten Eingangstür riecht es nach Chaos. Wie zwei Außerirdische betreten wir mein Reich, in dem alles noch so aussieht, wie wir es vor nicht einmal drei Stunden verlassen haben. Die Sonnenblumen auf dem Küchentisch, mein zerwühltes Bett, der Geschirrstapel in der Spüle. Hallo? Wer hat hier gewohnt? Und wann ist er gestorben?

Das rote Lämpchen des Anrufbeantworters blinkt wie wild. «Liebe Renate, ich wollte wissen ... Wie geht es dir? ... Wo seid ihr? ... Was wisst ihr?» Viele zögerlich tastende Fragen meiner Freunde, deren Angst in der Stimme zu hören ist. Eine Rückruflawine bricht los – und kennt nur eine Antwort. Ingrid und ich telefonieren pausenlos, sie mit ihrem Handy, ich am Festnetz, um alle Freunde zu informieren, Stunde um Stunde. Wie Pilger in Mekka schlurfen wir im Kreis durch die Zimmer, um unsere Erstarrung zu brechen; unsere Schritte sind der Takt für unser Bewusstsein. Wir rauchen, trinken und versuchen das, was wir gehört haben, in Worte zu fassen, unsere

Verzweiflung zu bannen, das Gehörte zu übermitteln, aber auch ein wenig Ordnung im Chaos zu schaffen. Am anderen Ende der Leitungen lange Pausen, Entsetzen, viele wärmende Worte.

«Was kann ich denn jetzt für dich tun?», fragt Achim fassungslos, den ich zuerst angerufen habe.

«Bring mich bitte weiterhin zum Lachen», antworte ich. Ich höre, wie er schluckt.

Bis zuletzt haben alle gebangt, gezittert, gehofft, es möge doch irgendwie gut ausgehen. Jetzt ist gewiss, dass das ein frommer Wunsch war.

«Ich werde einen langen Atem brauchen», wiederhole ich. «Und wenn ihr mir helfen wollt, braucht ihr den auch.»

Zuletzt rede ich mit Ralf, einem Wirtschaftsjournalisten, den ich seit zehn Jahren kenne. Er hält sein BlackBerry für den Nabel der Welt und glaubt, ein Schnupfen sei ein Fall für drei Wochen Bettruhe. Bisher habe ich ihm das alles verziehen. Aus Angst und Ratlosigkeit schwadroniert er über haarlose Zeiten und die Schönheit von Perücken. Ich beginne zu zittern, wehre ab, fahre durch meine Haare. Panik erfasst mich. Es ist zu viel für mich, noch lange bin ich gedanklich nicht bei diesen möglichen Konsequenzen.

Auf dem Anrufbeantworter ist auch unsere Mutter, die fröhlich plaudert: «Hallo, Renate, wie geht's dir? Wir haben Besuch aus Kanada, ruf doch mal an, vielleicht kannst du ja nach Würzburg kommen?» Als wir das hören, senken Renate und ich die Köpfe, beide denken wir wohl das Gleiche: Nein, das bringen wir nicht übers Herz, wir können es ihr und unserem Vater nicht sagen. Auch nicht unserem Bruder. Noch nicht. Erst die Operation. Diesen Schritt müssen wir alleine machen, sonst ziehen sie uns mit ihrer Angst in die Tiefe. Oder wir sie. So eine Nachricht ist eine Katastrophe für jeden, aber vor allem für Eltern, die immer ganz sicher sind, dass ihre Kinder sie überleben werden.

Dennoch bin ich ein Fall für die psychische Akuthilfe. Jürgen, den ich zuerst anrufe, nimmt die Nachricht ruhig auf, vielleicht, weil er schon seit einer Woche damit gerechnet hat. Er versucht mit mir nach vorne zu denken und meine Aufmerksamkeit auf die nächsten Schritte zu lenken. Danach wähle ich die Nummer von Toni, ein langjähriger Freund, mit dem ich zwar selten telefoniere, dessen Gedanken und Meinungen mir aber immer am Herzen liegen. Nach dem zweiten Klingeln nimmt er ab. «Stell dir vor, Renate hat Brustkrebs, wir kommen gerade aus der Klinik.» Ich falle gleich mit der Tür ins Haus, erzähle ihm von den letzten Tagen und Stunden, dass wir gerade einen Untergang erleben und nicht wissen, wie es weitergehen wird.

«Das tut mir sehr leid», sagt er, «ich bin gerade auf der Autobahn, unterwegs mit vielen Leuten, und kann jetzt nicht so gut sprechen.»

«Dann lass uns morgen telefonieren, du meldest dich, ja?»

Erst viele Monate später höre ich wieder von ihm.

Anschließend spreche ich mit Philipp, meinem Chef. «Wie kann ich dir helfen?», fragt er, nachdem ich ihm das Desaster geschildert habe.

«Ich weiß noch nicht, wann ich zurück zur Arbeit in München bin», sage ich. «Ich will erst einmal bei meiner Schwester bleiben.»

«Lass dir Zeit, komm wieder, wenn sich der Nebel gelichtet hat.»

In dieser Nacht steigt in meinem Inneren ein nie gekanntes tiefes Schluchzen auf und schüttelt mich durch. Ich höre mich schreien und wimmern und weinen. Meine Tränen schwemmen die Verzweiflung heraus. Einsam bin ich und krebskrank. Aber da ist meine Schwester, die mich umschlingt, mir übers Gesicht streicht, mich tröstet und an sich drückt. Mir wird leicht. Mein erster Gedanke am nächsten Morgen: Du hast Brustkrebs. Starr liege ich im Bett, als hätte jemand eine Granitplatte auf mich gelegt. Ich sehe mich um: Draußen ziehen schwere Wolken am Himmel entlang, die grünbraunen Blätter der Kastanie, die vor meinem Fenster steht, wirken fast schwarz. Mein Blick bleibt hängen an einem Gemälde von Herbert Achternbusch, das mir Ingrid geschenkt hat. Ein Eselskopf mit sanftmütigen Augen ist darauf zu sehen, an dem ich mich normalerweise freue und der mir immer ein Lächeln entlockt. Heute wirkt er nicht freundlich, nicht sanft, sondern nur verlassen. Der Tag ist zu Ende, bevor er begonnen hat.

Was ist eigentlich so schlimm am Sterben?, frage ich mich im Stillen. Es ist ein Versuch, den Granitstein einen Millimeter von mir wegzubewegen. Jeder stirbt. Irgendwann. Alle wissen es – und haben dennoch Angst vor dem Tod. Die meisten tun so, als wären sie unsterblich, du auch. Bist du aber nicht. Hast dem Tod nur keinen Platz in deinem Leben eingeräumt. Warum auch? Jetzt bist du dazu gezwungen. Aber du wirst nicht gleich sterben. Nicht morgen, nicht übermorgen. Ich hole tief Luft, bevor ich mein Zwiegespräch beende: Das heißt, du kannst auch erst einmal weitermachen. Der Granit bewegt sich nun einen ganzen Meter von meinem Körper weg.

Meine Schwester, die nebenan im Zimmer geschlafen hat, ist ebenfalls wach, das spüre ich. Aber sie rührt sich nicht, als würde auch sie unter einer schweren Steinplatte liegen. In meinem alten Leben wäre ich jetzt unter die Dusche gesprungen, hätte das Radio angestellt, die Nachrichtenlage gecheckt, Zeitungen gelesen. Danach hätte ich mich aufs Fahrrad geschwungen und wäre im Eiltempo in die Redaktion geradelt. In der Morgenkonferenz hätte ich Sätze gehört wie: «Die Große Koalition hat dies und das beschlossen, das müssen wir unbedingt im Auge behalten. Kanzlerin Angela Merkel hat sich zu Afghanistan geäußert, wer kommentiert das? Wer kümmert sich um die US-Wahlen?» Sicher befinden sich meine Kollegen in diesem Augenblick im Bann solcher Überlegungen, ich kreise stattdessen um eine Erkenntnis, die ich aus der Perückendiskussion mit Ralf in der vergangenen Nacht gewonnen habe: Wer immer über etwas redet, worüber ich noch nicht reden kann, wird abgewürgt. Das wird mich schützen.

Ernsthaft sorge ich mich, dass Renate die Diagnose einfach so hinnimmt, die Hände hilflos hebt, weil jemand mit einer Pistole auf sie zielt, dass sie sich ergibt, die Krankheit nicht anpackt – und stirbt. Am Vormittag trottet und schleicht sie durch ihre Wohnung, als schlüge schon bald ihre letzte Stunde, als arrangiere sie sich mit ihrem Schicksal. Sie ist müde, ich auch. Die letzten Tage waren für unsere beiden Seelen ein absoluter Kraftakt. Jürgen wiederum sorgt sich, dass ich mit der Diagnose meiner Schwester nicht fertigwerde. «Du darfst dich nicht so sehr in diese Sache hineinsteigern, sonst ist niemandem geholfen», rät er mir, als ich nach dem Duschen erneut mit ihm telefoniere. Das stimmt, ich muss mich zusammenreißen. Ich will das ausfechten mit meiner Schwester, in mir regt sich auf einmal Kampfgeist. Ich will dieser Krankheit etwas entgegensetzen. Bei Renate kann ich solche Anzeichen noch nicht entdecken.

«Du musst den Krebs annehmen und gegen ihn kämpfen wollen, sonst schaffst du das nicht», sage ich, während wir an Renates Küchentisch sitzen und kannenweise Multivitamintee trinken. «Das ist wie nach einem Niederschlag beim Boxkampf, danach muss man sofort wieder aufstehen. Du darfst nicht im Ring liegen bleiben und kapitulieren. Wenn du dich ergibst, werden die Krebszellen Sieger sein.» Herausfordernd sehe ich meine Schwester an und beginne im Geist wie ein Ringrichter zu zählen: «Eins, zwei, drei ...» Renate macht keine Anstalten, sich zu rühren, so habe ich sie bislang nicht erlebt. Am liebsten würde ich sie höchstpersönlich vom Stuhl hochheben und auf die Füße stellen. Aber leider ist meine dünne Schwester schwer wie ein Sandsack, dann, wenn sie dies beschließt.

«Ich bin da noch nicht, ich muss das alles erst mal verarbeiten, erst mal begreifen, dass ich Krebs habe. So schnell geht das nicht, lass mir Zeit», sagt sie.

«Das tu ich ja, aber ich will auch, dass du kämpfst!» Ich haue mit der Faust auf den Küchentisch, sodass die Blumen in der Vase erzittern und der Tee aus den Tassen schwappt.

Am liebsten würde ich alles auf einmal angehen und regeln. Die Operation am besten gleich morgen, denke ich, dann sofort die Therapie. Nur keine Zeit verlieren. Die nächsten neun Monate will ich auf neun Tage eindampfen. Dann ist es erledigt, dann soll alles sein wie früher. Ich Ingrid, sie Renate. Ich habe noch nicht verstanden, dass das alte Leben verloren ist – ihres und meines – und wir es nicht wiederbekommen werden. Die Verarbeitung des Grauens steckt in den Kinderschuhen, auch bei mir.

Zwei Tage nach der Diagnose fahre ich erneut in die Klinik, um den Plan für die OP zu besprechen. Schließlich heißt es: «Kommen Sie am 16. September um zehn Uhr, bringen Sie weite Oberteile mit, keine eng anliegenden Sachen, dazu zwei Sport-BHs.» Zudem habe ich noch einen MRT-Termin: «Mit der Magnetresonanztomographie können wir sehen, ob noch weitere Knoten im Gewebe sind.» Von der Existenz dieser teuren, aber sehr genauen Methode im Zusammenhang mit Brustkrebs hatte ich zuvor nie etwas gehört. Offenbar dient sie dazu, das Ausmaß des Krebses genauer zu bestimmen. Die weiße Röhre ist so furchteinflößend, dass ich schon beim Anblick erzittere. «Du musst das schaffen, sie brauchen diese Bilder für die OP!» Ich mache mir Mut und versuche meine Klaustrophobie unter Kontrolle zu bringen. Hier werde ich nicht fliehen können, wie so oft, wenn Aufzüge oder Räume mir zu eng erschienen.

«Stell dir im Geist einen Rundgang durch den Zoo vor», rät Ingrid, die mich begleitet. «Denk an die Orang-Utans, die Faultiere, die Eisbären und daran, wie schön es dort war.»

Rund zwanzig Minuten soll ich in der Röhre wie eine Seerobbe auf dem Bauch liegen, die Arme seitlich an den Körper gedrückt. «Wenn Sie sich unwohl fühlen, klingeln Sie hier», erklärt ein junger Assistent und drückt mir ein Gerät mit Knopf in die Hand.

«Hören Sie das auch, wenn ich den betätige?», frage ich zweifelnd. Vielleicht hätte ich mir doch eine Beruhigungspille geben lassen sollen.

«Sicher, aber wenn Sie die Aufnahmen abbrechen, müssen wir wieder von vorne anfangen.»

Ich glaube, er kann sich nicht im Geringsten vorstellen, wie viel Angst die vor ihm in Unterwäsche liegende Brustkrebspatientin hat. «Du schaffst das» – ich mache mir noch einmal Mut, während ich in die Röhre geschoben werde. Nicht die Augen öffnen, an den Zoo denken, atmen. Die Maschine beginnt zu stampfen, dröhnt, als wäre ich tief unten in einem Eisenbergwerk vergraben. Die Magnetfelder gehen durch mich hindurch, richten meinen Herzschlag gleichsam wie Eisenspäne aus. Dann kommt die Attacke. Ich klingele. Am ganzen Leib zitternd werde ich aus der Röhre herausgefahren.

«Wovor haben Sie denn solche Angst?», erkundigt sich der herbeigeeilte Helfer.

Ich bin einer Ohnmacht nahe. «Es sind die Geräusche», sage ich schlotternd, «die sind so laut ... die Röhre ist wie ein Stahlkorsett ... ich kann mich nicht bewegen. Darf ich fünf Minuten hier sitzen bleiben, mir alles anschauen und mich beruhigen, bevor wir es noch einmal versuchen?»

Er nickt. Fürsorglich deckt er mich mit einem Handtuch zu, bis ich ihm ein Zeichen gebe. Sicher habe ich den ganzen Betrieb aufgehalten, aber beim zweiten Versuch schaffe ich es.

«Na, hast du die Röhre gesprengt?», fragt mich Ingrid, als sie mich im Wartezimmer in Empfang nimmt. Wahrscheinlich konnte sie sich ausrechnen, was passiert war.

«Na ja, fast», sage ich erschöpft. Ich sehe, dass meine Schwester genauso am Rande ihrer Kräfte angekommen ist wie ich, wohl auch, weil sie mir mein Schicksal nicht abnehmen kann, mitleidet, als wäre sie selbst betroffen. Deshalb schlage ich ihr vor: «Fahr doch schon heute nach München. Du hast mir viel geholfen, ich glaube, du musst zu Jürgen an die Zapfsäule, um aufzutanken. Ich muss auch mal allein sein und dem Krebs in die Augen sehen.» Ingrids Beine nehmen den nächsten ICE, ihr Herz lässt sie da.

Fünf Tage dauert die Auswertung der Magnetresonanztomographie-Aufnahmen. Am 10. September werde ich erneut ins Krankenhaus bestellt. Wieder wartet ein Befund auf mich, den Radiologen, Onkologen und Pathologen in einer großen Konferenz gemeinsam besprochen haben. Das Ergebnis versuche ich an der Mimik der Ärztin abzulesen, die mich nach der MRT in ihre Obhut genommen hat. Jetzt sagt sie: «Es ist nur ein Knoten.» Dabei leuchtet ihr Gesicht, als hätte sie mir soeben einen Lottogewinn verkündet. Und das ist es in gewisser Weise auch. Für mich heißt das nämlich: Die Brust bleibt dran, es kann brusterhaltend operiert werden. Aber das sickert erst langsam zu mir durch.

Mit einem Lächeln springe ich geradezu aus dem Raum,

umarme Fritz, der mich zum zweiten Mal in die Klinik begleitet hat. Wir steuern die nächste Kneipe an. Der Sommer neigt sich dem Ende zu, das Licht ist weiß, die Luft samtig. Ich finde, wir haben uns einen Champagner verdient. Atempause.

Am 16. September rücke ich wie vereinbart um zehn Uhr in der onkologischen Ambulanz an, mittlerweile fühle ich mich dort wie ein Stammgast. Es ist der Tag vor der Operation. Da bin ich, bepackt mit Bademantel, Büchern und einem bösartigen Knoten in der Brust. Ich gehe am Chemotherapieraum vorbei, der wieder voller Patientinnen ist, an mit Plastikplanen überzogenen Krankenbetten; Pfleger eilen durch den Gang. Ingrid, die wieder von München nach Frankfurt gependelt ist, passt auf mich auf. Wie eine Löwin würde sie mich verteidigen, sollte mich jemand schlecht behandeln.

Mein erster Blick fällt auf eine dicht beschriebene Tafel, die im Empfangszimmer an der Wand hängt. Seit dem ersten Tag habe ich dieses Ding argwöhnisch beäugt. Dutzende von Schicksalen scheinen von hier aus ihren Lauf zu nehmen, es sind in Edding gemeißelte Namen mit kryptischen Abkürzungen: «8.00 Uhr, Frau P. (35), Ablatio; 10.30 Uhr, Frau T. (69), Sentinel lymph; 12.00 Uhr, Frau Z. (48), BET, brusterhaltende Therapie ...» – der OP-Plan des Tages, bei genauerem Hinsehen sogar der ganzen Woche. Vorsichtig tasten meine Augen den Mittwoch ab. Tatsächlich, ich bin hier verewigt: «10.00 Uhr, Müller R. (40), Sentinel, BET» steht da und davor: «8.00 Uhr, Käding M. (34), Ablatio». Ablatio ist eine Brustamputation, wie ich später herausfinde. Auf dieser Tafel und in diesem Moment verbinden sich die Geschichten von Michaela Käding und mir untrennbar.

Ingrid habe ich, nachdem der Papierkram erledigt war, sanft Richtung Ausgang bugsiert: «Momentan kannst du nichts für mich tun, ich muss da jetzt alleine durch», erklärte ich ihr. Beim Abschied drückte ich sie so fest, als würde ich sie das letzte Mal sehen. «Ich rufe dich an, wenn ich hier durch bin, in Ordnung?»

«In Ordnung», sagte meine Zwillingsschwester und drehte sich schnell weg.

Danach war ich der Krankenhausmaschinerie ausgeliefert, mein Untersuchungsmarathon begann: Blutabnahme, EKG, Anästhesiegespräch, Markierung der Lymphknoten, Aidstest, Röntgen der Lungen. Als langjähriger Raucherin trieb mir letztere Untersuchung den Schweiß ins Gesicht. «Wenn Sie etwas entdecken», gab ich dem Lungenexperten zu verstehen, «dann verraten Sie's mir bitte später; erst will ich den Brustkrebs bekämpfen.»

«Bist du Michaela?», frage ich, als ich einer jungen Frau auf den abgewetzten Holzstühlen vor dem EKG begegne. Wahrgenommen habe ich sie bei der Anmeldung in der Ambulanz, sie war die Einzige, die anschließend wie ich mit einer Mappe bewaffnet zum Untersuchungsmarathon losgeschickt wurde. Ihr verlorener, stumpfer Blick, ihre niedergedrückten Schultern lassen mich vermuten, sie könnte «Käding M. (34)» sein. Sie nickt, löst sich aus ihrer Erstarrung und lächelt mich verwundert an. «Ich bin Renate», erkläre ich, «ich werde morgen auch operiert. Wir sollten versuchen, ein gemeinsames Zimmer auf der privaten Frauenstation zu bekommen. Das ist eine Idee von Maria Krapp. Sie hat mir nämlich von dir erzählt und dass du auch für ein Bett in der Privatstation zuzahlen willst. Und so dachte ich mir, dass wir uns vielleicht gut verstehen könnten.»

Maria Krapp ist Krankenschwester mit psychologischer Zusatzausbildung, eine schöne Frau um die fünfzig mit Lockenkopf, die Fürsorglichkeit und Ruhe in Person und in diesem Krankenhaus Anlaufstation für alle, die mit einer Krebsdiagnose konfrontiert werden. «Wie haben Sie den Knoten entdeckt?» – diese Frage stellt sie allen Frauen, die zu ihr ins

«Seelsorgezimmer» kommen. Eine Dame, so erzählte sie mir, spürte ihn beim Kartenspielen, die andere unter der Dusche. «Und Sie, wie war es bei Ihnen?» Ich log, als ich ihr antwortete: «Ich habe ihn selbst getastet.» Die wahre Story war mir in dem Moment zu intim.

Michaela kann sich vorstellen, mit mir ein Zimmer zu teilen.

Offensichtlich hat es mit der Privatstation geklappt, aber nicht mit dem gemeinsamen Zimmer. Als ich dort ankomme, lotst mich eine Schwester in Raum 4, in dem eine Schwerstkranke liegt, das ist eindeutig zu erkennen. Ich bin schockiert. Wider besseres Wissen fühle ich mich ja noch gesund – und sehe auch noch so aus. Aber in diese vier Wände ist die Krankheit bereits gekrochen. Was mache ich, wenn die Frau in der Nacht jammert oder vor Schmerzen schreit? Momentan fühle ich mich außerstande, Tröstliches für einen Menschen zu finden, der keinen Brustkrebs hat.

«Haben Sie nicht noch ein anderes Zimmer für Michaela Käding und mich? Wir beide sollen morgen operiert werden.» Mehrmals beharre ich darauf, als ginge es um mein Leben. Irgendwann gibt die Schwester, die an diesem Tag die Neuankömmlinge einweist, nach: «Gut, bringen Sie Ihre Sachen ins Zimmer 5, das ist noch frei.» Ich atme auf, rufe meine mir noch ziemlich unbekannte Leidensgenossin an – wir hatten die Handynummern ausgetauscht –, die weiterhin irgendwo in den Katakomben des Klinikums steckt, und sage: «Hey, ich hab's geschafft, wir haben ein Zimmer!» Danach lasse ich mich entkräftet auf einen der Stühle fallen.

Als Michaela wenig später Raum 5 betritt, kann ich in ihren Augen leise Freude erkennen. «Wie hast du von deiner Diagnose erfahren?», frage ich, nachdem sie sich mir gegenüber niedergelassen hat.

«Ich war kurz vorher noch beim Ultraschall», erzählt sie,

«da sah man nichts. Irgendwann habe ich dann diesen Knoten getastet, keine Sekunde dachte ich, dass er bösartig sein könnte. Als mir der Arzt nach der Biopsie eröffnete, die Zellen seien leider nicht gutartig, sprang ich auf und sagte: ‹Sorry, das passt mir jetzt gar nicht, ich muss zur Arbeit. Ich bin Personalberaterin, mit meinen Terminen total durchgetaktet, in einer Stunde habe ich das nächste Meeting.›» Michaela lächelt. «Es war eine Übersprunghandlung», spricht sie leise weiter. «Das kommt wohl gar nicht so selten vor. Erst als ich meinen Lebensgefährten Boris anrief und ihm sagte, dass es anders ausgegangen sei, als wir gedacht hätten, und er mir befahl, sofort nach Hause zu kommen, dämmerte mir langsam das Ausmaß meiner Diagnose. Durch die MRT wurden insgesamt drei Knoten entdeckt, das heißt, meine Brust ist nicht zu retten.»

Nach zwei Stunden verlässt sie das Krankenhaus, Michaela will die letzte Nacht vor der OP zu Hause bei ihrem Freund verbringen. Ich bleibe allein zurück, aber mit dem tröstlichen Gefühl, dass noch andere jüngere Frauen mit mir im Boot sind.

Draußen ist es dunkel geworden und ruhig auf der Station. Noch immer sitze ich auf dem Stuhl und wage nicht, mich ins Bett zu legen. Alles ist weit weg, mein Leben, meine Freunde, meine Arbeit. Meine Sehnsucht, meine Liebe. Im Badezimmerspiegel spreche ich mit der Person, die ich vierzig Jahre lang dort gesehen, gemocht oder verwünscht habe: «Egal, was die morgen mit dir machen, du bist immer noch Renate!»

«Hallo, Frau Müller, aufwachen!» Der freundliche Befehl kommt von einer jungen blonden Ärztin, die ich zum ersten Mal sehe. Sie hat bei der OP assistiert, erzählt sie mir später. «Wie geht's Ihnen?» Für meinen Geschmack klingt ihre Stimme eine Spur zu burschikos angesichts meiner Lage. Es ist vier Uhr nachmittags, das zeigt mein Blick auf die Uhr. Der Eingriff hat lange gedauert, denke ich, zu lange. «Eineinhalb

Stunden werde ich brauchen, wenn die Lymphknoten nicht befallen sind, sonst vier», das hatte mir Dr. de Martinez zuvor erklärt.

Ich sehe hinunter zur Brust. Der dicke Verband bis unter die Arme lässt nichts Gutes erahnen. «Wir mussten Ihnen leider die Achselhöhle ausräumen», sagt das blonde Gift in meine Richtung. «Und bei Ihnen» – sie wendet sich Michaela zu, die schon viel fitter ist als ich –, «na ja, das wussten Sie vorher, da haben wir die Brust abgenommen.»

Ihre Gefühllosigkeit trifft. Mit einem Schlag bin ich hellwach. «Kann ja sein, dass das Ihr Medizinjargon ist», antworte ich empört und springe auf wie ein Klappmesser. «Aber vielleicht erklären Sie mal, was das bedeutet, wenn Sie von einem Ausräumen meiner Achselhöhle sprechen?»

«Das heißt, Ihre Lymphknoten waren befallen, der Krebs ist gewandert. Noch weiß man nicht, wie weit.»

Ich sinke zurück in die Kissen. Wieder ein Befund, von dem ich keine Ahnung habe, was er bedeutet. Aber immerhin, der Krebs ist raus aus der Brust. «Da sind die meisten Frauen erst mal erleichtert» – das hatte Maria Krapp prognostiziert.

Ein Fels rollt von meinem Herzen, als endlich mein Handy klingelt und der Name «Reni» auf dem Display blinkt. Ich nenne meine Schwester nie so, einzig andere tun das. Und mein Telefon. Es ist früher Abend, und ich habe jede Minute des Tages an sie gedacht. Ich habe Ärzte mit Skalpellen gesehen und Renate auf dem OP-Tisch. Jürgen und ich spazieren gerade durch Frankfurt, ich bin froh, dass er da ist und mir zur Seite steht mit seinen 1,86 Metern. Er ist grauhaarig, seit er dreißig ist, hat eine freche Stupsnase und wache graublaue Augen, die mich stets an ein Kind erinnern.

Vor Renates Anruf hatten wir lange geredet. Jürgen offenbarte: «Als ich von der Diagnose hörte, war einer meiner ersten Gedanken, dass wir es als Paar vielleicht nicht schaffen werden, dass eine Liebe, auch wenn sie noch so groß ist, die Erkrankung eines Zwillings nicht überlebt. Ich hatte Angst, dass du dich in Renates Krankheit hineinstürzt, aufzehrst, alles zurückstellst und versuchst, deinen kranken Zwilling zu heilen.» Menschen, die im Doppelpack geboren werden, leiden heftiger, wenn es dem anderen schlechtgeht, als wenn es sie selbst trifft. Der, der danebensteht, hat es schwer, denn Empathie ist ein Dauerzustand, ein Unbeteiligtsein unmöglich. Wahrscheinlich hängt dies damit zusammen, dass wir schon neun Monate in der «WG Mama» auf engstem Raum zusammenlebten und dann im Abstand von zwei Minuten auf die Welt rutschten. Sie zuerst, ich hinterher. «Ich habe dir den Weg gebahnt, da konntest du dich locker machen», so hat sie das immer gesehen. «Ich habe dich von hinten geschoben, da konntest du dich locker machen», so habe ich das immer gesehen. Unsere Leben waren schon von Geburt an fest verknüpft.

«Das ist doch komplett absurd», erwiderte ich. «Aber es stimmt, das ist eine Extremsituation, in der Dinge geschehen können, die ich früher nie für möglich gehalten habe. Ich werde ein Auge darauf haben, bestimmt.» Ich versprach ihm das, denn nach vielen Jahren gemeinsamen Lebens wusste ich, dass er niemals etwas unbesonnen sagte.

Immer wieder hatte ich auf mein Handy geschaut, ob meine Schwester sich nicht doch gemeldet und ich es nur überhört hatte. Aber einen Anruf von ihr hatte ich nicht verpasst. In meiner Gehirn-Videothek lieh ich mir einen Katastrophenfilm nach dem anderen aus: Etwas war schiefgelaufen, Renate würde nie wieder aufwachen, und ich würde sie nie wiedersehen – nur in der Pathologie. Von Stunde zu Stunde wurde ich nervöser. Zu Jürgen sagte ich schließlich: «Weißt du eigentlich, dass Renate den Ärzten meine Telefonnummer gegeben hat? Für den Fall, dass sie das Ganze nicht überlebt. Das hat sie mir einfach so nebenbei erzählt. Erst danach hat sie mich gefragt, ob mir das überhaupt recht ist.»

«Eine Person muss sie ja angeben, die benachrichtigt werden soll», antwortete Jürgen ruhig. «Ist doch besser, du bist es als eure Eltern. Sie wissen ja noch nichts von Renates Krankheit. Und wenn etwas Schlimmes passiert wäre, dann hätte sich die Klinik doch längst gemeldet. Deine Schwester wird bestimmt gleich anrufen.»

Und so war es auch.

«Alles klar, mir geht's gut, bin gerade aufgewacht», brabbelt sie in den Hörer. Meine Schwester klingt, als hätte sie eine Flasche Whisky in einem Zug getrunken. Doch ich bin nur erleichtert, ihre Stimme zu hören. «Gib Achim bitte Bescheid, er soll erst morgen kommen», sagt Renate. «Dich will ich aber gern sehen.» Ich erwische unseren rothaarigen Freund telefonisch: «Sie ist aufgewacht, ich fahre gleich ins Krankenhaus. Sie wünscht aber, dass du erst morgen kommst», erkläre ich ihm.

«Gut, wir sehen uns gleich», antwortet er und legt einfach auf.

Jürgen geht zurück in Renates Wohnung, um für unsere beiden aufgewühlten Mägen zu kochen. Ich mache mich mit dem Auto direkt auf den Weg ins Krankenhaus. Zimmer 5 habe ich schnell gefunden, und als ich vor Renates Bett stehe, deutet sie noch reichlich verschlafen auf ihre Achsel: «Da sind Lymphknoten betroffen, der Schnitt geht bis in die Armhöhle, das spürt man ziemlich genau, es tut ganz schön weh. Bei Michaela ist es auch so.»

«Verdammt», sage ich, «das darf doch nicht wahr sein. Und weißt du schon, wie viele Knoten befallen waren?» Für mich denke ich: Jetzt ist klar, warum die Operation so lange gedauert hat.

«Nein, das weiß ich noch nicht, der Wächterlymphknoten enthielt Krebszellen, danach haben sie viele weitere entfernt. Wir müssen das Ergebnis aus der Pathologie abwarten, das dauert mal wieder ein paar Tage.»

Das winzige, grün gestrichene Zimmer ist voller Leben. Achim sitzt auf einem Stuhl neben Renates Bett. Trotz des Besuchsverbots hat er sich mit einem riesigen Blumenstrauß zu meiner frisch operierten Schwester getraut. Ich lasse mich auf den letzten freien Stuhl nieder, neben Boris, dem Freund von Renates Bettnachbarin. Ein junges Paar, von dem ich schon kurz gehört hatte. Michaela steckt wie meine Schwester in einem blau-geblümten OP-Hemd und stopft Berge von Essen in sich hinein.

Ich sitze zwischen zwei Betten und betrachte die beiden Frauen rechts und links von mir. Niemand würde, wenn man sie so sieht, auf die Idee kommen, dass beide gerade eine Krebsoperation hinter sich haben. Renate hat es sich bequem gemacht, mehrere Kissen in den Rücken gestopft und versucht, den orangefarbenen Jodanstrich auf der Haut durch Rubbeln loszuwerden. Ihr Gesicht hat schon wieder Farbe. Michaela amüsiert sich über das unmögliche OP-Hemd, das ihr gerade knapp über ihre Netzunterwäsche reicht. Eigentlich sieht sie aus wie das blühende Leben, als würde sie auf einer Blumenwiese genüsslich ein Picknick machen. «Sag mal, Boris, ich hab doch jetzt bestimmt abgenommen, oder was wiegt so 'ne Brust? Mit Sicherheit ein Kilo!» Mit Galgenhumor schleudert sie diese Überlegung in den Raum. Bestimmt ist sie noch benebelt von der Narkose. Achim, der sich schon vorher sehr zurückgehalten hat, bleibt endgültig die Spucke weg. Der Chefsatiriker sagt nichts, er lacht auch nicht.

«Ich muss an die frische Luft, komm mal mit runter», fordert Achim mich auf.

Wir nehmen das Treppenhaus, jetzt löst sich auch seine

Zunge: «Mensch, die machen ja vielleicht Witze auf der Krebsstation, die Mädels, ganz schön hart. Doch bewundernswert, wie die das nehmen. Ich hab mir vorher Gedanken gemacht, was mich da jetzt erwartet, aber dass die wieder so gut beieinander sind, das hätte ich nicht gedacht.»

«Ich hab's mir ebenfalls schlimmer vorgestellt, aber die Stimmung kann sich noch ändern, wenn die Narkose abgeklungen ist. Es ist wirklich gut, dass die zu zweit sind, das hilft. Aber auf den Gedanken mit dem Abnehmen – darauf muss man trotzdem erst einmal kommen.» Ich grinse ihn an.

«Wie lange soll Renate eigentlich hier bleiben?», fragt Achim.

«Eine Woche.»

Am nächsten Tag darf ich aufstehen, es ist der erste Schritt auf einem langen Weg. Ich wandere im Park herum, mische mich unter die vielen anderen Patienten, die Gipsbeinträger, Rollstuhlfahrer, Krückengeher. Ich studiere ihre Gesichter, erfinde ihre Krankheitsgeschichten. Meine, denke ich plötzlich, ist die schrecklichste von allen. Krebs, mit vierzig. Da ist ein Beinbruch ein Klacks dagegen. Ich sehe zwar gesund aus, aber die eigentliche Katastrophe verbirgt sich unter weiten Hemden und einem ausladenden Mantel: der Verband, aus dem die Narbe herausragt, Drainagebeutel, eine dick geschwollene Achselhöhle. Sooft ich kann, tanke ich frische Luft, drehe gemächliche Runden um den Hubschrauberlandeplatz am Klinikum wie ein braves Pony in der Manege. Wie nie zuvor genieße ich das Grün und die Sonne, denn in dem unfreundlich aussehenden Plattenbau drohen täglich Tests, die immer neue Unsicherheiten verbreiten. Die Knochenszintigraphie ist eine solche Untersuchung, die in der Radiologie stattfindet und mögliche Metastasen aufdecken soll. In Hüfte, Wirbelsäule, Gehirn.

«Kommt man hier in eine Röhre wie beim MRT?» Zittrig versuche ich von der Ärztin in Erfahrung zu bringen, was mich erwartet. «Wenn das so ist, dann kann ich da auf keinen Fall rein, jedenfalls nicht ohne Beruhigungsmittel.»

Die Frau beschwichtigt: «Nein, nein, machen Sie sich keine Sorgen. Es ist eine nuklearmedizinische Untersuchung. Dazu fährt ein spezielles Gerät in einem Meter Abstand über Ihren Körper. Am Kopf geht es los, das ist vielleicht ein bisschen komisch, da machen Sie am besten die Augen zu. Vorher spritzen wir Ihnen aber noch eine radioaktive Substanz in den Körper, die sich in eventuell vorhandenen stoffwechselaktiven Krebszellen ansammelt.»

Mit Mozart im Ohr versuche ich meiner Nervosität Herr zu werden, während sich das Kameraauge in Zeitlupe über meinen Leib vortastet. Der arme Mozart, für welche Situationen der Meister herhalten muss. Ich rede mir ein, dass ich ja nicht jeden Kelch, der am Wegesrand herumsteht, leeren muss. Dass nicht alle Untersuchungen schlecht ausgehen müssen. Zehn Minuten später kehrt die Radiologin mit den Aufnahmen zurück: «Nichts zu sehen. Außer hier, im Gehirn, da ist ein kleiner schwarzer Fleck. Aber beunruhigen Sie sich nicht, das haben wir an dieser Stelle schon öfter gesehen.» Die ist ja lustig, denke ich. Bestimmt ist das ein Gehirntumor. Zur Sicherheit werde ich noch am gleichen Tag zum Röntgen geschickt. Wieder bange Stunden, schließlich die Entwarnung.

Zimmer 5 haben Michaela und ich mittlerweile zu einer Art Krankenhaus-WG umfunktioniert: Wir reden und spenden uns Trost, stellen uns gegenseitig die Freunde vor, teilen Süßigkeiten. Trotz allen Schreckens ist es ein Hort der Geborgenheit. Da wohnen wir, zwei Krebskranke auf fünfzehn Quadratmetern, bestens umsorgt von Schwester Heide, die ihr braunes Haar mit Haarspray zu einem erstaunlichen Helm betoniert hat und uns mit ihrer Güte wärmt. Als Michaela eines Abends in Tränen aufgelöst ruft: «Mensch, Renate, mein neuer cremefarbener BH ist voller Blut, der Drainageschlauch ist abgesprungen. Dabei ist das der einzige BH, den ich habe, bei dem man nicht sieht, dass ich nur noch eine Brust habe», klingele ich nach Schwester Heide. Sie kommt sofort herbeigeeilt, setzt sich behutsam ans Bett und nimmt Michaela zum ersten Mal nach der Operation den Brustverband ab. Sie sagt: «Weinen Sie ruhig, ich kann das tragen.»

Auch Schwester Nina, eine dunkelhäutige Dreißigjährige mit Locken, die wie Spiralnudeln wippen, ist ein Unikat. «Meinst du, die Frisur ist echt?», flüstert Michaela, nachdem Schwester Nina am Tag drei meinen Verband gewechselt hat. Sie kann das wie keine andere und stellt ihre Kunst fast täglich unter Beweis. «Das kann ich mir kaum vorstellen», erwidere ich. «Solche Haare habe ich noch nie gesehen. Sieht super aus, aber ich denke, wir können sie nicht darauf ansprechen. Stell dir vor, es wäre Kunsthaar, weil sie auch Krebs hat.»

Aber Michaela will es wissen. «Ist das eigentlich eine Perücke?», fragt sie Schwester Nina direkt, als sie am nächsten Tag unser Zimmer betritt.

Sie lacht herzhaft: «Natürlich ist das eine, meine eigenen krausen Haare haben mir noch nie gefallen. Für uns Afrikanerinnen ist es ganz normal, falsche Haare zu tragen.» Von diesem Moment an ist Schwester Nina mein unangefochtenes Vorbild, weil sie freiwillig eine Perücke trägt, um schön zu sein.

Der Himmel hat mir Michaela geschickt, ihre Fröhlichkeit, ihr unerschütterlicher Optimismus, ihr trockener Humor sind ansteckend. Von der Frau mit dem anfänglich stumpfen Blick ist wenig übrig geblieben, zu gut verstehen und helfen wir uns von Anfang an. Maria Krapp hat ein gutes Händchen bewiesen, indem sie mich mit Michaela verkuppelte. Abends thront sie auf Bergen von Schokolade und Kuchen, die ihre Freunde mitgebracht haben, und sorgt sich um ihre schlanke Linie. Sie schmökert in einem Buch von Eckart von Hirschhausen und platzt los: «Pass auf, das muss ich dir unbedingt vorlesen ...» Dabei kippt ihre Stimme weg vor lauter Lachen. Aber sobald das Wort «Chemotherapie» zwischen uns fällt, schießen ihr Tränen in die Augen. Ich versuche sie zu beruhigen: «Wir müssen auch bei dir abwarten, wie viele Lymphknoten betroffen sind, vermutlich richtet sich danach die Höhe der Dosis. Das wissen wir aber erst genau, wenn der abschließende pathologische Befund da ist. Haarausfall ist sicher, aber vielleicht wird der Rest nicht so schlimm.» Mir ist klar, dass wir beide nicht um diese Therapie herumkommen, auch wenn sich die Ärzte noch bedeckt halten.

Achim holt mich in die Freiheit zurück, ohne Krebsknoten, dafür mit einer zwanzig Zentimeter langen Narbe und einem schmerzhaft geschwollenen Arm, in dem sich die Lymphe staut. Operateurin de Martinez, die uns mehrfach am Krankenbett besuchte und die täglichen Fortschritte ihrer Schützlinge begutachtete, hat das «Ja» für meine Entlassung gegeben. Der Abschied von Michaela fällt mir schwer, wir drücken uns fest, unsere wunden Oberkörper sorgsam auf Abstand. Sie muss noch einen Tag länger bleiben, nur ungern lasse ich sie mit meinem leeren Bett zurück. Aber wir verabreden, gleich am nächsten Tag miteinander zu telefonieren.

Es ist ein sonniger Herbsttag, wir fahren über die Autobahn. «Ich zeige dir jetzt eine der schönsten Apfelweinkneipen Frankfurts, da gibt's grüne Soße und Kartoffelbrei. Ist bestimmt besser als die Krankenhauskost. Ingrid wartet schon dort, sie hat Jürgen vorhin zum Bahnhof gebracht», sagt Achim.

Als ich meine Schwester erblicke, falle ich ihr um den Hals, als hätte ich sie Monate nicht gesehen. Der Innenhof ist voller Menschen, die bei Äppler und Handkäse sitzen. Mittendrin rankt sich ein Tisch um eine uralte Buche, in die schon viele Besucher ihre Liebesschwüre, ihre Zukunft hineingeschrieben haben. Ich klettere auf die Bank, ritze ein Herz in die Rinde und schreibe das Datum hinein, an dem wir drei hier wiederkommen wollen. Wenn die nächsten neun Monate geschafft sind. «R + I + A – APRIL 2009.»

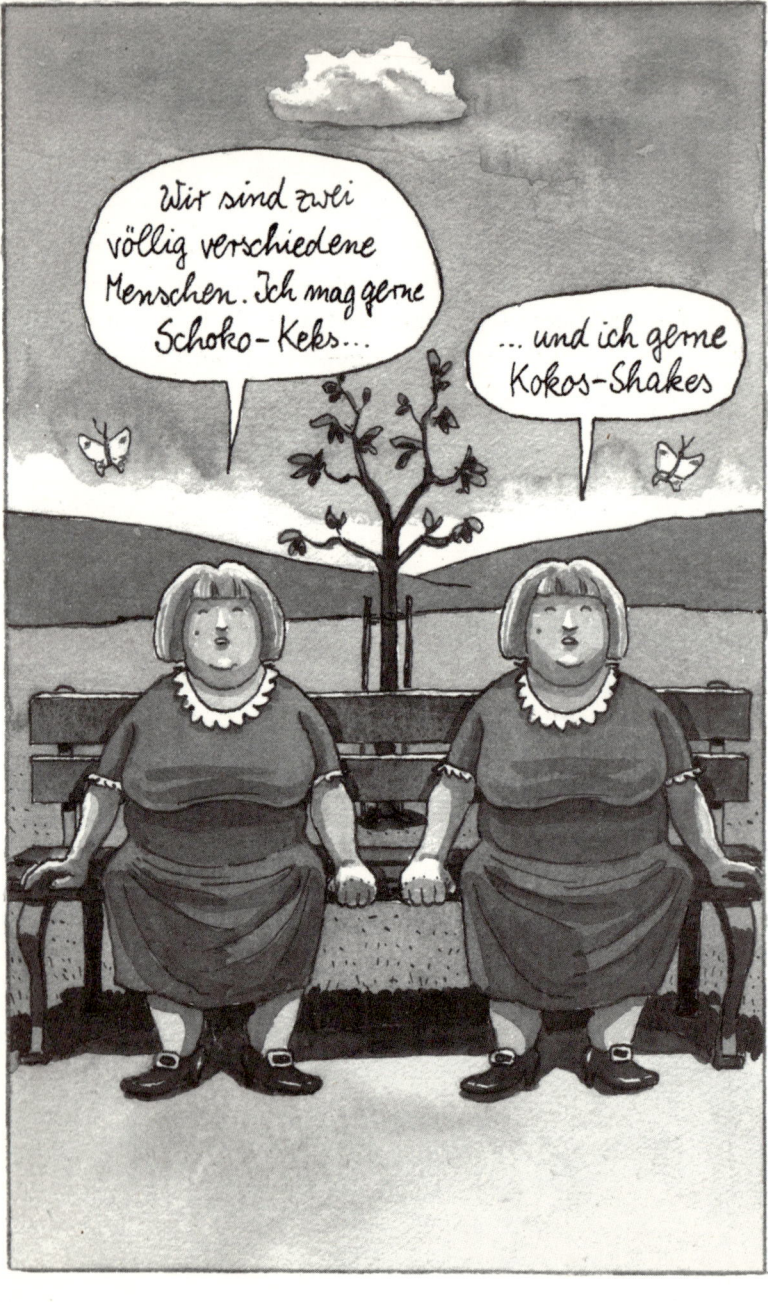

Wandlung

Dr. Julia Marin ist gefühlte zwanzig, knabenhaft schlank, hat braune Haare und manchmal wippt ihr Zopf. Generation Golf. So sieht also die Inkarnation des Bösen aus, denke ich, als ich Mitte Oktober, vier Wochen nach der Operation, erneut in der onkologischen Ambulanz des Klinikums anrücke. Ich bin gewappnet für das böse C-Wort. C wie Chemotherapie. Die Stoffe, die eine solche Infusion enthält, sind Teufelszeug, das wiederum Teufelszeug zerstören soll, von dem ich aber nicht weiß, was es von mir übrig lässt.

«Wie geht's Ihnen, sind die Nachwehen der Operation erträglich?», fragt Dr. Marin, als ich vor ihrem Schreibtisch Platz nehme.

«Ganz okay», sage ich lächelnd.

«Die ersten Analysen zeigen, dass zwei Lymphknoten betroffen waren. Wir schlagen Ihnen deshalb folgende Chemotherapie vor», erklärt die Ärztin emotionslos und beginnt wie eine Schülerin Striche auf ein weißes Blatt Papier zu malen. Jetzt sieht sie aus wie eine Gefängnisinsassin, die die Tage bis zu ihrer Entlassung zählt, denke ich böse. Eins, zwei, drei, vier … sieben, acht, neun. Neun Striche, neun Zyklen. Und tatsächlich stimmt meine Rechnung. Dr. Marin sagt: «Sie würden ETC erhalten, das heißt Epirubicin, Taxol sowie Cyclophosphamid, insgesamt neun Zyklen. Dazu müssen Sie alle zwei Wochen ambulant in die Klinik kommen.» Eine Chemotherapie in Hochdosis. Eine ganze Ladung zelltötender Mittel soll mir in kurzen Abständen infundiert werden, wobei der Organismus kaum Zeit hat zu verschnaufen. Eben das an Menge, was der Körper heutzutage aushalten kann im Kampf gegen den Krebs. Michaela haben sie die gleiche Therapie vorgeschlagen, trotz eines komplett anderen Befunds. «Ich muss Sie auch über die Nebenwirkungen aufklären», teilt Dr. Marin mir weiter mit. «Haarausfall, Knochenschmerzen, Leukozytenschwund, Leukämie ...» Klasse, ich bekämpfe Brustkrebs und bekomme Blutkrebs.

«Sie brauchen das gar nicht weiter auszuführen», falle ich ihr aufgebracht ins Wort. «Diese Hochdosis mache ich auf keinen Fall! Warum so viel, warum so oft?»

«Wir haben hier im Krankenhaus Studien zur dosisdichten Therapie gemacht. Der Chefarzt der Frauenklinik ist Spezialist auf diesem Gebiet. Es hat sich gezeigt, dass diese Behandlung bei jungen Frauen mit befallenen Lymphknoten zu weniger Rückfällen führt.»

Wer kann schon sagen, welche Dosis Erfolg verspricht?, überlege ich. Die Ärzte nicht, ich auch nicht. Meine Skepsis gegenüber Studien und der Schulmedizin wächst. Trotzdem muss ich mich ihr anvertrauen.

Im spärlich eingerichteten Beratungszimmer klingelt das Telefon und unterbricht mein Chaos im Kopf. Während die Ärztin spricht, wälze ich in Gedanken einen absurden Ratschlag. Er stammt von einer freundlichen, überaus menschlichen Münchner Ärztin, die ich ein paar Tage zuvor mit Ingrid im Schlepptau aufgesucht und um Rat gebeten hatte. Da die Frankfurter Klinik bekannt für das Hochdosisverfahren ist, hatte sie vermutet, dass man mir diese Therapie anbieten würde. «Lassen Sie sich doch mal sagen, ob und wie viele Frauen währenddessen verstorben sind durch die Medikamente. Dann entscheiden Sie. Am wichtigsten finde ich aber immer noch die Frage nach der Veränderung des eigenen Lebensstils, denn das trägt mit zur Heilung bei.» Ich dachte sofort an die vielen durchzechten Nächte, meine Zigarettenkonsum und den stressigen Job.

Nachdem Dr. Marin den Hörer aufgelegt hat, frage ich

angriffslustig: «Wie viele sind denn während Ihrer Studie gestorben?»

Sie blickt auf die neun Striche, pflügt durch Papiere – und bleibt die Antwort schuldig. Zum Teufel mit ihren Studien, denke ich, auch wenn es um Krebs geht. Hat meine Münchner Ärztin etwa nicht recht mit dem Hinweis auf den Lebensstil, das Drumherum? Der Mensch ist schließlich mehr als seine Einzelteile. Offenbar habe ich selbst etwas in der Hand, bin nicht einfach nur den medizinischen Erkenntnissen ausgeliefert. Soll Generation Golf diese Hochdosis doch jemand anderem verpassen. Ich rufe mir noch ein paar weitere Sätze der Münchner Ärztin in Erinnerung: «ETC ist eine sehr intensive Chemotherapie. Was soll ich sagen? Es gibt keine Daten, dass diese in Ihrem Falle besser wäre als eine Standardtherapie. Hätten Sie fünf oder noch mehr befallene Lymphknoten, einen hormonrezeptornegativen Tumor, würde ich vielleicht auch zu dieser Therapie raten. Aber so finde ich, dass der Standard mit TAC, das wären sechs Zyklen alle drei Wochen, vollkommen ausreichend ist.»

Die Abkürzung «TAC», das hatte ich danach im Internet recherchiert, steht für die Stoffe Taxotere, Adriamycin und Cyclophosphamid. Sie schienen aber ebenfalls schweres Geschütz zu sein. Deshalb näherte ich mich den Sprengstoffen auch nur vorsichtig, wollte nur das Nötigste über sie und ihre Nebenwirkungen in Erfahrung bringen. Wie unangenehme nahe Verwandte, von denen man nicht loskommt, die manchmal aber aus der Ferne betrachtet besser auszuhalten sind. Am sympathischsten war mir am Anfang noch Taxotere. Es gehört zu den Taxanen, wie ich beim Googeln herausfand, Stoffen, die aus der Eibe stammen. Pflanzlich, wunderbar, dachte ich damals, nicht so ein synthetischer Giftkram. Leider weit gefehlt, diese Substanz hat mit grüner Medizin so wenig gemeinsam wie AC/DC und der Musikantenstadl. Jetzt muss ich umdenken, muss zu härteren Mitteln greifen als bisher. Da reichte japanisches Heilpflanzenöl gegen Schnupfen. Taxotere ruft schwerste Nebenwirkungen hervor, haut die Haare weg und das Immunsystem kurz und klein, lässt Fingernägel braun werden oder gleich abfallen.

Als Nächstes landete ich während meiner Recherche bei einem Krebsforum. Bei normalem Verstand hätte ich die Erfahrungsberichte und Hilferufe links liegengelassen, nun flog ich wie die Motte ins Licht: «Das erste Mal Taxotere hat mich richtig hingehauen», las ich, «bin seit zwei Tagen im Krankenhaus, die Leukozyten sind im Keller, die Schleimhäute im Eimer, Essen und Schlucken sind eine Qual – bitte gebt mir einen Tipp, wie ich diese Leiden loswerde.» Und so weiter und so weiter ... Tausendfach beschwor ich meinen Restverstand, dass es nicht so schlimm kommen würde, dass jede Chemotherapie, jedes Schicksal anders sei. Zu spät. Die Sätze hatten sich eingebrannt, schürten den Horror, der ohnehin schon mein täglicher Begleiter war. Das wurde auch durch die aufmunternde Solidarität im Netz nicht gemildert.

ETC oder TAC? Für mich als Laien machte das kaum einen Unterschied. Sehr wohl aber die Abstände der Zyklen – sechsmal alle drei Wochen statt neunmal alle zwei Wochen. Mir schien, als könnte ich das eher durchstehen. Die Wahl zwischen Pest und Cholera.

«Ich brauche noch ein paar Tage Bedenkzeit, dann gebe ich Ihnen Bescheid», sage ich und verabschiede mich von Dr. Marin, die zustimmend nickt. Ich weiß, dass Michaela die ETC-Therapie angenommen hat. Vielleicht hätte ich das bei einer Brustamputation auch eher eingesehen.

Die drei Worte der Münchner Ärztin haben sich, wie ich jetzt merke, in meine Gehirnwindungen gebohrt: «Standard» und «vollkommen ausreichend». Obwohl mir Mittelmaß in meinem alten Leben ein Graus war. Ich versuche mir selbst eine Falle zu stellen: «Angenommen, du hättest einen Krebsrückfall, würdest du dir Vorwürfe machen, weil du dich gegen die Hochdosis entschieden hast?» Nein, sagt die innere Renate, und in diesem Moment bin ich auch felsenfest von meiner Meinung überzeugt. Das beruhigt. Genauso wie das Hilfsangebot meiner Mutter. Endlich hatte ich nach der Operation den richtigen Moment gefunden, sie anzurufen und ihr alles zu berichten. Sie reagierte sehr tapfer, war aber entsetzt darüber, dass ich sie nicht gleich eingeweiht hatte. Dann verstand sie, dass ich erst einmal alleine mit mir zurechtkommen musste, nicht auch ihre Ängste und die meines Vaters hätte auffangen können. Auf der Stelle entschied sie: «Mein Mädchen, ich komme jederzeit, wenn du mich brauchst. Sofort. Sag mir einen Tag vorher Bescheid, das reicht. Dann bin ich in zwei Stunden da.» Ich hatte sie zum Schluss des Gesprächs gebeten, es unserem Vater vorsichtig beizubringen, ihm zu erzählen, dass ich in guten Händen sei und die erste Hürde schon geschafft hätte. Würde ich es ihm selbst sagen, fürchtete ich, würde er daran zerbrechen.

Wieder mache ich mich auf, um an die Isar zu fahren, um mit Ingrid die neue Lage zu beraten und sämtliche Zweifel auszuräumen.

Wir hocken in München auf meinem Sofa, trinken Tee, dessen Dampf weiße Rauchzeichen in die Luft malt, und reden unsere Köpfe auf Siedetemperatur. Es ist Anfang Oktober, Renate friert unaufhörlich und schlingt ihr riesiges Seidentuch um die dürren Schultern. Die unheilvolle Diagnose ist mit voller Wucht und schnell in unser Leben gedrungen, viel schneller, als unsere Gehirne die Wirklichkeit verarbeiten können. Ein Stück Papier hat aus meiner noch eben völlig gesunden Zwillingsschwester eine Schwerstkranke gemacht – und mich zur Krankenschwester, die rund um die Uhr telefonisch erreichbar ist, zuhört, tröstet, Mut macht oder das Essen bringt. Ein Dauereinsatz, den ich so nicht kenne und an den ich mich auch erst herantasten muss. Nicht umsonst dauert die Ausbildung zur Krankenschwester rund drei Jahre. Auch vier Wochen nach dem jähen Blitzeinschlag der Diagnose haben wir uns noch nicht in den neuen Jobs eingefunden – sie im Bett, ich am Bett. Es gab keine Vorbereitung für uns beide. Wie auch.

In unseren Diskussionen geht es richtig zur Sache, als wäre die Krankheit Brustkrebs nicht schon schlimm genug.

«Wer kümmert sich eigentlich, wenn es dir in Frankfurt dreckig geht?», frage ich Renate. «Wer ist nachts da, wenn du alleine in der Wohnung liegst? Hast du eine Ärztin in der Klinik, die während der Chemotherapie deine Ansprechpartnerin ist? Die Operateurin wird das ja vermutlich nicht sein.»

«Nein, keine direkte, aber in der Klinik sind viele Ärzte, da ist immer jemand, mit dem ich reden kann. Außerdem gibt es noch Dr. König, meine Frauenärztin, und zum Glück unsere Mutter», erwidert sie.

«Du erzählst mir die ganze Zeit, wie schlecht die im Krankenhaus kommunizieren, dass sich keiner so recht für Michaela und dich zuständig fühlt, ihr von A nach B geschoben werdet. Aber vielleicht siehst du deine Aufgabe darin, die Strukturen des Klinikums auf den Kopf zu stellen? So, wie du immer kritisch mit Missständen umgegangen bist? Im Rundfunk ist das bestimmt gut und richtig, aber jetzt geht es nur um dich. Wenn ich dir so zuhöre, dann klingt das für mich nicht, als seist du tatsächlich überzeugt, dort in guten Händen zu sein.»

«Ich habe Krebs, du nicht», wirft sie mir an den Kopf. «Du kannst einfach so weiterleben und musst auch nicht solche Hardcore-Therapien über dich ergehen lassen. Jürgen und du – ihr habt gut reden, ihr habt euer altes Leben noch. Ich bin raus, raus aus dem Leben, raus aus der Gesellschaft. Ich gehöre einfach nicht mehr dazu.» Meine Schwester fängt an zu schluchzen, sie hört gar nicht mehr damit auf. Ich werfe ihr einen Mantel über, ziehe sie zur Tür hinaus und wandere mit ihr durch die Straßen unseres Stadtteils. Laufen hilft. Ich höre einfach nur zu, lege den Arm um ihre Hüften wie bei einem verliebten Paar. Ihre Worte sprudeln aus ihr heraus wie ihre Tränen. Ich kann ihr die Krankheit und die Tortur der nächsten Monate nicht abnehmen, und ich kann ihr auch nicht sagen, dass das alles nicht so schlimm sein wird. «Wir schaffen das schon», dieser Satz ist der einzige Trost, den ich anzubieten habe. Renates Wimperntusche läuft in schwarzen Rinnsalen über ihre Wangen, ich tupfe das dunkle Wasser mit den Ärmeln meines Pullovers weg. Wir finden eine kleine Bar, in der wir beide noch nie waren, hier kennt uns keiner. Der kühle Weißwein löscht die Flammen. Sachte legt sich der Feuersturm.

Zurück in Frankfurt, versuche ich meiner Schwester das, was in mir vorgeht, begreiflich zu machen, dass ich Zeit brauche, um meinen eigenen Weg in diesem Chaos zu suchen, um die Klinikärzte zu prüfen, um Vertrauen aufzubauen. Dass dieses Zögern nichts mit Pessimismus zu tun hat. Nachdem ich mit unzähligen Telefonaten bei ihr nicht weitergekommen bin, versuche ich es mit einer E-Mail:

> Wie soll ich das erklären? Ich muss entscheiden, welche Chemotherapie für mich die richtige ist, hinter welcher ich stehen kann. Vielleicht erinnerst du dich an die vielbeschworene «Compliance», die Therapietreue, das heißt, ich muss mitarbeiten, überzeugt sein von dem, was ich da mache. Das soll den Therapieerfolg beeinflussen. Deshalb will ich momentan nicht einfach ins nächstbeste Geschäft

gehen, um zu sehen, ob da vielleicht ein besserer Pullover hängt. Ich bin sicher, dass diese oder jene Ungereimtheit auch in anderen Kliniken auftaucht. Der Vorschlag zur Hochdosis-Chemotherapie mit neun Zyklen alle zwei Wochen überzeugt mich nicht gerade. Und natürlich gehört es zu einem mündigen Patienten – selbst in einer trostlosen Lage –, viele Informationen, auch eine Zweitmeinung einzuholen und sich dann erst zu entscheiden. Aber kannst du dich noch an das erste Gespräch mit Dr. de Martinez in der Klinik erinnern? Sie warnte uns davor: Wenn man zehn Onkologen zur Chemotherapie befragt, erhält man acht verschiedene Meinungen. So scheint es auch zu sein. Keiner kann für sich in Anspruch nehmen, die allumfassende Wahrheit zu wissen. Und dann habe ich noch meine Frauenärztin Dr. König im Ohr, die sagte: «Bei einer Chemotherapie sind nicht die Ärzte wichtig, sondern die Schwestern.» Und da habe ich in dieser Frankfurter Klinik bisher sehr viel Gutes erlebt.

Die Ärzte werden mir in ein paar Tagen einen neuen Vorschlag machen, jenseits der Hochdosisbehandlung, und wenn der in meinen Ohren vernünftig klingt, werde ich mich dafür entscheiden. Ich habe ja auch nicht unendlich viel Zeit zu verlieren. Es ist jetzt Mitte Oktober, Ende des Monats soll die Chemotherapie losgehen. So oder so. Lassen wir es erst einmal dabei, ich kann verstehen, dass du dir Sorgen machst und denkst, ich sei nicht in guten Händen. Aber wenn ich jetzt das Geschäft wechsele, kommen wieder fünf neue Meinungen und Vorschläge auf den Tisch. Und noch mehr Verwirrung kann ich momentan einfach nicht gebrauchen.

Mehrmals ziehe ich Michaela zurate, die sich mein Dilemma gut vorstellen kann. Sie sagt: «Ich glaube immer noch, dass wir in dieser Klinik in guten Händen sind.» Das ist ihr Fazit, auch wenn nicht alles in der Krankenhausmaschinerie perfekt ist. Aber wir sind nicht im Fünfsternehotel.

Renate baumelt wie nach einem Bungee-Jump kopfüber am Seil – und bleibt da einfach hängen. So sehe ich sie jedenfalls vor mir. Es fällt mir schwer, zu begreifen, dass sie nicht alles versucht, um sich aus dieser misslichen Lage zu befreien. Den Vorschlag der Ärzte mit der heftigen Chemotherapie finde ich überprüfenswert.

Auf ihre E-Mail antworte ich:

Mir wäre das neu: Hast du jemals einen Pulli mit Löchern gekauft? Der aus dem Klinikum hat aber schon jede Menge Motten gesehen … Ich würde dir gern helfen, aber irgendwie stoßen meine Versuche, mit dir andere Ärzte und Anlaufstellen für die Chemotherapie zu finden, auf keine Resonanz bei dir. Es geht doch darum, die besten Meinungen einzuholen und sich an ihnen entlangzuhangeln. Ich verstehe somit nicht, warum du dir nicht eine Alternative zum Krankenhausbetrieb suchst. Da bin ich einfach ratlos … Ich habe Angst vor der Unberechenbarkeit der Situation, aber noch mehr davor, die Folgen von falschen Entschlüssen ausbaden zu müssen. Ich will keine kranke und am Ende tote Schwester, nur weil die Behandlung zu hart erscheint. Du musst schon wirklich kämpfen wollen, du kannst nicht von Bord hüpfen, bevor das Schiff abgelegt hat. Du sollst wissen, dass ich dich bei allem unterstütze. Aber ich sehe ein, dass der Entschluss, welchen Weg du wählst, allein bei dir liegt. Das zu akzeptieren ist schwieriger, als ich geglaubt habe. Beim Autofahren bin ich eine schlechte Beifahrerin, das hast du mir mal gesagt. Vermutlich ist das nun ähnlich. Ich helfe dir jedenfalls bei allem, wofür du dich entscheidest. Du weißt, du kannst auch zu

Jürgen und mir nach München kommen und die Chemotherapie hier machen. Es gibt keinen besseren Ort für eine solche Behandlung als die bayerische Hauptstadt. Sie ist so schön, dass man das vielleicht besser überleben kann als anderswo. Sag einfach, was du wann wie tun willst, dann sehen wir weiter.
Falls du mal die Nase voll von deiner Klinik hast, so habe ich dir die Adresse einer anderen herausgesucht. Gestern habe ich übrigens Barbara Rudnik im Fernsehen gesehen, die auch an Brustkrebs erkrankt ist. Noch lange habe ich darüber nachgedacht, was sie sagte: «Ich will doch noch am Leben teilhaben. Man darf der Krankheit nicht sein ganzes Leben überlassen.» Ich sehe das auch so.

Ich bin voll und ganz mit mir und meinem geborstenen Leben beschäftigt, mit den Nachwehen der Brustoperation rechts, der Port-Operation links, die ich vor ein paar Tagen ambulant über mich habe ergehen lassen müssen. Der Katheter sitzt jetzt direkt unter der Haut der nicht operierten Seite, in der Nähe des Schlüsselbeins, ein Schlauch führt direkt in eine große Vene vor dem Herzen. Der Port ist ein Segen, sagen die Ärzte, weil nicht jedes Mal eine Vene angestochen werden muss, um mir den Chemiecocktail Zyklus für Zyklus zu verabreichen. Momentan kann ich dem versprochenen Segen kaum etwas abgewinnen. Meine Arme hängen wie Mühlsteine an mir, den rechten bekomme ich nicht nach oben wegen der Narbe, die bis in die Achselhöhle reicht, der linke macht kaum eine Bewegung ohne den Port. Nicht einmal eine Einkaufstüte könnte ich heben.

Nachts schlafe ich mit Quarkbeuteln unter dem Arm, denn dort staut sich die Flüssigkeit wegen der wegoperierten Lymphknoten. Die Wölbung ist so dick, dass meine Kölner Freundin Steffi, die für einige Tage bei mir wohnt, besorgt im Klinikum anrief. Unzertrennlich sind wir, seit wir uns vor zehn Jahren während des Journalistikstudiums kennenlernten. Ich war wieder an die Uni gegangen, obwohl ich mir als diplomierte Biologin geschworen hatte, nie mehr eine Hochschule von innen sehen zu wollen. Aber das Schreiben für eine Lokalzeitung hatte mich für den Journalismus entbrannt. Steffi, ein Ausbund an Großzügigkeit, lehrte mich, dass Freundschaft keiner Grenze gehorcht. Anfangs war ich irritiert, weil wir nie stritten, aber ich fühlte mich verstanden und aufgehoben. Auch jetzt vertraue ich ihr blind.

«Könnte die noch frische Narbe aufreißen? Meine Freundin Renate Müller wurde vor ein paar Tagen operiert. An der Narbe tritt Flüssigkeit heraus ... Alles ist dick, und sie kann ihren Arm kaum bewegen.» Akkurat versuchte Steffi die Patientenlage zu beschreiben, also meine, und wanderte dabei unaufhörlich durchs Zimmer. «Okay, keine Sorgen machen, alles ganz normal, Quark kaufen, in Küchenpapier einrollen, das kühlt.» Sie wiederholte den Rat, der am anderen Ende der Leitung gegeben wurde. «Aha, und den Arm hoch lagern.» Erstaunlich, so ein Hausfrauenrezept im Kampf gegen Krebs, dachte ich.

Steffi kaufte drei Packungen fettarmen Quark und eine gute Flasche Rotwein.

Viele Stunden sitzt sie an meinem Bett und will sich aus meinen Erzählungen ein Bild machen, die Beweggründe meiner Schwester, ihr bisweilen strenges Vorgehen verstehen. Sie sorgt sich um dich, als wäre sie selbst betroffen, das ist ihr Fazit.

Nach ihrer Abreise gehen die Irritationen für mich weiter. Ich habe Mühe, mich in meinen Zwilling hineinzuversetzen. Ingrid fragt mich: «Wie geht's dir?» Ich sage: «Na ja, mit den zwei Narben nicht so toll.» Sie denkt, ich kämpfe nicht, ich denke, es ist doch nicht so schwer, sich vorzustellen, wie es ist, wenn der ganze Oberkörper schmerzt, man kaum schläft, die alltäglichsten Dinge nicht mehr schafft. Und schon klafft ein Riesenkrater zwischen uns. Ich denke ... dass du denkst ... dass ich denke ... – wie oft verrenken wir Zwillinge uns auf diese Weise das Gehirn. Jeder glaubt, den anderen zu verstehen, dabei ist manchmal auch eine gehörige Portion Ignoranz dabei, mit der wir einander strafen. Wie bei alten Eheleuten, die sich gegenseitig ihre Sätze ergänzen und deshalb auch nicht mehr genau zuhören, weil sie keine Überraschungen mehr erwarten. Dennoch würden wir das letzte Hemd füreinander hergeben. Wer einmal zugesehen hat, wie wir ein Brötchen teilen, wie wir das immer kleiner werdende Ding hin und her schieben, so lange, bis ein kaum mehr in Händen zu haltender Krümel übrig ist, weil jeder versucht, dem anderen den letzten Bissen zu überlassen, bis einer sagt: «Los, iss auf!», der glaubt, wir würden uns geradewegs noch im Mutterleib befinden. Und jetzt fühle ich mich auf einmal unverstanden, als hätte der Krebs uns in zwei Hälften gerissen.

Wir sprechen plötzlich unterschiedliche Sprachen, aber ich kann kein Russisch und Renate kein Chinesisch. Sie lebt im Land der Kranken, mit Besuchen bei Ärzten, mit Untersuchungen am Fließband und viel Leid, ich im Land der Gesunden. Ich bin eine von denen, die ins Kino und in Museen gehen, die arbeiten und wenigstens ab und zu die schönen Seiten des Lebens genießen können. Trotzdem überlege ich permanent, wie ich Renate eine gute Hilfe sein könnte. Dafür muss ich aber mehr über Brustkrebs wissen. Mir tut es erstaunlich gut, alles darüber zu lesen, was ich in die Finger bekommen kann. «Du bist verrückt, dass du darüber noch dauernd lesen musst, das reicht doch so schon!», findet Renate. Aber ich will wissen, für sie, für mich, und irgendwie ist es ja auch mein Job. Das, was im Internet steht, ist gut fürs Erste, aber zu dürftig für Betroffene. Das will ich zuerst auf unserer Website, die medizinische Informationen für Laien anbietet, ändern. Jeden Tag sitzen Frauen bei Ärzten, die ihnen eröffnen, dass sie Brustkrebs haben. Mehr als zweihundert sind es im Schnitt, rund 57 000 pro Jahr allein in Deutschland, etwa 350 000 in Europa. Gewaltige Zahlen, hinter jeder steckt eine Renate. Dieser Hilflosigkeit will ich etwas entgegensetzen. Ich studiere Stapel von Büchern, darunter *Sprechstunde Brustkrebs, Das Anti-Krebs-Buch, Über-Lebensbuch Brustkrebs* oder *Der Knoten über meinem Herzen*, verschlinge Fachzeitschriften, durchforste im Internet die neuesten Forschungsergebnisse vom San Antonio Breast Cancer Symposium in Texas oder vom Europäischen Brustkrebskongress in Berlin. Dort diskutierten Fachleute Renates Zukunft. Ich will wissen, was die Schulmedizin zu bieten hat und welche Alternativen es gibt, welche Medikamente in den Pipelines der Pharmafirmen stecken, wann eine Chemotherapie überhaupt nötig und welche die wirkungsvollste ist. Wie ein Sog ist das, und je mehr ich lese, desto mehr weiß ich, dass dieser Brustkrebsstoff niemals endet. Es ist das erste Mal, dass ich über Diagnosen und Therapien schreibe, nicht aus der Theorie heraus, sondern als eine Art Praktikerin, weil ich es bei meiner Schwester hautnah miterlebe.

«Renate, die TAC-Therapie ist für deinen Fall wohl die effektivste», erzähle ich ihr nach der Lektüre einer neuen Studie, die die Wirksamkeit verschiedener Chemotherapien bei Frauen mit betroffenen Lymphknoten verglichen hatte.

«Na hoffentlich», sagt sie, «klingt ja auch hart genug.»

Meine Versuche, ihr nützlich zu sein, glücken nicht. In meiner Hilflosigkeit bin ich auch nicht besser als ein Vater, der sein Kind bevormundet, weil er denkt, dass es gleich eine Riesendummheit bauen wird. Bislang waren wir immer ein Zwillingspaar auf Augenhöhe, jetzt sitzt sie in einem Verlies, während ich noch den Eingang dazu suche.

Wieder und wieder enden unsere Telefonate mit einem schmerzhaften Aneinandervorbeireden. In E-Mails versuche ich weiterhin die Missverständnisse aus dem Weg zu räumen, eine Brücke zwischen uns zu bauen:

> Mich macht das unglücklich, wenn wir uns auf diese Weise nach einem Gespräch trennen. Ich bleibe zurück und fühle mich richtig scheiße. Vielleicht kann ich's so erklären: Es geht mir wieder okay, damit meine ich, ich kann laufen. Heute war ich nach dem Krankenhaus in der Stadt, habe mir Kaffee gekauft und die Sonne genossen. Schön war das! Ansonsten empfinde ich es als eine totale Behinderung, mit meinen «lädierten» Armen herumzurennen. Du solltest mal sehen, wie ich die Handtasche und den Rest vor mir herschleppe. Das ist gemessen an dem, was noch kommen kann, lachhaft. Aber trotzdem Realität. Dadurch ist es für mich schwierig, wenn ich das nicht einfach sagen darf, sondern von dir das Gefühl vermittelt bekomme: Also, wenn du weiter so pessimistisch bist, schaffst du den Rest nie.

Unsere Diskussionen gehen ans Eingemachte, fördern althergebrachte Muster zutage: du Pessimist, ich Optimist. Für Differenzierungen, für ein neues Ausloten lässt uns die verheerende Situation keinen Platz. Wir ringen um Grundsätzliches. Ich verstehe, dass sie fürchtet, ich könnte nicht in guten Händen sein. Ich denke: Merkt sie denn nicht, dass ich die Entscheidung für ETC oder TAC, für München oder Frankfurt, nicht übers Knie brechen kann? Mich verletzen ihre Unterstellungen, dass ich nicht kämpfen will, und dass sie jegliches Anzeichen eines Zögerns meinerseits negativ auslegt. Fehlt eigentlich nur noch der Satz: «So warst du schon immer!» Gut, dass sie ihn mir bislang erspart hat. Wie gern wäre ich jetzt Harry Houdini, jener Entfesselungskünstler, der berühmt dafür war, dass er sich aus jeder noch so ausweglos erscheinenden Situation befreien konnte. Er ließ sich unter Wasser fesseln – und tauchte wieder auf. Er hängte sich kopfüber in Zwangsjacke an einen Wolkenkratzer – und entkam. Er brach den Rekord, als es darum ging, «möglichst lange ohne Luftzufuhr in einem Sarg zu überleben». Lebensgefahr. Todesmut. Houdini konnte sogar einen Elefanten verschwinden lassen. Am liebsten hätte ich für den Krebs so einen Trick auf Lager. «Erinnere dich», wiederholte ich bei einem unserer Telefonate, «die Aufgabe erscheint mir lösbar. Aber es kommt nicht bei dir an. Was treibt dich an, warum treibst du mich an? Ich kann doch nicht, nur um dich zu beruhigen, im Schweinsgalopp durch die ganze Therapie reiten. Yiippiiie!»

Diesen Satz über die lösbare Aufgabe will ich am liebsten glauben. Das Problem ist nur, dass Renate ihn gesagt hat. In der Vergangenheit kam es mir stets vor, als würde sie vieles Negative dieser Welt anziehen und wie ein Schwamm aufsaugen. Geradezu selbstverständlich sammelte sie Menschen um sich herum, die ihre Energie abzogen und ihr in meinen Augen überhaupt nicht guttaten. Sie setzte sich Situationen aus, die ich als sinnlos empfand und um die ich einen großen Bogen machte. Mit Vorliebe diskutierte sie mit Menschen, denen es schlechtging und die ihr beim Arbeiten in unserer Kneipe ihr gesamtes Leben vor die Füße kippten. Mit sich selbst ging sie auch nicht gerade pfleglich um.

Ich denke in diesem Moment an ihre klirrend kalte Würzburger Wohnung, in die sie nach unserer WG-Zeit einzog. Dort hauste sie im Winter im Pelzmantel und duschte in der eiskalten Küche. Der Ofen wärmte nicht, die Eisblumen am Fenster auch nicht, und wenn ich sie besuchte, saß ich mit einem Topf Kaffee und einer Decke auf einem angestaubten

Gebetbänkchen. Selbst meinem Vater erging es nicht besser. Der fand das wohl ziemlich seltsam, bei seiner Tochter wie in einer in die Jahre gekommenen Kirche zu sitzen.

Angenehme Dinge und Lebenslust verachtete sie, sie hielt eher Ausschau nach dem, woran sie sich heftig reiben konnte. Das zeigte sich auch in ihrem Äußeren, das sich irgendwann plötzlich veränderte. Mit zwanzig schmiss sich Renate noch in Klamotten wie Grace Kelly, mit riesigen Ohrringen, Strassarmband, weinrotem Lippenstift, hochhackigen Schuhen, dazu eingetaucht in eine Wolke aus Joop-Männerparfum. Sie war mondän. Strahlend. Schön. Und irgendwann während ihres Biologiestudiums ließ sie sich einen Wuschelkopf wachsen, trug flache, abgewetzte Schuhe, hüllte sich in dunkelblaue, schlabbrige Strickpullis, Größe XXL, und zog weite, löchrige Jeans an. In dieser Kluft versank sie fast, was wohl auch Sinn und Zweck war. Der dunkelrosafarbene Duftflakon hatte ausgedient. «Ich wollte mich unsichtbar machen, nicht mehr auffallen», erzählte sie mir einmal.

Es war die Zeit unserer gemeinsamen Wohngemeinschaft, in der wir zu erbitterten Konkurrentinnen wurden, uns bekämpften bis aufs Messer, wir konnten uns kaum mehr riechen, gruben uns gegenseitig das Wasser ab. Alles wegen Männern, Freundschaften, Geliebtwerden, Anerkennung, Schönheit, Erfolg. Der Gipfel dieses Streits war, dass wir nacheinander eine Nacht mit demselben Mann verbrachten. Danach trennten sich unsere Wege, wir kappten die Nabelschnur. Ich hatte nicht einmal eine Telefonnummer von meiner Schwester, sah sie Wochen und Monate nicht. Sie ging nach Dresden, arbeitete in einem Museum, ich bekam nicht einmal mit, wenn sie eine Grippe hatte. Ich vermisste nichts. Ich lebte jetzt selbst. Ich liebte sie, aber aus großer Ferne.

Wären Ingrid und ich Aschenputtel und hätten die Menschen, die Begegnungen in unserem Leben zu sortieren – die Guten ins Kröpfchen, die Schlechten ins Töpfchen –, dann wäre ihr Hals schnell und meiner in derselben Zeit kaum zur Hälfte gefüllt. Ich spüre, dass Ingrid rasche Entscheidungen will. Ärmel hochkrempeln, nur nicht zu lange nachdenken, nur nicht verzweifeln. «Ich will Spaß im Leben haben», dieser Satz meiner Schwester, die keineswegs zur «Ich geb Gas»-Fraktion gehört, rang mir jahrelang nur verständnisloses Kopfschütteln ab. Dass sie einfach nur Freude haben wollte, das verstand ich erst später. «Wieso denn Spaß haben?», fragte ich mich jedes Mal, wenn ich diesen Satz von ihr hörte. Ich wollte keinen Spaß, jedenfalls nicht den, den ich darunter verstand. Dieser grauenhafte Optimismus vieler Menschen, der die abschüssigen Seiten im Leben, die Grenzgänger, die Gescheiterten einfach ausblendete. Ich wollte sie umkreisen, in Schichten zerlegen, die Menschen, die nicht auf der Sonnenseite standen, wollte begreifen, warum das Leben nicht gut zu ihnen war. Aus Angst, es könnte zu gemütlich in meinem Dasein werden, gönnte ich mir keinerlei Luxus. Ich wollte einfach kein menschliches Arschloch sein.

Als mein Freund Harald vor zehn Jahren mit neununddreißig an Krebs starb, saß ich an seinem Bett und hielt seine wächserne Hand. Ich sah und hörte, wie er seinen letzten Atemzug tat, nachdem ich ihn monatelang fast täglich besucht hatte. Die Stille, die ein toter Mensch im Raum hinterlässt, vergaß ich nie. Die Stille nach dem letzten Atemzug. Ich öffnete das Fenster, damit seine Seele hinausfliegen konnte. Einer der wenigen Momente, in denen ich zur richtigen Zeit am richtigen Ort war. Damals blickte ich dem Tod ins Auge, glaubte, er könnte mir nichts mehr anhaben – und mit diesem Gedanken stürzte ich mich ins Leben. Ich war glücklich, inspiriert, hatte zwei Wohnungen in zwei Städten, in die nicht viel mehr hineinpasste als ich und ein Koffer.

Harald wäre mir jetzt sicher ein guter Ratgeber gewesen, aber er war nicht mehr da. «Nicht mal vierzig bist du geworden!», schalt ich ihn oft, während ich ein paar Blumen auf sein Grab stellte. Und nun? Nun bin ich vierzig, habe Krebs wie er, erinnere mich, mit welcher Wachsamkeit und innerer Gelassenheit er sein Ende näher kommen sah. Er glaubte nicht an ein Leben danach. Irgendwann war er bereit. Für den Abschied. Ich bin es noch längst nicht, ich will keine Stille hinterlassen, nicht jetzt.

Der Bau einer tragfähigen Brücke zwischen mir und meiner Schwester geht nur stockend voran. Noch immer versuchen wir uns zu verständigen. Früher war das einfach, die Verbindung war selbstverständlich da. Obwohl wir viele Unterschiede hatten, die wir beide betonten, als wollten wir das festgezurrte Korsett sprengen, in das uns andere zwängten. Wie alle Zwillinge waren wir auf der Suche nach dem eigenen Ich, nach dem, was Renate und mich unverwechselbar und einzigartig machte. Es gibt bis heute Leute, die uns gut kennen und trotzdem nie wissen, wer vor ihnen steht. Das ist so, als müsste ich mich jeden Morgen selbst vor dem Spiegel fragen: «Wer bist du?» Und es gibt Menschen, die das nach der ersten Sekunde wissen oder fühlen – und diese Gewissheit nie wieder verlieren. An diese Menschen halte ich mich.

Denen, die es schwer mit dem Auseinanderhalten haben, helfen wir mit Erklärungen auf die Sprünge: «Das ist doch ganz einfach, Renate hat rechts ein Muttermal im Gesicht, ich links, meine Nase ist anders geformt als die meiner Schwester, wir sind doch überhaupt ganz anders ...» Meist ohne durchschlagenden Erfolg. Unsere Beschreibungen leuchten vielen nur kurz ein, wie ein Geistesblitz, der gleich wieder verglüht. Schon das nächste Mal ist die Erinnerung ausgelöscht: Wer zum Teufel hatte das Muttermal bloß links? Manchen ist es auch schlichtweg egal, wer wer ist.

Allerdings machten wir es unserem Umfeld auch nie besonders einfach. In der Schule drückten wir dem verblüfften Lehrer wortgleiche Aufsätze in die Hand und erzählten, wir hätten das zusammen geschrieben, einen Satz ich, einen sie. Wir sind lange Zeit gleich gut in Englisch, Mathe und Musik gewesen. Das alles änderte sich erst, als ich in der zehnten Klasse sitzenblieb.

Trugen wir aus Versehen später ähnliche Kleider, zog Renate sich sofort um – oder ich mich. Die Phase der optischen Unterscheidungswut gab ich aber endgültig auf, als Renate mich zum ersten Mal in München besuchte. Sie bog um die Ecke und hatte exakt die gleiche Farbe an wie ich. Dabei hatte ich mir Mühe gegeben, eine auszusuchen, die meine Zwillingsschwester bestimmt nicht mochte, nämlich Brombeer. Sie trug einen Rock in diesem Farbton, ich eine Hose.

«Kennt ihr das Wort Solidarität?», fragte uns Jürgen bei Renates letztem Besuch in München. Eigentlich war die Frage ein Witz. «Ihr müsst euch annähern, zusammenhalten, sonst schafft es keiner», machte er uns klar und brachte unsere Diskussionen so auf den Punkt: «Wo soll die Chemotherapie stattfinden? Bei welchem Arzt? Mit welcher Privatbetreuung? Das sind doch die drei entscheidenden Fragen. Ich denke, Frankfurt ist am besten, da sind Renates Freunde, den Arzt muss sie selbst bestimmen und auch die Dosis und Menge der Anwendungen. Die Betreuung könnte eure Mutter übernehmen, die ja jetzt Bescheid weiß und sofort ihre Hilfe angeboten hat. Sie hat problemlos während der Woche Zeit und würde das bestimmt gerne tun.» Jürgen beherrscht viele Sprachen, offenbar auch Russisch und Chinesisch.

Nach dem vielen Hin und Her, den unzähligen Gesprächen, entscheide ich mich für TAC und verordne mir sozusagen meine eigene Chemotherapie. Das sei kein Problem, TAC könne ich ebenfalls in der Klinik machen, versicherte mir Dr. Marin, als ich sie danach fragte. Wieder ließ ich eine ganze Armada von Nebenwirkungen über mich ergehen, bis wir uns auf den 29. Oktober 2008 einigten, den Tag, an dem die Chemotherapie beginnen sollte – gemeinsam mit Michaela. Zum Schluss riet die junge Ärztin, ich solle mir schwarzen Nagellack besorgen, das schütze die Nägel. Affig, dachte ich, das habe ich doch noch nie gemacht. Tage später griff ich in einer Parfümerie bei vollem Bewusstsein ins Chanel-Regal. Ich hatte das Gefühl, der Lack müsste teuer sein. Und edel aussehen. Obwohl sich im Land der Schwerkranken keiner dafür interessiert, ob man schön ist, Klavier spielen kann oder die Oper liebt, ob man erfolgreich im Job war, Arzt, Taxifahrer oder Finanzbeamtin ist. Vielmehr dreht sich alles um die Krankheit, die richtigen Therapien, den nächsten Schritt, den ich alleine tun muss. Das trennt Ingrid und mich.

Ich erinnere mich an eine Frage, die uns all die Jahre wieder und wieder gestellt wurde: «Wenn du krank bist, ist Ingrid dann auch krank? Und trifft es auch im umgekehrten Fall zu?» Hundertfach haben wir diese Frage mit einem «Nein» beantwortet, wenn unsere Freunde fasziniert ihr Zwillingszeitschriftenwissen anbrachten: «Wir haben gelesen, wenn der eine Blinddarmentzündung hat, dann hat sie auch der andere.»

«Ach ja, wirklich?», sagten wir dann und sahen uns amüsiert an, denn wir hatten den klaren Gegenbeweis: Ingrid lebt seit Jahren ohne Blinddarm, ich mit. Und es war auch nie so, dass die eine von uns sofort über den Äther Nachrichten empfing, wenn die andere Grippe hatte. Fast genüsslich verwies ich in solchen Gesprächen darauf, dass Ingrid beim 100-Meter-Lauf in der Schule immer ein paar Sekunden schneller rannte, die Kugel immer ein paar Zentimeter weiter stieß, bei Turnwettkämpfen immer ein paar Punkte besser war. Aber wie soll man anderen erklären, dass Zwillinge nicht zur gleichen Zeit alles gleich gut können? Dass wir kein gemeinsames Gehirn haben? Dass Ingrid auf dem Jahrmarkt Autoscooter liebt und ich Kettenkarussell? Jetzt haben wir gewaltige andere Probleme.

In Zeitlupe habe ich mich in eine Krebspatientin verwandelt, deren schmerzende OP-Narben am Oberkörper keiner noch so vorsichtigen Umarmung standhalten. «Nicht fest drücken», bitte ich lächelnd bei jeder Begrüßung und breite meine Arme weit aus wie ein gefallener Engel, wenn sich meine Liebsten mir nähern. Wie eine Unberührbare, die einen kaum sichtbaren, aber dennoch undurchdringlichen Kreis um sich gezogen hat. Langsam begreife ich, dass die Zellgifte nicht nur dem Krebs zu Leibe rücken werden, sondern auch meinem Dasein als Frau. Nach dem ersten Zyklus werde ich in die Wechseljahre kommen, dank der Zytostatika. Meine Rettung ist, dass mir mein bisheriges Leben auch ohne Kinder gefallen hat.

«Als Frau habe ich mich jetzt abgemeldet», erzähle ich Achim eines Tages.

Er schaut mich ratlos an und fragt: «Wieso denn?»

«Na ja, nach Sex wird mir in der nächsten Zeit bestimmt nicht zumute sein.» Ich grinse. Rätselhaft erscheint es mir jetzt, dass ich eines Nachts, kurz vor meinem vierzigsten Geburtstag, wach lag und Bilanz zog: Bist du im richtigen Job? Stimmt dein Privatleben? Hast du eine Heimat? Auf die letzten beiden Fragen hatte ich ein «Na ja» zur Antwort. Die wichtigste Frage, die nach der Gesundheit, hatte ich vergessen.

Wann hatte Ingrid eigentlich angefangen, mir zu vertrauen, dass ich den richtigen Weg für mich und meine Therapie finde? Ich weiß es nicht.

Wir balancieren wie zwei Hochseilartistinnen langsam bis zur Mitte der Schlucht – Renate von links, ich von rechts. Wie Philippe Petit, jener französische Akrobat, der 1974 zwischen den Zwillingstürmen in New York hin und her spazierte, sich gar auf dem Drahtseil ins Höhenbett legte. Ein Meister der Lüfte, ein Magier des Schwebens. Innerlich stabil wie Beton, die Ruhe schlechthin, voller Vertrauen, angstfrei, luftig, leicht. Wir sprechen jetzt beide Deutsch.

Ich begleite Renate zur ersten Chemotherapie. Der Weg zum Schafott führt geradewegs ins Klinikum nahe Frankfurt, Krebsambulanz. Den Überblick behalten, gelassen bleiben, geduldig sein, egal was kommt, sonst helfe ich niemandem, ihr nicht, mir nicht – das wiederhole ich gebetsmühlenartig im Geist. Am liebsten würde ich ihr die Giftpackung abnehmen und sie mir selbst einflößen lassen. Ich bin so nervös, dass ich kaum das Leihauto steuern kann – gleich bei der ersten roten Ampel werde ich geblitzt.

«In vier Stunden ist der erste Zyklus schon vorbei, dann sind es nur noch fünf», sage ich hilflos. Aber wer wird die Chemie-Renate am Ende dieses Tages sein? Ich stelle mir vor, wie die Stoffe meine heißgeliebte Schwester zum Alien machen. Zu einer Fremden, die mit mir nichts mehr gemein hat. Was der Chemiecocktail in den nächsten Tagen anrichten wird, können selbst erfahrene Experten nicht genau vorhersagen. Sicher ist, dass Renates bescheidene Erfahrungen mit Aspirin für diese Sturzfahrt nicht ausreichen werden. Die Nebenwirkungen sollen Übelkeit, Müdigkeit, Knochenschmerzen, Denk- und Konzentrationsprobleme sein. «Chemiegehirn» nennen Krebsexperten das Durcheinander im Kopf, wie ich gelesen habe. Das Wort «Chemo» verbitten wir uns beide, denn es verniedlicht und verharmlost das, was wirklich passiert. Es traut sich nicht über unsere Lippen.

Im Flur begegnen wir Michaela, Renates Weggefährtin, seitdem beide am selben Tag operiert wurden. Auch ihr steht die erste Chemieinfusion bevor. «Gut, dass du dabei bist», sagt sie zu mir, blass ist sie um die Nase, die langen braunen Haare glänzend gebürstet.

Wir betreten den Chemotherapieraum, an dem wir sonst immer in Windeseile vorbeigehuscht sind. Wieder ist er voller Frauen ganz unterschiedlichen Alters. Es herrscht ein Stimmengewirr, als wären sie hier beim gemütlichen Kaffeekränzchen. Renate und Michaela sind mit Abstand die jüngsten Patientinnen. In den nächsten Stunden registriere ich jede Äußerung und Regung, während die drei Beutel mit den giftigen Mitteln sich nach und nach leeren. Die beiden wirken vergnügter und entspannter als ich. Zuletzt bekommt Renate Kühlhandschuhe über die Hände gestülpt, die Nägel werden schockgefroren wie die Flossen eines Tiefkühlfisches, damit sie nicht abfallen. Schwarz lackiert sind sie ja schon. In den ersten Tagen und Nächten nach der Infusion lasse ich Renate kaum aus den Augen. Bei jedem Gang von ihr ins Bad springe ich aus dem Bett, weil ich denke: Mist, jetzt geht es los. Doch die Toilettenschüssel wird nicht zu Renates Feind. Die ersten Tage sind weniger schlimm, als ich dachte. Was die Chemie wirklich im Körper anstellt, sehe ich erst später. Meine Schwester klaubt morgens Arme und Beine zusammen, kommt kaum noch aus dem Bett und von Tag zu Tag weniger von der Stelle. Ich führe Renate spazieren wie eine Oma.

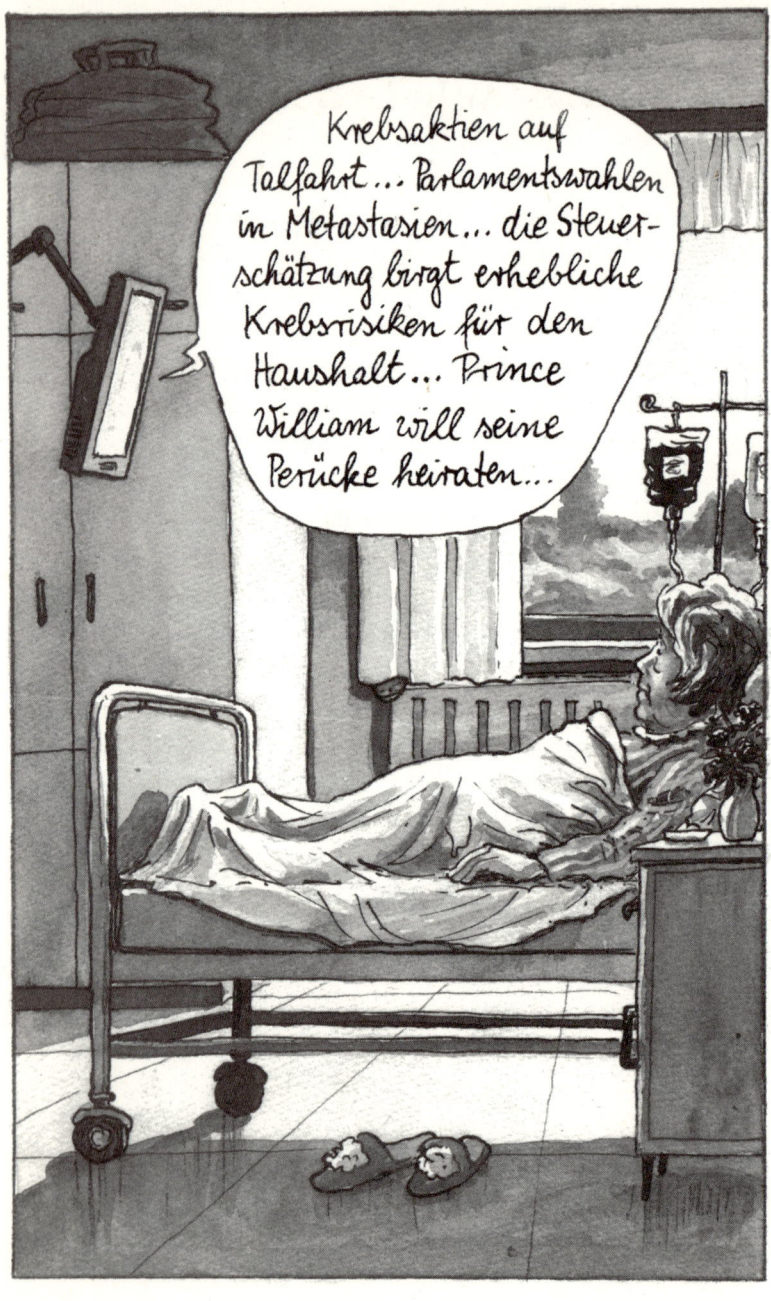

Obamas-faule-Lehman-SPD

Ängstlich beäuge ich das wassergrüne Fieberthermometer: 37,3 … 37,6 … 37,8. Seit Stunden führt die Digitalanzeige einen verrückten Tanz auf, die Zahl hinter dem Komma kennt nur eine Richtung, die nach oben. «Bei 38 Grad kommen Sie sofort ins Krankenhaus, und zwar wirklich sofort!» Das hatte mir Dr. Marin vor Beginn der Chemotherapie eingebläut. Da genau will ich aber nicht hin, ich will nicht schon wieder in dieses dreizehnstöckige Gebäude, nicht schon wieder Ärzte, weiße Kittel, Spritzen. Ich will hier zu Hause bleiben, im eigenen Bett, mich ausruhen. Seit einer Woche, seit dem ersten Zyklus, schwimmt die Chemie in meinem Körper, heute, am siebten Tag, schlägt sie voll zu. Meine Glieder tun weh, als hätte sich eine schwere Grippe eingeschlichen, mein Gehirn verweigert die Arbeit, Worte fliegen darin herum, zerplatzen wie Seifenblasen, ohne dass ein vernünftiger Satz daraus entsteht. «Morgen wird es besser!» Tag für Tag wiederhole ich meine Beschwörungsformel. «Morgen, ganz bestimmt.»

Ich horche in meinen Körper hinein, in dem so gänzlich Unbekanntes vor sich geht. Gar nichts wird besser, stattdessen nur alles immer schlechter. Wie ein Analphabet krame ich in den Schubladen meines wattierten Gedächtnisses: Hatten die Ärzte nicht gesagt, es wäre möglich, dass man sich ein, zwei Tage schlecht fühlt? Sogar einen Rat hatten sie dafür parat: «Kämpfen Sie nicht dagegen an, aber bleiben Sie auch nicht den ganzen Tag im Bett. Machen Sie alles langsam, gehen Sie raus an die frische Luft, am besten nicht alleine.»

Das bin ich jetzt aber – alleine. Ingrid ist vor zwei Tagen abgereist, in der Hoffnung, das Schlimmste sei überstanden. Das hatte ich ähnlich gedacht. Wie sollte es auch anders sein, so unerfahren wir beide mit der Krankheit Krebs und den damit verbundenen Therapien sind? Und jetzt das hier: Fieber. Michaela geht es ebenfalls nicht berauschend, sie misst Temperaturen von 38 Grad und mehr. «Fahr ins Krankenhaus», bitte ich sie mit Nachdruck bei einem unserer vielen Telefonate, «das ist zu gefährlich.» Mir selbst befehle ich, ruhig zu bleiben, während ich meine müden Glieder einzeln aufs Bett lege und all meine Ängste – «Es geht dir schlecht, du bist alleine» – ungebremst wie ein Hornissenschwarm über mich herfallen. Sie manifestieren sich in diesem wassergrünen Utensil aus Plastik, das ich widerwillig einzig für die Chemotherapie erstanden habe. Fieberträume, dunkel und gewaltig, das war was für Kindertage, wenn unsere Mutter ans Bett kam, mit ihrem Zuspruch die quälenden Schatten vertrieb und kalte Wadenwickel anlegte. Ein Glück, dass Angela vorbeikommt, denke ich.

«Liebes, wie geht's dir?», fragt meine fünfundvierzigjährige Freundin voller Mitgefühl, als sie ein paar Stunden später auf meiner Bettkante sitzt. Wie immer ist sie in lebensfrohe Farben gewandet, in Weiß, Rot und Grün, ihre Augen strahlen unter dem halblangen hellblonden Haar. Schön sieht sie aus, auch nach einem langen Arbeitstag. Seit sie mich Ende August zu ihrer Frauenärztin Dr. König gelotst hat, verfolgt sie jeden meiner Schritte.

«Mies», sage ich und versuche ein Lächeln. «Das blöde Ding hier, es darf nicht auf 38 Grad klettern. Aber leider schert sich mein Körper einen Dreck darum. Fieber und niedrige Leukozytenwerte können gefährlich für mich sein, lebensgefährlich. Denn die Chemotherapie zerstört nicht nur Krebszellen, sondern alle Zellen, die sich schnell teilen, also auch meine weißen Blutkörperchen. Mein Immunsystem kann deshalb zusammenbrechen, und dann haben Bakterien ein leichtes Spiel.» Wieder stecke ich das Thermometer in den Mund, schiele mit verdrehten Augen auf die Anzeige wenige Zentimeter unter meiner Nase, beobachte, wie die Zahlen Fahrt aufnehmen, siebenunddreißig Komma irgendwas und mehr. Wo ist die Stopptaste?

«Ich lasse dich hier auf keinen Fall alleine», entscheidet Angela. «Wenn es sein muss, bringe ich dich ins Krankenhaus.»

Bei 37,9 Grad bricht mein Widerstand. Ich packe meine Tasche, Zahnbürste, Unterwäsche, T-Shirts. Es ist 20 Uhr, als wir in der Klinik ankommen, für diesen Ort nachtschlafende Zeit. Und es ist der 4. November 2008. Bis zum nächsten Morgen wird Amerika einen neuen Präsidenten wählen. Normalerweise hätte ich jetzt eine Sondersendung nach der anderen verfolgt. *Yes we can*: Barack Obama, der Heilsbringer, der Erlöser der Nation, zieht vielleicht als erster schwarzer Präsident ins Weiße Haus ein – und ich zur selben Zeit in die Klinik. Topadresse.

«Könnten Sie bitte die Blutproben von Frau Müller nehmen und sie in den Keller tragen?» Schwester Kinga hat einen liebenswürdigen polnischen Akzent. «Dann geht es schneller», fügt sie hinzu und drückt meiner Freundin zwei Röhrchen in die Hand. Als einzige Nachtschwester flitzt sie auf der Frauenprivatstation herum, die ich bereits von den Tagen nach meiner Operation her kenne. Ständig klingelt irgendwo irgendwer, und sie kann ihre Patientinnen momentan nicht aus den Augen lassen. Nicht durch eine Fahrt in den Keller die Notrufe ignorieren. «Am besten, Sie nehmen den hinteren Aufzug nach unten, hier ist der Schlüssel dafür. Aber nicht klingeln, vor dem Labor hängt eine Art Briefkasten, da werfen Sie die Proben hinein.» Schwester Kinga gibt Angela eine Gebrauchsanweisung für meinen Lebenssaft. Meine Freundin und ich sehen uns an und brechen in Gelächter aus. Zu absurd, dass Angela wegen offensichtlichen Personalmangels in den Krankenhausbetrieb eingespannt wird, fast so, als müsste man sich im Restaurant sein Essen selbst servieren.

«Komm aber bitte wieder!», frotzele ich. «Ich brauche dich noch.» Denn mittlerweile kann ich mich kaum noch auf den Beinen halten. Der Untersuchungsmarathon strengt mich noch mehr an als beim Auftakt zur Operation. Blutabnahme, Leukozytenkontrolle, Röntgen der Lunge – eine Entzündung muss ausgeschlossen werden, diese wäre für mich wirklich lebensbedrohlich. Dafür schickt uns die Schwester – Angela ist mittlerweile aus dem Keller zurückgekehrt – in die nächtliche Notaufnahme ins Parterre. Eine Horde Männer steht sich im Halbdunkel die Beine in den Bauch. Die Jungs sehen aus, als hätten sie ein paar Biere zu viel erwischt, als kämen sie geradewegs von einer Messerstecherei. Wild gestikulieren sie herum mit ihren fleischigen Händen und glänzenden Lederjacken. Es ist ein ganzer Clan, in dessen Mitte der Patient durch eine blutverschmierte Stirn erkennbar ist.

«Sag mal, das sind ja Typen! Wo sind wir denn hier gelandet? So wie das aussieht, sind die wohl öfter hier.» Kopfschüttelnd beobachtet Angela die bizarre Szenerie. Endstation Notaufnahme.

Endlich werde ich aufgerufen. Im Röntgenraum heißt es erneut: Arme hoch, Bleijacke um, bitte Atem anhalten. Meine Operationsnarbe an der Brust brennt scheußlich. Wie ein kostbares Paket gibt mich meine Verbündete nach einer Viertelstunde wieder auf der Privatstation ab. Im Zimmer 6 ist noch ein Platz für mich frei. Hoffentlich schläft die andere Patientin schon, denke ich, während das Bett hineingeschoben wird und gleichzeitig eine Stimme nach draußen tönt: «Tut mir leid, Sie wissen ja, ich bin ziemlich erkältet.» Angela, die weiterhin an meiner Seite ist, und ich sehen uns fragend an. Nein, das kann ich nun wirklich nicht gebrauchen. Zum Glück kommt Schwester Kinga zum gleichen Schluss. Sie rollt das Bett wieder hinaus, als hätte sie das Ergebnis der Blutuntersuchung, das in diesen Minuten aus dem Kellerlabor per Computer zu ihr gelangt, vorausgeahnt. «Ihre Leukozyten sind sehr niedrig, nur 1200, die Grenze liegt bei 1000», flüstert sie, als sie den Befund in ihrer Hand studiert. Ein gesunder Mensch hat einen Wert zwischen 4000 und 10 000. Sie sieht mich tröstend an und sagt: «Wir müssen Sie isolieren.»

Als einzige Möglichkeit für eine «Quarantäne» entpuppt sich die Säuglingsstation. Einzelzimmer. Zehn Quadratmeter. Beigefarbener Anstrich. Blick auf den Taunus. Wumm. Die Tür fällt ins Schloss. Isolationshaft Zimmer 1. Angela atmet auf, packt für mich die Tasche aus. Es ist kurz vor Mitternacht. High Noon im Krankenhaus.

Auf meiner Gefühlsfieberkurve herrscht Höchststand, denn den Gipfelsturm der Temperaturen habe ich über Stunden aus München mitverfolgt.

«Hallo, ich bin auf der Isolierstation. Mach dir keine Sorgen, ich bin hier gut aufgehoben», sagt Renate. Bei ihrem vorherigen Anruf hatte sie mich vorgewarnt, dass sie ins Krankenhaus gehen würde, Angela sei bei ihr.

«Na toll, ist ja großartig», antworte ich. Mir kommen sofort die Worte von Dr. de Martinez in den Sinn: «Beim ersten Chemotherapiezyklus kann man sehen, wie die restlichen verlaufen werden, er ist so eine Art Indikator.» Prima, und wie soll meine Schwester die nächsten Zyklen überleben? Verdammt! Das macht doch keinen Sinn so! Erst ist Renate ein Fall für Krebsärzte, dann für die geschlossene Anstalt. Das Schlimmste ist, dass ich von München aus nicht das Geringste ausrichten kann. Eigentlich hatte ich ein gutes Gefühl gehabt, als ich Frankfurt vor ein paar Tagen verließ. Per E-Mail schrieb mir meine Schwester: «Ich liege herum, lese Zeitung, entspanne mich. Vor allem versuche ich aber, geduldig zu sein. Das mag das Immunsystem.» Sie bekommt das hin, freute ich mich, sie bekommt das sogar sehr gut hin. In der nächsten E-Mail am Tag darauf stand: «Wow, hab's in den Park geschafft! Wie schön das hier ist. Kannst also bald wieder anreisen.»

Und jetzt das. Eine Chemotherapie ist unberechenbar, launisch, wankelmütig, das wussten wir. Aber muss sie einen gleich so aus den Schuhen hauen? Am Tag nach der ersten Chemieinfusion waren wir mit Achim im Frankfurter Palmengarten spazieren. «Wie schön, dass ich hier sein kann», freute sie sich, die Bilder von Ärzten und Patienten noch im Kopf, den Klinikgeruch in der Nase. Renate schleppte sich durch das hügelige Gelände, es ging bergauf, bergab, und mir schien, als hätte jemand Steinquader um ihre Beine gekettet. Achim versuchte an einem künstlichen See die dickleibigen Karpfen zu streicheln, die massenweise unter der Wasseroberfläche ihre hungrigen Mäuler aufsperrten, in der Erwartung, dass gleich Brotbrocken geflogen kamen.

«Bist du verrückt geworden?», schrie sie entsetzt und versuchte ihn am Pullover zurückzuziehen. Sie hatte Angst, dass er vornüber in den Teich kippte.

«Wieso denn ... kann man doch machen ... ist doch nichts passiert», stotterte Achim kleinlaut, trat aber vorsichtshalber doch den Rückzug an.

«Nein, das ist vollkommen unmöglich! Wie kann man sich nur so dämlich verhalten?», wetterte Renate lautstark und wankte entnervt davon. Ihre Stimmung war so trüb wie das Teichwasser, konfus, missmutig, gerädert, schlapp. Sie bekam ihr Gemüt nicht mehr in den Griff. Die Haut meiner Zwillingsschwester war dünn wie Pergament.

«Ihr könnt euch nicht vorstellen, wie das ist.» Beim späteren Essen in einem Frankfurter Lokal versuchte sie uns klarzumachen, was wir ohnehin schon ahnten. Stimmt, wir können das nicht. Keiner von uns kann sich einfühlen, wie schlecht das Chemiebad schmeckt und wie es Menschen in heftigste Gefühlswallung versetzen kann.

Achim studierte die Speisekarte. «Ich nehme Brotsalat»,

sagte er schließlich und klappte die Karte geräuschvoll zu, was mich zum Schmunzeln brachte, denn eigentlich ist er ein Fan von Braten und Schnitzel.

«Glaubst du, du musst dich jetzt bestrafen?», herrschte Renate ihn an. Mit ihr war an diesem Tag einfach nicht gut Kirschen essen.

«Nein, nein, ich mag das wirklich», bekräftigte er. Danach versuchte er meine Schwester davon zu überzeugen, dass das schon immer eine seiner Leibspeisen sei.

«Renate», mischte ich mich leise ein, «du musst aufpassen, sonst laufen irgendwann alle deine Freunde davon.»

Sie sprang vom Stuhl hoch, stürzte nach draußen, in Tränen aufgelöst. Achim folgte ihr. Nach einer halben Stunde holte ich die beiden zurück, sie wirkten einigermaßen aufgeräumt. «Achim, dein Brotsalat wird kalt», sagte ich.

Huhu, bin im Krankenhaus gelandet, U3, rechts, Leukozyten bei 200», simst Michaela spätabends. Ich bin bestürzt, aber auch heilfroh, dass ich sie hinter einer der verschlossenen Türen weiß. Zu drastisch liegt sie unter dem Grenzwert von 1000. «Hallo, ich bin auch da», schreibe ich mit Galgenhumor zurück. «Schräg gegenüber, U3, links. Gute Nacht!» Mittlerweile bin ich so fertig, dass ich auch in einer Gefängniszelle übernachten würde. Hauptsache, es gibt ein Bett. Und das steht am Fenster. Unter Angelas Kontrolle lasse ich mich dankbar auf das Krankenlager fallen. Dass ihr Besuch so enden würde, hätte sie vermutlich nicht gedacht, macht aber klar: Wir müssen mit allem rechnen. Eine Schwester stöpselt die Flaschen mit der fiebersenkenden Infusion an, dabei dämmere ich, entkräftet wie ich bin, schnell weg.

Mein Weltanschluss ist der Fernseher. Und weil in der Welt Bahnbrechendes passiert, frage ich am nächsten Morgen die Schwester, die ihr vermummtes Gesicht über mich beugt:

«Ist Obama gewählt?»

«Ja», antwortet sie mit freudigem Unterton in der Stimme und lächelt ihre Augen zu Schlitzen. Fast ein Grund zum Feiern, denke ich, Amerika hat zum ersten Mal einen schwarzen Präsidenten, jung, charismatisch, ein Hoffnungsträger für seine demokratischen Wähler, auch wenn er sich irgendwann garantiert als ziemlich irdisch entpuppen wird.

Rührend werde ich mit Tee, Kaffee und Essen versorgt. Mein Rund-um-die-Uhr-Personal, dessen wahres Aussehen ich nur erahnen kann, trägt Mundschutz und kanariengelbe Kittel und rückt sechsmal pro Tag zum Fiebermessen an. Ich werde mit Antibiotika vollgepumpt, mit Ibuprofen gegen die Gliederschmerzen und mit sehr viel Mitgefühl. Mein schlechtes Gewissen, mich unverfroren wie im Hotel bedienen zu lassen, hält sich in Grenzen – ich kann ja nicht raus. Wenigstens habe ich keine Lungenentzündung, wie die Aufnahmen der letzten Nacht beweisen. «Meine Freundin liegt auch auf der Isolierstation, schräg gegenüber, ich würde sie gern anrufen, sie hat leider ihr Mobiltelefon ausgeschaltet», sage ich. Und noch ehe ich mich's versehe, hat mir eine der Schwestern das Stationshandy in die Hand gedrückt.

«Hallo, wie geht's dir dadrüben?», frage ich Michaela.

«Hab heute Morgen deine SMS gelesen und bin fast aus allen Wolken gefallen.» Ich bin glücklich, ihre Stimme zu hören, die zwar dünn klingt, aber auch lebendig. Irgendwie ist es tröstlich, dass ich nicht alleine weggesperrt bin, dass wir beide in ärztlicher Obhut sind. Wir witzeln über die Tatsache, dass wir so nah sind und doch so fern, zwanzig Meter Luftlinie höchstens, ohne dass eine von uns ihr Zimmer verlassen darf. Nachdem die Schwestern mein Zimmertelefon freigeschaltet haben, plaudern wir im Stundentakt, ich freue mich über jede kleine Besserung ihres Zustands. Michaela wird mit Vitamininfusionen und Astronautennahrung aufgepäppelt, ihr Immunsystem erholt sich nur langsam.

«Ich habe von Anfang an gedacht, dass Sie ähnliche Persönlichkeiten sind, aber dass es so weit geht …» Maria Krapp, der gute Geist der Onkologie, hat erst Michaela und danach mich besucht, ihre beiden Schäfchen, die gleich nach der ersten Runde Chemotherapie ausgeknockt wurden. «Ihre Augen blitzen schon wieder», sagt sie, und man sieht ihr die Freude unter dem Mundschutz an. «Sie haben so eine Lebensenergie, das gefällt mir.»

Recht hat sie: Ich will mich nicht geschlagen geben, selbst wenn mein Leben wie jetzt auf den kleinsten vorstellbaren Raum geschrumpft ist. Unfreiwillig verbarrikadiert bin ich, eine Gefangene, deren Aktionsradius gerade mal zehn Schritte vom Bett zum Bad reicht und wieder zurück. Ich sehe mich in meinem Zimmer um, entdecke eine Wanduhr, gesponsert von Pampers, deren Zeiger unbeeindruckt herumwandern, dazu allerhand Broschüren für werdende Mütter und für die ersten Tage nach der Geburt. Irgendwie fühle ich mich hier deplatziert.

In meiner Bewegungslosigkeit habe ich viel Zeit zum Nachdenken. Ich erinnere mich, wie die Chemotherapie von Tag zu Tag engere Schlingen um mich gelegt, dann langsam zugezogen und sämtliche Fluchtversuche vereitelt hat. Ich bin gestrauchelt, gefesselt, geknebelt wie ein gehetztes Tier, das aber immer noch weiß, wie die große Freiheit riecht. Mein Horizont endet im Taunus, den ich von meiner Zelle aus bei schönem Wetter durchs Fenster sehen kann. Meine Beine, auf die so viel Verlass war, tragen mich nicht mehr.

Weißt du noch?», frage ich Renate am Telefon. «Am Tegernsee letztes Jahr?» Ich will sie gedanklich einfangen, mit auf eine Reise aus ihrem abgeschotteten Isolierzimmer nehmen. Keuchend, die Gesichter rosig von der klirrend kalten Luft, schnauften wir durch den Schnee hinauf. Meterhoch türmte sich der kühle Zauber zu beiden Seiten des Weges, die Tannenzweige waren buckelig von der weißen Last, die Sonne trug ein Lächeln. Oft hatten uns die Beine auf das Dach der Münchner Hausberge gebracht. Im Sommer zu einer Buttermilch, im Winter bei Eis und Schnee zu einem dampfenden Kaffee.

«Wir sind eben Steinböcke», sagt meine Schwester, was wohl erklären soll, warum wir beide so gern auf Gipfel klettern, um von dort oben herunterschauen zu können. Eine Liebe für die Höhe, die Weite und den Blick über die Welt hatten wir schon als Kinder. Im Sommer streichelten wir auf Almen feuchte Kuhschnauzen, klopften ihre breiten Stirnen, schmiegten uns an ihr struppiges Fell, ließen die Glocken in unseren Ohren schwingen. Wir hüpften in Bergseen, die so kalt waren, dass sich auf der Haut wie bei Gänsen Tausende winziger Höcker bildeten. Wir streckten uns aus auf würzigen Wiesen, steckten unsere Nasen in duftende Blumenkelche, schauten der Sonne bei der Geburt und beim Sterben zu.

An dem Tag im Winter waren wir glücklich wie einst als Kinder. Auf 1500 Metern Höhe fläzten wir in Liegestühlen auf der weißgetünchten Terrasse, Skier und Schlitten der anderen lässig ans Geländer gelehnt. Wir reckten unsere Gesichter in die Sonne, die Augen verborgen hinter dunklen Brillenglasscheiben, die Reißverschlüsse der Daunenmäntel bis zum Kinn hochgezogen, als Schutz vor dem gnadenlosen frostigen Wind.

«Komm, wir essen was», schlug Renate vor. «Aber hier draußen.»

Das Gericht war kalt, als die Kellnerin es brachte, die Minusgrade hatten die gebackenen Semmelklöße in hellbraunes Eis verwandelt. «Eigentlich hätte ich etwas Heißes gebraucht», sagte ich fröstelnd. «Ist doch egal, schmeckt wunderbar», bemerkte Renate und schob begeistert Gabel für Gabel in den Mund. Wir fühlten uns leicht und übermütig. Weil wir weder Schlitten noch Skier oder Plastiktüten für die schnelle Abwärtsfahrt hatten, rutschte Renate den Hang kurz entschlossen auf dem Hosenboden herunter. Mit ihrem Daunenmantel als Polster pflügte sie breite Schneisen in den Schnee, die Beine wirbelten, die Arme ruderten. Sie jauchzte, schrie und kicherte wie eine Fünfjährige. Jetzt höre ich sie am Telefon glucksen.

Gut, dass Sie ins Krankenhaus gekommen sind», sagt Dr. Marin, die sich wenig später ebenfalls vermummt auf meiner Bettkante niederlässt und mich aus meinen Gedanken reißt. Ihr besorgt strenger Unterton ist kaum zu überhören: «Ich will keine Patientin durch die Chemotherapie verlieren!» Die junge Ärztin hatte zuvor schon Michaela gehörig den Kopf gewaschen: «Leukozytenwerte von 200 sind einfach zu nah am Nichts.» Michaela und ich fragen uns später am Telefon: «Kann unser Immunsystem auch auf null fallen? Kann es nicht mehr messbar sein, so wie unsere Existenz vielleicht bald nicht mehr messbar ist? Wären wir dann tot?»

«Sie haben doch Neulasta erhalten, oder?», fragt Dr. Marin weiter. Das ist eine teure Spritze, die wir uns nach jeder Chemotherapie selbst in den Bauch jagen, um den weißen Blutkörperchen Beine zu machen.

«Ja, habe ich», erwidere ich. «Hat aber offenbar nicht viel genützt. Und überhaupt: Wie soll ich denn die nächsten Chemotherapien überstehen, wenn ich jedes Mal auf der Isolierstation ende? Sollte man nicht mit der Dosis heruntergehen?» Ich beginne zu feilschen wie im Krämerladen. «Sonst überlebe ich das möglicherweise nicht.»

Die Onkologin versucht mich zu beruhigen: «Die Dosis ist genau berechnet. Es schmälert die Wirkung, wenn wir sie einfach heruntersetzen, das machen wir nur im Notfall.»

Ist das hier bei mir etwa kein Notfall? Für sie ist die Tatsache, dass ich schon den zweiten Tag im Gefängnis hocke, offenbar kein Grund zur Sorge, kein Anlass zur Überprüfung ihrer für mich in diesem Moment abstrusen Schulmedizin. Aber sofort weiß ich auch: Es geht um Wichtigeres, um Krebs, um Zellen, die ausgerottet werden müssen. Da ist die Isolierstation ein sicherer Hafen, das Immunsystem eine Art Notopfer. Mit Sicherheit wird es nicht das letzte Mal sein, dass ich einen mentalen Spagat machen muss. Das werde ich wohl trainieren müssen. Als Dr. Marin sich von mir verabschiedet hat, lasse ich mich in die Kissen fallen. Ich will mich nicht weiter gegen mein Schicksal auflehnen. Ist doch okay, denke ich, dann schaust du jetzt Obama bei seinem Triumph nach der Wahl zu.

Ein Klick auf die Fernbedienung, und ich bin mitten in der Welt, die ich erst vor kurzem ausschalten musste. Bilder aus der Wahlnacht werden gezeigt, ein buntes Spektakel, Obama in Chicago, Hunderttausende Anhänger, die seinen Sieg feiern, Freudentränen, Aufbruchstimmung, Obama jubelnd, seine Frau Michelle und die beiden Töchter im Arm, Obama, der in seiner ersten Ansprache sagt: «Dieser Sieg allein ist nicht der Wandel, nach dem wir streben.» Die Fernsehreporter registrieren jedes Detail. Meine Kollegen, überlege ich, haben diese Wahl gewiss auch akribisch vorbereitet, im Sinne von: historischer Moment, was sagt die Kanzlerin, was der Außenminister, was hat Barack Obama vor, wie wird er Amerika verändern, wer ist Michelle, die zukünftige First Lady, hat sie am Ende im Weißen Haus die Hosen an? Normalerweise wäre ich ein Teil davon. Meine Hand wandert zum Radio am Bett, nur einmal kurz einschalten, hören, was die Kollegen erzählen, ihre vertrauten Stimmen. Denn auch in Hessen ist der Teufel los, SPD-Chefin Andrea Ypsilanti wollte sich am Tag zuvor zur neuen Ministerpräsidentin wählen lassen, fast gleichzeitig mit Obama, ganz schön vermessen, denke ich. Aber ihr Griff zur Macht – eine rot-grüne Minderheitsregierung mit den Stimmen der Linkspartei – misslingt gründlich. Vier Abtrünnige aus den eigenen Reihen, deren «Ja» sie gebraucht hätte, vermasseln ihr aus Gewissensgründen die Wahl. Keine Tolerierung durch die Linken. Meine Kollegen stellen Fragen über Fragen zum aktuellen Geschehen. Ohne mich. Ich zucke zurück, als wäre im Radio eine Bombe versteckt.

Zwei Monate ist es her, seitdem ich einfach aus der Redaktion verschwand. Ursprünglich hatte ich überlegt, während der Chemotherapie zu arbeiten und vorsichtig zurück in ein Leben zu klettern, das mir so abrupt abhandengekommen war. Vielleicht konnte ich es ein, zwei Tage pro Woche schaffen, Dienste zu übernehmen. Mein Chef, den ich neben einigen anderen Kollegen in meine Krebserkrankung eingeweiht hatte, sagte mir seine volle Unterstützung zu. «Melde dich, wenn du wieder bei Kräften bist, manchmal ist Arbeit eine gute Ablenkung.» Doch den Gedanken, neben den Infusionen noch Beiträge zu schneiden, begrabe ich endgültig auf der Isolierstation. Knallhart ist schon Runde Nummer eins. Mir wird klar, dass nicht ich die Herrin des Verfahrens bin, sondern mein Körper, dass nicht mehr die Schlagzeilen des Tages meinen Rhythmus bestimmen, sondern die Krankheit. Wenigstens muss ich mir finanziell keine Sorgen machen, ich bekomme Krankengeld.

Für einen längeren Gefängnisaufenthalt bin ich inzwischen gerüstet. Neben mir türmt sich ein Stapel von Zeitungen. Ich durchpflüge die Seiten wie ein Traktor den Acker, lese jede noch so abseitige Geschichte. Draußen tobt nach dem Crash der Lehman-Bank eine weltweite Finanzkrise. Ich erinnere mich an den Tandemauftritt von Angela Merkel und Finanzminister Peer Steinbrück vor ein paar Wochen, wie die beiden mit ernster Miene in die Mikrofone sprachen, die Mundwinkel zu Beißzangen verformt, im Halbkreis nach unten gebogen, noch tiefer als sonst. Na und? Sollen doch alle losrennen und ihr Geld unter dem Kopfkissen bunkern, soll doch alles zusammenkrachen, die ganze Welt untergehen. Ich habe Brustkrebs, die anderen höchstens ein finanzielles Problem.

Trotzdem liege ich da, in meiner kümmerlichen Behausung, und versuche zu verstehen, wie das mit den faulen Krediten funktioniert hat. Ich lerne neue Wörter wie «systemrelevant» und «Subprime-Krise». Mein Kopf raucht angesichts der lodernden Finanzwelt, aber es tut erstaunlich gut, nichts über Krankheiten zu erfahren. Überrascht bin ich, dass mich die Außenwelt überhaupt interessiert. Seit meiner Diagnose habe ich kaum etwas anderes gelesen als Bücher über Krebs, über Chemotherapien, um mit Wissen gegen die Angst gefeit zu sein. «Obamas-faule-Lehman-SPD», murmele ich belustigt vor mich hin, das Weltgeschehen lässt sich tatsächlich in einem Wort zusammenfassen. Ein Geschehen, an dem ich allzu gern Anteil hätte.

«Ihre Leukozyten sind wieder bei 6000», verkündet am Tag vier Dr. Rebmann, ein sympathischer Gynäkologe, den ich zum ersten Mal sehe und der so tut, als hätte er mir eben einen Heiratsantrag gemacht. «Ihre Chemotherapie ist jetzt eineinhalb Wochen her», erklärt er weiter, «da erfolgt der Turnaround, danach geht's aufwärts mit den Leukozyten, das ist fast immer so.»

«Klasse, dann will ich heute nach Hause», sage ich mit Nachdruck. «Sonst bekomme ich hier langsam, aber sicher einen Lagerkoller.»

Er grinst. Schon gestern hatte ich mich mit dem Gedanken ertappt, an der Tür meines Gefängnisses zu kratzen und zu rufen: «Hallo, ist hier jemand? Vergesst mich nicht, lasst mich hier raus!» Ich stellte mir sogar vor, mich auf den Bauch zu legen und durch den unteren Türspalt zu lugen wie ein Hund, der sehnsüchtig auf sein Herrchen wartet. Vorbeieilende Schuhe würde ich sehen, rosafarbene Clogs, weiße Socken, vielleicht sogar Hosenbeine, flatternde Schatten. Großes Kino in Form eines hellen Lichtstreifens zwischen dunklen Balken. Da geht einer entschlossen, eins, zwei, vorbei. Der sucht eindeutig den Ausgang. Ein Paar Turnschuhe federn den Gang entlang, bremsen, trippeln unentschlossen hin und her, Gummisohle gesellt sich zu braunen Lederslippern. Klare Sache. Werdende Mutter trifft Ehemann. Würde ich von da unten Stimmen hören? Wahrscheinlich nicht. Weiter im Stummfilm. Was, wenn plötzlich jemand die Tür aufreißt und über dich stolpert wie über einen alten Bettvorleger?

«Sie hatten auch eine Entzündung im Körper, die hat die Werte zusätzlich verschlechtert.» Der glatzköpfige Arzt beendet mein Kopfkino. «Ich werde Ihnen nochmals Blut abnehmen und den CRP-Wert überprüfen. CRP steht für ‹C-reaktives Protein›. Dieser Wert zeigt eine bakterielle Infektion an, und wenn der besser geworden ist, können Sie nach Hause.» Dr. Rebmann steht auf und öffnet die Tür zu meinem Zimmer weit.

Ungläubig strahle ich ihn an. Habe ich ihn richtig verstanden? «Ich kann auf den Gang?», frage ich ihn schließlich. Er nickt. So schnell kann er gar nicht schauen, wie ich aufspringe, um das Tor zu meiner Freiheit zu durchschreiten. Nie zuvor ist mir ein Krankenhausgang derartig spannend vorgekommen. Vorbei der Mummenschanz, ich begrüße die Schwestern und will endlich Michaela sehen.

Noch darf sie ihr Zimmer nicht verlassen, aber ich sie vom Türrahmen aus kurz sprechen. Ohne Mundschutz. Blass ist sie, schmal im Gesicht, aber wie immer optimistisch. Und ebenfalls auf dem Weg der Besserung. Umarmen ist nicht erlaubt, wir könnten uns gegenseitig mit Viren oder Bakterien anstecken.

«Soll ich dir etwas vom Kiosk besorgen?»

«Au ja, eine Cola», sagt sie und strahlt.

Auf dem Flur treffe ich eine Stunde später den Arzt wieder, der meinen CRP-Wert überprüfen wollte. «Was ist mit dem Wert? Kann ich nach Hause?»

«Ich würde Sie gern noch einen Tag im Krankenhaus behalten, aber auf der Frauenstation.»

Ob Säuglingsstation oder Frauenstation. Die Mütter und Babys und Wickeltische sind nach vier Tagen Isolationshaft zu viel für mein Gemüt. «Tut mir leid, ich bleibe hier auf keinen Fall», sage ich entschieden und beharre darauf, dass ich endlich in mein eigenes Bett will. Der Arzt drückt mir verständnisvoll die Entlassungspapiere in die Hand.

Renate ist wieder zu Hause, ein Glück. Vor zwei Wochen hatte ich mich entschieden, mich auf Spurensuche bei mir selbst zu begeben und mich allen notwendigen Früherkennungsuntersuchungen zu unterziehen, und zwar sofort. Seit Renates Operation schlich sich immer wieder Katharinas Rat in meinen Kopf, auch zum Arzt zu gehen. Die Operateurin meiner Schwester, Dr. de Martinez, hatte mir ebenfalls vorsichtig zu verstehen gegeben, dass ich das als Zwilling angehen sollte. Den Ausschlag gab eine E-Mail von Petro Petrides, ein Münchner Onkologe, der seit vielen Jahren ambulante Krebstherapien, aber keine Tumordiagnostik durchführt. Sonst hätte ich mich sofort in seine Hände begeben. Er ist der Mann meiner Hausärztin, gemeinsam betreiben sie eine Praxis, wir kennen uns schon einige Zeit und duzen uns deshalb. Ihn hatte ich für Renate um eine Einschätzung gebeten. Zum Schluss einer E-Mail schrieb er: «Weitere Empfehlung: Die Schwester der Patientin soll regelmäßig zur Vorsorge gehen (inkl. MRT).» Schwester der Patientin? Damit war wohl ich gemeint? Mehrfach musste ich die Zeile lesen, bevor die Botschaft bei mir ankam. Aber dann ließ sie mich nicht mehr los. Bis zu diesem Zeitpunkt hatte ich alles abgewehrt, weggeschoben und ausgeblendet, was die Krankheit vielleicht auch für mich bedeuten konnte. Immerhin haben wir als eineiige Zwillinge identische Gene, und Brustkrebs ist in rund fünf bis zehn Prozent der Fälle erblich bedingt – das ist eine bekannte Tatsache. Bei der

Mehrheit der Brustkrebspatientinnen spielen aber weniger die Gene, sondern verschiedene Risikofaktoren eine Rolle, unter anderem das Alter, Kinderlosigkeit, übermäßiger Alkoholkonsum oder Übergewicht.

Bislang vermied ich jeden Gedanken, der mich hätte davon abhalten können, meiner Schwester beizustehen. Ich hatte fest versprochen, ihr durch alle Monate zu helfen, und befürchtete, sie vielleicht im Stich lassen zu müssen. Aber in den letzten Wochen stellte ich fest, dass es einen Unterschied für das Überleben und die Schwere der Therapie macht, ob der Tumor früh oder spät entdeckt wird. Wie groß ist er? Wie weit ausgebreitet? Sind Lymphknoten betroffen? Das sind entscheidende Fragen bei dieser Krankheit. Die Statistik weist schlechtere Überlebenswahrscheinlichkeiten aus, je weiter der Krebs in die Lymphknoten vorgedrungen ist. Deshalb steht mein Entschluss, mich auf Brustkrebs hin untersuchen zu lassen. Renate sage ich nichts davon, ich will sie nicht noch mehr belasten.

«Was machen wir eigentlich, wenn ich auch Brustkrebs habe? Wer hilft dann Renate? Und wer wird mir helfen?», fragte ich meine Freundin Silke bei einem Orangensaft auf dem Viktualienmarkt. Sie ist meine enge Vertraute, bis vor ein paar Monaten war sie zudem meine Chefin. Ein klarer Geist, mutig, eine echte Kämpfernatur, verlässlich, handfest und immer unbestechlich. Manchmal schnaubt sie und braust auf wie ein Ferrari vor dem Start, dann kommt man ihr besser nicht zu nah, aber überfahren würde sie einen nie. Sie ist messerscharf im Denken, eine exzellente Analystin, von der ich im Job viel lernte, zum Beispiel mir stets den Worst Case zu überlegen – den schlimmsten anzunehmenden Fall. Das hilft mir auch jetzt.

«Ingrid, sollte dies zutreffen, müssen wir neu nachdenken», antwortete sie. «Es werden Menschen kommen, von denen du jetzt noch gar nichts weißt, und es werden Menschen gehen, mit denen du vielleicht gerechnet und von denen du angenommen hast, dass sie dir unter die Arme greifen werden», bemerkte sie klug. Als wir uns vor acht Jahren durch den Beruf kennenlernten, betrachtete sie mich amüsiert und sagte: «Wir werden noch viel miteinander zu tun haben.» Eine Krebstherapie bei mir vielleicht hautnah mitzuerleben, das hatte sie damals bestimmt nicht gemeint. Renates Geschichte hat sie von Anfang an mitverfolgt.

«Ich habe panische Angst vor dem Wissen der möglichen Wahrheit und einem Satz wie: ‹Es sieht nicht gut aus …› Das Drama übersteh ich nicht nochmal. Trotzdem, sollte es tatsächlich so sein, dann will ich, dass es früh entdeckt wird.»

«Deinen Konflikt verstehe ich. Aber für den Ernstfall werden wir sicher eine Lösung finden.»

Ich rief mir einen Satz in Erinnerung, der Renate und mich bislang begleitet hat: Immer Schritt für Schritt denken, nicht das ganze gedankliche Szenario aufmachen, bei dem man vor lauter Chaos und Angst die Übersicht verliert.

Über mir hängt ein spitzes Damoklesschwert, wie bei Renate kann es jederzeit fallen. Der ersten Untersuchung nähere ich mich vorsichtig, als wäre sie ein gefährliches Tier. Ich hatte in meinem beruflichen Umfeld nachgefragt und die Telefonnummer einer großen gynäkologischen Praxis bekommen, die viel Erfahrung mit Brustkrebspatientinnen haben sollte. Dort rief ich an: «Bei meiner Zwillingsschwester wurde vor zwei Monaten Brustkrebs festgestellt», sagte ich. «Wir beide sind vierzig.»

«Am 7. November hätte ich einen Termin frei», erklärte die Dame.

Ich sagte sofort zu.

Silke begleitet mich in eine Praxis, in der es von Säuglingsbildern an der Wand, edlen Teppichen, Vasen, Blumen, fröhlichen Hochschwangeren und glücklichen Babys mit Rasseln im Kinderwagen nur so wimmelt. «Das ist ein bisschen viel Schwangerschaft hier», flüstert Silke, während sie sich eine Strähne ihrer glatten blonden Haare hinters Ohr streicht und ihre schlanken Beine übereinanderschlägt. Sie fühlt sich offenbar genauso unwohl und fehl am Platz wie ich. Das hier, das hat mit Leben zu tun, ich bin hier wegen einer tödlichen Bedrohung. Ich empfinde mich wie eine Aussätzige, das Wort «Brustkrebs» passt einfach nicht in diese heile Frauenwelt. Hier passt überhaupt nichts Krankes hin.

Silke wartet draußen, während mich eine kleine blonde Ärztin mit einem Pagenkopf in ihr Untersuchungszimmer bittet. Die Gynäkologin tastet und durchleuchtet, macht alles Mögliche, nur nicht das, warum ich bei ihr bin. Etwas Auffälliges findet sie bei der ungezielten Sucherei auch nicht. «Meine Zwillingsschwester hat Brustkrebs – und wir sind eineiig ...» Ich versuche noch ein weiteres Mal, ihr meine Angst klarzumachen.

«Ach, das hat doch gar nichts zu sagen», wiegelt die Mittvierzigerin ab und fuhrwerkt weiter an mir herum. «Studien haben gezeigt, dass viele Umweltfaktoren das Risiko von Brustkrebs beeinflussen. Zum Beispiel, in welcher Stadt man lebt. Es gibt Orte, da konzentrieren sich die Krankheitsfälle, und man weiß gar nicht, warum.»

Das mag ja stimmen, denke ich leicht erbost. Ich lebe in München, Renate in Frankfurt – soll ich jetzt etwa recherchieren, ob Frankfurt zu den Brustkrebsstädten gehört und München nicht, sodass ich mich dann sicherer fühlen darf? Ich weiß nicht, ob ich lachen oder mich ärgern soll. Diese Frau scheint mich jedenfalls nicht ernst zu nehmen. «Ich schicke Sie zur Mammographie», sagt die Spezialistin für Frauen zum Schluss und drückt mir an der Anmeldung die Telefonnummer eines Mammographiezentrums in die Hand. «Heute war übrigens eine Frau in meiner Praxis, die sagte, da würde sie nie wieder hingehen», verrät sie mir. «Aber versuchen Sie's halt mal.»

Und trotzdem gibt sie mir jetzt diese Telefonnummer?

«Die spinnt, dass die so etwas sagt», raunt mir Silke beim Hinausgehen ins Ohr, nachdem ich ihr diese Ungeheuerlichkeit erzählt hatte.

«Vielleicht passt die Praxis ja sehr gut zu jungen Müttern und Schicki-Micki-Frauen, ich jedenfalls werde sie nie wieder betreten. Wahrscheinlich habe ich die Vertretung und nicht den Spezialisten erwischt.»

«Die Ärztin hat dich doch im Stich gelassen», sagt Silke empört. «Ich habe drei Sätze mit ihr gewechselt, als du noch den Papierkram in ihrem Zimmer ausgefüllt hast. Nur weitschweifige, nichtssagende Erklärungen habe ich bekommen. Als ich sie fragte, wie viele Brustkrebspatientinnen sie behandeln würde, erzählte sie mir völlig unbefangen, dass sie seit ihrer Klinikausbildung keine Frau mehr mit Brustkrebs gesehen hätte. Knapp zwanzig Jahre sei das her, dazwischen die Hochzeit und die Geburten ihrer Kinder. Erst kürzlich sei sie wieder in den Beruf eingestiegen, in Teilzeit. Komm, wir suchen jemanden, der wirklich professionell ist.»

«Einverstanden. Aber immerhin hat sie nicht gleich beim ersten Tasten einen Tumor entdeckt.»

Silke nickt.

Bei dem Mammographiezentrum mache ich einen Termin aus.

Willst du einen Radiobeitrag über das Rauchverbot in Hessen machen?» Martin Maria, Mitte vierzig, Kulturredakteur, Offenbach-Fußballfan und seit vielen Jahren mein Freund und Kollege, schlägt mir dies kurz nach meiner Isolationshaft bei einem Spaziergang im Frankfurter Nordend vor, im Günthersburgpark. Es ist ein sonniger, kühler Novembertag, wir pflügen durch welkes Herbstlaub, vorbei an stämmigen Kastanien und Rotbuchen. Die Grünanlage ist ein kleines Paradies, zu allen Jahreszeiten, das denke ich jedes Mal, sobald ich das erhabene, schmiedeeiserne Eingangsportal durchschritten habe. Wie durch einen geheimen Zauber bleibt alles Schwere draußen, Regen, Kälte, Sorgen. «Es ist für eine Radioserie, ‹Hessen verboten›, die im nächsten Jahr läuft, du müsstest bis Ende April fertig sein.»

Meine Augen beginnen zu leuchten, er ahnt gar nicht, was sich für mich da auftut, eine Perspektive für meine kleine Nussschale, mit der ich verloren auf dem Meer herumtreibe, ein Punkt, auf den ich zusteuern könnte. Kaum kann ich mich an jene Renate erinnern, die mit Feuer und Flamme sich aufmachte, Kugelschreiber gezückt, Mikrofon im Anschlag, um den Leuten zuzuhören und Fragen zu stellen, weil sie etwas erfahren wollte. Hastig fange ich an zu rechnen. Am 11. Februar wäre mein sechster und letzter Chemotherapiezyklus zu Ende, zehn Tage erholen, dann müsste ich hoffentlich wieder fit sein. Die Aussicht beflügelt mich. Ich könnte mir die Recherche einteilen, langsam an die Sache herangehen.

«Sehr gern», sage ich wild entschlossen, obwohl es mir im Schutz des Parks noch reichlich absurd vorkommt, mich wieder in die Außenwelt zu trauen, fremde Menschen über nicht wirklich Existenzielles zu interviewen. Kann ich das überhaupt noch glaubhaft?, frage ich mich insgeheim. Ich umkreise den Sämann, seit über hundert Jahren steht er da und bewacht den Eingang der Anlage. Eine mannshohe Steinskulptur mit einem Tuch um die Lenden, in dessen Mitte eine Kuhle ist. Darin befindet sich der Samen. Das Leben. Seit Jahren ficht ein Unbekannter mit der Stadt Frankfurt einen Kampf aus, einen Kampf um drei Worte, die auf dem sandsteinfarbenen Sockel stehen. Immer wieder sprayt Mister X diesen Appell auf den Granit, sobald das Ordnungsamt angerückt ist und sein Werk mit einem Sandstrahler vernichtet hat. «Sei frei. Immer!»

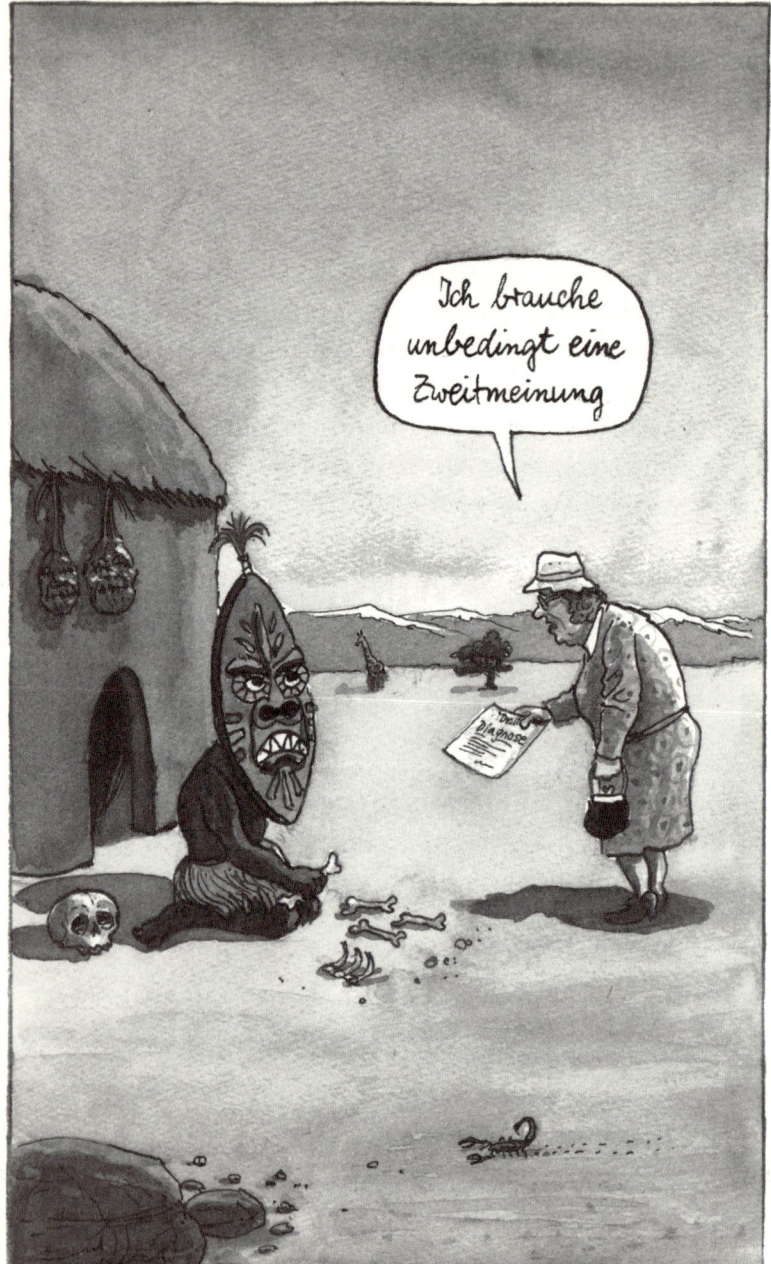

Marianengraben

«Hast du Angst?», frage ich Silke, die schon vor dem Mammographiezentrum wartet. Sie ist käsebleich im Gesicht, stopft sich ein Croissant in den Mund und scheint ziemlich nervös zu sein. Bei aller Beherrschung – ich bin es auch.

«Ja, ich habe heute irgendwie ein seltsames Gefühl, wahrscheinlich, weil ich nicht besonders gut geschlafen habe», erklärt sie, was mich nicht weiter beunruhigt, denn ich bin ganz zuversichtlich.

Auch bei meinem Schritt zwei, dem Mammographietermin am 12. November 2008, ist Silke mein Schatten. Vor ein paar Tagen hatte sie mich gefragt:

«Willst du, dass ich bei der nächsten Untersuchung wieder dabei bin? Ich freue mich, wenn du mich mitnimmst. Ich habe auch etwas davon, wenn ich dich begleite.»

«Ach, und was soll das bitte schön sein?», fragte ich belustigt. Ich konnte mir beim besten Willen nicht vorstellen, dass jemand an möglichen Katastrophen freiwillig teilhaben wollte, als hätte ich eine leckere Schokoladentorte zu verteilen.

«Ich lerne», versicherte sie. «Ich lerne, wie man auch mit solch schwierigen Situationen gut umgehen kann.»

Ich freute mich dennoch über ihr Angebot, denn Jürgen kann mich nicht zu Ärzten begleiten, er ist Phobiker und sinkt schon beim Anblick einer Spritze in Ohnmacht. Als wir uns kennenlernten, begleitete er mich einmal zum Zahnarzt, aus Mitleid mit meiner schmerzenden Backe. Nach der Behandlung musste ich ihn vom Boden aufsammeln. Er ist aber gedanklich bei mir, auch Renate, vor ein paar Tagen weihte ich meine Schwester doch in den Termin ein. «Ich hoffe, es geht gut für dich aus», hatte sie am Telefon gesagt. «Ich finde, es reicht, wenn einer von uns beiden Brustkrebs hat.»

Silke und ich vertreiben uns die Zeit in einem spartanisch eingerichteten Wartezimmer, nur Stühle und zwei Regale voller Modezeitschriften stehen an der Wand. Wir plaudern, lachen leise gegen die Angst an, tun so, als würde uns ein Kellner gleich Hummer und Champagner servieren. Draußen eilen viele Ärzte über den Flur der riesigen Praxis. Dagegen ist die Zahl der Patienten überschaubar, drei Frauen und ein Mann, alle um die sechzig. Wir sind die jüngsten. Sie grüßen uns Neuankömmlinge, der Blick ist ernst, zwei der Frauen sind in sich und ihre Magazine vertieft. Nur eine Patientin ist in Begleitung erschienen – wie ich. Aus Gesprächsbrocken erfahren wir, dass bei ihr nicht zum ersten Mal die Diagnose Krebs gestellt worden war.

Je näher die Röntgenuntersuchung rückt, desto mehr fürchte ich mich vor meinem unsichtbaren Innenleben. Vielleicht hat sich auch in mir etwas abgespielt, dessen Gemetzel gleich auf dem Screen zum Vorschein kommt? Schließlich bin ich so nervös, dass ich nicht einmal mehr in den Zeitschriften lesen kann. *Elle, Vogue, Madame* – Silke schlägt ein Hochglanzmagazin nach dem anderen auf und blättert unverdrossen Seite für Seite um. Sie liest mir vor, den neuesten Klatsch von Jette Joop, Antonio Banderas und Heidi Klum, und zeigt mir die Mode dieser Saison. «Welchen Mantel würdest du kaufen?», fragt sie und deutet auf die sandfarbenen, blauen, grünen und roten Wintermodelle.

«Keinen», sage ich, wobei ich gar nicht richtig hingesehen habe.

Silke lässt sich nicht beirren und nimmt die nächste Seite in Angriff, stoppt bei Schuhen, Röcken, Hosen, Taschen,

Armreifen und Ringen. Alles Dinge, die ich derzeit nicht brauche.

«Frau Müller!», ruft eine Röntgenassistentin und hält mir einladend die Tür auf.

Ich schieße wie eine Kanonenkugel vom Stuhl. «Machen Sie bitte den Oberkörper frei. Stellen Sie sich möglichst gerade hin und entspannen Sie sich vor allem», weist sie mich liebenswürdig an. Die nette, stämmige Dame schiebt und quetscht die beiden Brüste zwischen zwei Glasplatten. Von jeder Brust macht sie zwei digitale Aufnahmen aus verschiedenen Richtungen, von oben und schräg seitlich. «Das war's schon», sagt sie, keine fünf Minuten hat das gedauert.

Es müssen keine Röntgenbilder mehr entwickelt werden, auf dem Monitor neben dem Mammographiegerät kann ich die Aufnahmen deshalb gleich sehen. Sie zeigen die Umrisse und das Innere des Busens in Grau-Weiß. Sieht eigentlich ganz normal aus, finde ich.

«Und, haben Sie etwas Auffälliges entdeckt?», frage ich die Assistentin. Sie lächelt, schweigt und schiebt mich freundlich, aber bestimmt aus dem Raum. Vermutlich darf sie die Frage gar nicht beantworten.

Die meterlange Wand des Flurs im Untersuchungstrakt ist vollgepflastert mit Brustbildern, ich sehe spitze, runde, große, mittlere, kleine Brüste. Eine Radiologin steht vor den anonymen, beleuchteten Brustpostern, analysiert, interpretiert und wispert das, was sie sieht, in ihr Diktiergerät. «Rechts Zyste, fünf Millimeter ... Mikrokalk links ...» Da werde ich auch gleich hängen.

Eine Praxishelferin führt mich in das enge, verdunkelte Ultraschallzimmer von Dr. Gesine Schweig; es ist die Radiologin vom Flur. Sie ist um die fünfzig, bittet mich auf eine Liege, die mit Papier überzogen ist, wieder mit freiem Oberkörper. Beim Ausziehen erzähle ich, dass meine Zwillingsschwester Brustkrebs hat und welche Untersuchungen ich selbst hinter mir habe. «Ich habe übrigens schon einen Blick auf Ihre Mammographiebilder geworfen», sagt die Medizinerin. «Sie sehen gut aus, keine Auffälligkeiten.» Ich kann es kaum glauben und habe Mühe, mich auf der Liege zu halten, so freue ich mich.

Als der Ultraschallkopf über mich fährt, hypnotisiere ich den Monitor mit den dunklen und hellen Flecken. «Zysten», sagt die Brustexpertin, «dichtes Gewebe, das ist normal bei jungen Frauen. Die Aufnahmen zeigen nichts Gefährliches, jedenfalls nichts, was da nicht hingehört.»

«Wenn ich jetzt diese Praxis verlasse, dann muss ich mir keine Sorgen machen?» – «Sie können ganz beruhigt sein.»

«Und ich soll auch nicht zum MRT?», bohre ich weiter.

«Nein, das ist nicht notwendig, dafür gibt es keinen Anhaltspunkt. Aber es wird noch eine zweite Radiologin auf die Bilder schauen; wenn sie nichts entdeckt, kommen Sie in sechs Monaten wieder.» Die Praxis arbeitet nach dem Vieraugenprinzip, eine zweite Person kontrolliert die Aufnahmen und soll zu einer unabhängigen Einschätzung kommen. Im besten Fall decken sich die Meinungen, sonst folgen weitere Untersuchungen.

Ein halbes Jahr Luft, jubele ich, das ist noch weit weg, mein Herz macht einen gigantischen Satz. Ich habe nichts, ich habe nichts, ich habe nichts. Hürde zwei ist genommen. Silke, die wie eine Kerze im Wartezimmer sitzt, zeige ich wortlos das Ergebnis – mit dem Daumen nach oben, alles gut. Farbe wandert in ihr Gesicht zurück. Vor der Praxistür erzählt sie mir schließlich den Grund für ihr ungutes Gefühl von vorhin: «Gestern ist mir eure kürzlich aufgetretene Zahnentzündung eingefallen; fast zeitgleich und Hunderte Kilometer voneinander entfernt habt ihr die Zahnarztpraxen mit identischer Diagnose verlassen – das schien mir kein gutes Omen zu sein.»

«Stimmt, daran habe ich überhaupt nicht mehr gedacht,

und wenn, dann hätte ich das bestimmt nicht als Hinweis gesehen, dass ich jetzt auch Brustkrebs haben könnte. Diese Zwillingsgeschichten mit den Migräneanfällen zur gleichen Zeit an verschiedenen Orten, an die habe ich sowieso nie geglaubt.»

Alles in Ordnung, auf den Mammographieaufnahmen sieht man nichts», ruft Ingrid in den Hörer. Endlich! Die glühenden Kohlen, auf denen ich seit Stunden sitze, verwandeln sich augenblicklich in kalte Asche. So etwas von befreit und glücklich bin ich, dass ich am liebsten herumtanzen würde wie ein Derwisch. Es gibt sie also doch noch, die kleinen Lichtblicke. Dass meine Schwester das gleiche Schicksal wie mich ereilen könnte, dafür reicht meine Vorstellungskraft einfach nicht aus. Gut, dass Ingrid mir erst jetzt von dieser Frauenärztin erzählte, die alles Mögliche an der falschen Stelle gesucht hatte. Zu gern würde ich sie anrufen und mich erkundigen, wie viel Honorar sie für die Untersuchung bei meiner Schwester berechnet hat, Ingrid ist immerhin Privatpatientin. Ein Fall für die Zweiklassenmedizin? Bisher habe ich nichts davon zu spüren bekommen, meine (gesetzliche) Krankenkasse verhält sich überraschend freundlich, hilfsbereit, absolut korrekt. Nichts ist mir bisher verweigert worden. Vielleicht, weil ich eine noch so junge Krebspatientin bin?

«Du kannst jetzt voll und ganz auf mich zählen», sagt Ingrid weiter. «In einer Woche komme ich mit zur zweiten Chemotherapie.»

«Schön, aber hoffentlich erkennst du mich überhaupt wieder, ich werde dich mit blonder Perücke empfangen.»

Meine Gedanken wandern zwei Tage zurück, zu diesem unvergesslichen 10. November, als ich morgens in meine Haare fasste und plötzlich ein ganzes Büschel in der Hand hatte. Mein Körper wehrte sich, rebellierte gegen die Chemotherapie, warf die Haare vom Kopf wie ein Baum sein Herbstlaub. Noch ein bis zwei Tage, dachte ich, dann wird mein Kopf genauso kahl sein und spiegeln wie der Parkettboden unter mir. Meine Freiheit war endgültig zu Ende. Die Fremdheit begann. Wieder und wieder griff ich in meine schulterlange braunrote Mähne, es war, als würde man aus einem frischen Heuhaufen alte Halme herausziehen.

«Meine Haare fallen aus, seit heute früh. Büschelweise!» Aufgelöst hatte ich bei Michaela angerufen.

«Meine auch», antwortete sie trocken.

Die Haare müssen als Erstes dran glauben, weil sich ihre Zellen besonders schnell teilen – Kopfhaare, Beinhaare, Augenbrauen, Wimpern. «Das haben dir die Ärzte doch gesagt!» Nach dem Gespräch mit Michaela redete ich mit mir selbst, um meine Panik statt meiner Locken zu bändigen. Nachts träumte ich von meinem Haarverlust. Ich stand auf, meine Haare blieben zurück. Als wäre eine alte Bettmütze vom Kopf gerutscht.

Dem Haarausfall konnte ich aber nicht weiter tatenlos zuschauen. Wie eine räudige Katze mit stumpfem Strubbelfell strich ich daraufhin um die Frankfurter Salons, auf der Suche nach dem Friseur meines Vertrauens. Alles, was mein Viertel zu bieten hatte, war zu hip für mein Vorhaben. Nein, ich brauchte keine *Brigitte*-Frisurberatung, wollte keine blonden Strähnchen und schon gar keinen Laden, in dem Leute mit Tönungscreme und Alustreifen im Schaufenster sitzen. Was ich brauchte, war ein Shortcut. Und da war Elisa, die seit vierzig Jahren einen stilvollen Laden schräg gegenüber betreibt, genau die Richtige. Nur zu gern befolgte ich ihren Rat, nach Feierabend zu kommen, wenn keine Kunden mehr da seien. Als ihr Rasierer mit leisem Gebrumm seinen Bahnen auf meinem Kopf zog, Streifen machte wie ein Rasenmäher auf dem Fußballplatz und der Rest meiner Locken kraftlos, federleicht auf den Boden schwebte, staunte ich über mein Spiegelbild.

Ingrid versucht mich am Telefon aufzumuntern: «Komm, damit war doch zu rechnen, die wachsen ja wieder.»

«Klar, es ist aber trotzdem schrecklich», antworte ich trotzig. Ich stelle fest, dass es Momente gibt, in denen man sehr alleine ist. Vermutlich erträgt meine Schwester aber meine Verzweiflung genauso wenig wie ich selbst.

«Wenn du keine Haare mehr hast», fragt mich Ingrid, «willst du mich dann überhaupt noch sehen?»

Ich bin anfangs verblüfft. Was für ein Einfall. Aber schließlich verstehe ich sie. Meine Zwillingsschwester hat Angst, dass ich anfangen könnte, sie zu hassen. Für ihre bleibende Schönheit, für ihr Maß an Normalität, während ich langsam verfalle. Innerlich. Äußerlich. Für alle Welt sichtbar. Das könnte uns trennen. Ich frage mich, ob mein vermeintliches Spiegelbild mich selbst zu einer traurigen Erinnerung werden lässt, gleich einem Gemälde, das plötzlich in der Ahnengalerie hängt: So hast du mal ausgesehen, so haben sich deine Locken angefühlt, so haben sich andere Hände dort hineingewühlt. Das würde wehtun.

Mir schießt eine Frage in den Kopf, der wir als Zwillinge wieder und wieder ausgesetzt waren: «Wenn du Ingrid ansiehst, ist es dann so, als würdest du in den Spiegel schauen und dich selbst anblicken?» Für mich war das jedes Mal eine komische Vorstellung. Als würde ich mich mit mir selbst verwechseln.

«Willst du etwa deine Haare aus Solidarität auch abschneiden?» Ich frage meine Schwester vorsichtig, um ihr vor Augen zu führen: Das Schicksal gibt uns nun einmal getrennte Wege vor. Für mich heißt das: Ich habe Krebs, sie nicht. Mir fallen die Haare aus, ihr nicht. Ich habe Angst, sie auch.

«Renate, ich rufe dich später nochmal an, dann reden wir weiter», sagt Ingrid nach ein paar Minuten und legt auf.

Was sind schon Haare gegen eine ganze Persönlichkeit?, denke ich kampfeslustig. Hauptsache, meine Schwester ist gesund. Leider weiß ich nicht, ob sich diese besagte Persönlichkeit nicht langsam, aber sicher aufzulösen beginnt. «Suchen Sie nach einer Perücke, bevor Ihre Haare ausfallen», hatte Maria Krapp von der Krebsstation geraten. Also tauschte ich Natur gegen Kunst, Locken gegen Spaghetti, Schulter gegen Kinn.

Mir war heiß, als ich den Perückenladen betrat, eine freundliche ältere Frau mich diskret hinter eine spanische Wand lotste, mir ein enges Haarnetz über den Kopf stülpte, der Hygiene wegen. Vorsichtig sah ich mich um: Dutzende von Modellen, in Vitrinen, auf Styroporköpfen, hier würde ich garantiert etwas finden. Aber mit Perücken kann es sich verhalten wie mit schlecht sitzenden Hemden. Sie passen nicht und sehen scheußlich aus: Modell für Modell schleppte die Fachverkäuferin heran, rot, braun, kinnlang, mit Pony, ohne Pony, eine Echthaarperücke, Löwenmähne, gewellt. Wie eine auftoupierte Opernsängerin wirkte ich mit dem Ding.

«Das Echthaar müssen sie pflegen, jeden Tag mit Lockenwickler oder einem Lockenstab bearbeiten», sagte sie.

«Das ist mir viel zu umständlich», antwortete ich.

Nach der zehnten Anprobe entdeckte ich «Champagner» und «Espresso», zwei Kunsthaarperücken, die eine blond, die andere braun, beide mit glattem Haar. Die Perücken hatten rein gar nichts mit meinem über viele Jahre gehüteten braunroten Lockenkopf zu tun. Ich dachte: Nur Mut, wenn ich mich schon verändern muss, dann richtig. Den Vorschlag meines Physiotherapeuten, es wie eine Muslima zu versuchen: «Tuch umbinden und Socken oder Schulterpolster am Hinterkopf anbringen, der Fülle wegen», habe ich ad acta gelegt. Genauso wie die Mützen, die bunten Kopftücher und Turbane zum Drapieren. Das sei im Vergleich zu Perücken «die ehrlichere Variante», hatte es mir eine Expertin für Chemotherapie-Kopfbedeckungen gesagt. Ich beschloss dagegen: Mit der Lügenfrisur kann ich gut leben.

Blond ist für die guten Tage, braun für all die anderen, die kommen werden und von deren Ausmaß ich seit der Isolierstation einen Vorgeschmack habe. Es sind die Tage, in denen mein Körper und ich getrennte Wege gehen werden. Eine Fremde mit Tarnkappe und Knochenschmerzen, die durch bergeweise Tabletten eine einzige Medikamentenstation ist, auf Du und Du mit dem Krebs. «Champagner» und «Espresso» lassen die alte Renate verlöschen wie ein langsam abbrennendes Stück Papier. Aus der Asche, so meine Vorstellung, werde ich mich aber irgendwann in neuem Glanz erheben.

Meine Mammographie ist erst zwei Tage her, und mich erreicht ein Anruf, der mich erzittern lässt. Es ist die zweite Radiologin der Münchner Praxis, die sich ebenfalls meine Aufnahmen angesehen hat. Als Dr. Jutta Habermas stellt sie sich vor, sie spricht ein freundliches Schwäbisch. «Auf den Bildern selbst habe ich nichts Auffälliges entdeckt», beruhigt sie mich sofort. «Aber weil Ihre Zwillingsschwester Krebs hat, würde ich Sie gern zur Sicherheit zum MRT schicken.»

«Meine Schwester hat gerade die erste Chemotherapie hinter sich, ich habe sie selbst dorthin gebracht, ich wollte sie auch zu den nächsten Zyklen begleiten. Eigentlich kann ich gerade keine weiteren Hiobsbotschaften brauchen», antworte ich entsetzt.

«Das verstehe ich gut, aber ich habe schon einen Termin für Sie organisiert, gleich nächsten Montag, den 17. November. Ich schau mir die Bilder an, dann können wir sie direkt danach besprechen», betont sie.

«Gut, ich mache es», verspreche ich. Eigentlich habe ich mich an einem sicheren Ufer geglaubt, die nächsten sechs Monate schon für Renate eingeplant. Soll jetzt alles durcheinandergewirbelt werden?

Zum MRT-Termin nehme ich das Fahrrad, um die schlimmste Angst wegzutreten. Der Magnetresonanztomograph steht nicht in einer Klinik, sondern in einer speziellen Röntgenpraxis. Ich war noch nie in einer engen Röhre eingeklemmt gewesen, weiß auch nicht, ob ich wie meine Schwester unter Klaustrophobie leide.

Keine Hand passt zwischen mich und die Wand des Geräts. Ich liege auf dem Bauch, stecke bis zur Hüfte in dem stählernen Rund, presse die Augen fest zusammen. «Das wird sehr laut», sagen die beiden Assistentinnen und stülpen mir zum Schutz dick gepolsterte Kopfhörer über die Ohren. «Nach ein paar Minuten holen wir Sie noch einmal kurz heraus und spritzen Ihnen ein Kontrastmittel», erklärt mir eine der Assistentinnen. Ich versenke mich in mich selbst, und es gelingt mir tatsächlich, das Dröhnen, Rattern, Stampfen, das ich gedämpft höre, als moderne Musik zu empfinden. «Rhythmisch klingt das ja», erzähle ich den Röntgenassistentinnen begeistert, als ich nach zwanzig Minuten endgültig aus der Röhre gefahren werde. Angst in dieser Enge hatte ich zu keinem Zeitpunkt.

«Wir schicken die Bilder sofort über den Computer zu Dr. Habermas, sie erwartet Sie in einer halben Stunde in ihrer Praxis», erklärt mir die eine Helferin.

Ich steige auf mein Fahrrad und radle los. Silke erwartet mich dort schon vor dem Mammographiezentrum.

Dr. Jutta Habermas ist eine kleine, aparte und besonnene Person mit brünetten Haaren, die einen dicken Pullover und einen schwarzen Glattlederrock trägt. «Hallo», begrüßt sie uns und führt uns in ihr Besprechungszimmer. Ein großer Schreibtisch, vollbeladen mit Büchern, Fachzeitschriften, Papieren. «Setzen Sie sich doch bitte.» Die sympathische Ärztin schiebt ein paar Akten zur Seite, dabei lässt sie uns beide nicht aus den Augen. Der professionell prüfende Blick gleitet über mich, schließlich bleibt er an Silke haften. Es ist, als würde sie herausbekommen wollen, wie wir zueinander stehen und wie viel ich verkraften kann. Im Hintergrund läuft schon der Film mit meinen MRT-Bildern auf einem Monitor. Viel kann ein Laie wie ich darauf nicht erkennen, außer flackernden Flecken in Schwarz-Weiß, die sich aufblähen und wieder zusammenziehen wie eine Lunge.

«Da gibt es etwas, was mir nicht gefällt», sagt sie weiter. Ich setze mich kerzengerade auf. «Wir haben Ihnen ja ein Kontrastmittel injiziert, es sammelt sich in besonders stoffwechselaktiven Zellen an, dazu gehören auch Krebszellen. Auffällig ist der zeitliche Verlauf, wie sich die Substanz anreichert. Schauen Sie, dies sind die Bilder vor dem Kontrastmittel, und hier sehen Sie die Aufnahmen, nachdem wir es gespritzt haben – wir haben somit einen direkten Vergleich.»

Nein, das kann nicht sein, das darf nicht sein, denke ich. Mich verlassen alle Worte. Deshalb springt Silke in die Bresche: «Wie wahrscheinlich ist es denn, dass es sich dabei um etwas Bösartiges handelt?», fragt sie.

«Nun ja, ich schätze, 50:50», antwortet die Radiologin vorsichtig.

Der Satz dringt wie ein Giftpfeil in mein Bewusstsein. Das habe ich schon einmal gehört, bei meiner Schwester. Sagen das eigentlich alle Radiologen?, frage ich mich. Ganz langsam erahne ich, was auf mich zukommen könnte. Nein, nein, nein! Ich will das nicht! Der Überlastungsschalter in meinem Kopf springt an, und langsam breitet sich um mich herum eine tiefe Dunkelheit, Kühle und Stille aus, ich sinke im freien Fall nach unten, unheimlich ist diese Abwärtsfahrt. Finster und kalt wie der Marianengraben im Pazifischen Ozean. Mit mehr als 11 000 Metern ist er die tiefste Stelle des Weltmeeres. Wie ein abgestorbenes Pflanzenteil gleite ich langsam in ein undurchdringliches Meer, blicke in den Abgrund der Erde, niemand hat ein Netz gespannt, in dem ich haften bleiben könnte. Ich spüre einen heftigen Druck, der mich zusammenpresst, als würde mich eine Riesenfaust zerquetschen. Fische mit Riesenaugen tummeln sich in dem Dunkel, Tiere mit breiten Mäulern und gefletschten Zähnen, bizarr geformte Würmer, leuchtende Quallen, die wie Ampeln blinken in der totalen Finsternis. Aber es ist Leben, in einer vollkommen – wie mir scheint – lebensfeindlichen Welt. Ich will das auch! Leben! Auch wenn meine Umwelt derzeit alles andere als freundlich ist. Ich beginne mich dem Sog nach unten entgegenzustemmen, finde schließlich den «An-Schalter» im Kopf, denn ich will unbedingt wieder ans Licht. So einfach will ich mich nicht geschlagen geben. Als ich fast wieder an der Oberfläche bin, höre ich Dr. Habermas aus der Ferne sagen: «Ich würde eine Biopsie vorschlagen, um das genauer zu klären. Ich würde sie selbst durchführen, hier in der Praxis, wir sind dafür ausgestattet.»

«Können wir das bitte sofort machen, noch heute?», frage ich, als mein Kopf wieder halbwegs über das Wasser ragt. Wie Renate eine Woche mit der Gewebeentnahme zu warten, das schaffe ich nicht. Ich will Klarheit, jetzt.

«Ich verstehe, dass Sie aufgrund der Geschichte mit Ihrer Schwester nicht warten können», antwortet sie. «Kommen Sie heute Nachmittag wieder hierher, ich hoffe, Sie haben kein Aspirin genommen. Wegen der Blutungsgefahr müssten wir den Eingriff sonst vielleicht verschieben.» Habe ich aber. Heute Morgen, als mir fast der Kopf platzte. Vor Angst.

«Ich will die Biopsie trotzdem», versichere ich. Die Gefahr zu verbluten erscheint mir angesichts der Bedrohung Brustkrebs einfach lächerlich.

«Gut, ich denke, wir können das riskieren», antwortet sie.

Renate hat Krebs. Ich habe Krebs. Wie schnell sich zwei Leben wenden können. Wir haben das Leben geteilt, jetzt offenbar auch die Krankheit. Meiner Zwillingsschwester bei den nächsten Chemotherapien beizustehen, das wird nicht möglich sein. Langsam wird mir das klar. Ein Ungeheuer hat zum zweiten Mal tief Luft geholt und wird uns in den nächsten Monaten in Atem halten.

Silke und ich gehen in ein Café, das gegenüber der Praxis liegt. «Es gibt vielleicht noch andere Erklärungsmöglichkeiten, die nicht gleich Brustkrebs heißen», wende ich ein und versuche mich zu sortieren. «Aber ich habe den Blick der Ärztin gesehen, als sie uns die MRT-Aufnahmen erklärte. Ich finde, der zeigte schon deutlich, was sie selbst glaubte.» Ich rufe Jürgen an und erzähle ihm, was wir gerade erlebt haben. Er sagt: «So, wie sich das anhört, müssen wir schon damit rechnen, dass das jetzt nicht gut ausgeht.»
Ich weine einen tiefen Tränensee.

Gestern ist mein alter Freund Burkard aus Berlin angereist, um mir unter die Arme zu greifen. Wir kennen uns seit 1988, nun hocken wir vor einer Kiste alter Schwarz-Weiß-Fotos und graben uns mitten am Tag voller Hingabe in die Vergangenheit. Ich und er in Berlin, da stand die Mauer noch. «Sieh mal, hier hatte ich ziemlich kurze Haare», stelle ich überrascht fest. Jetzt habe ich gar keine mehr.
Ich erzähle ihm von meinem Aufenthalt in der Isolierstation, von den Knochen- und Gliederschmerzen, davon, wie anders es sich im Vergleich zu einer Grippe anfühlt, vom Tag, als meine Haare ausfielen: «Meine Wohnung war plötzlich voller Locken, auf dem Fußboden, im Abfluss, überall lag ein zarter Teppich herum, ohne Spannkraft, beängstigend viele waren das, die da irgendwie nicht hingehörten.» Mit einem schwarzen Kopftuch, das ich in den Herbstnächten um den kahlen Schädel gewickelt habe, sitze ich neben Burkard. Ihm ist das egal. Unsterblich verliebt war ich damals in diesen Lebenskünstler mit den gleichen fränkischen Wurzeln wie ich, danach haben wir innige Freundschaft geschlossen. Für mich

ist er immer noch der gleiche jungenhaft charmante Typ von damals – schmale Figur, Dreitagebart, brauner Lockenkopf, nur mit ein paar grauen Haaren mehr. Schon nach wenigen Minuten kommt es mir vor, als hätte er mir eine Infusion mit purem Optimismus gelegt.

Mit ihm vertreibe ich mir die Zeit vor der zweiten Runde Chemotherapie, die übermorgen, am 19. November, starten soll. Er hilft mir, in meiner Wohnung wieder ein Mindestmaß an Ordnung herzustellen: Papierstapel entsorgen, den Kühlschrank auffüllen, Ruhe fürs Auge schaffen. Ich habe nicht die Kraft dazu. «Aufräumen», schmunzelte mein liebenswürdiger Coach bei einer unserer Aktionen, «kann ich besonders gut bei anderen.»

Plötzlich klingelt das Telefon, während wir uns vergangenen Träumereien hingeben, uns immer wieder über die Fotos amüsieren. Es ist Ingrid. Stockend erzählt sie mir von ihrem MRT-Termin.

«Die zweite Radiologin hat da etwas gesehen, was ihr nicht gefällt. Es tauchte bislang nirgendwo auf, nicht im Ultraschall, nicht in der Mammographie. Sie will das nachprüfen. Das heißt, ich muss auch zur Biopsie. Noch heute.» Meine Schwester versucht gar nicht erst, um den heißen Brei herumzureden, zu viel haben wir in den letzten Wochen zusammen durchgemacht. Schließlich sagt sie: «Ich hab den Satz auch zu hören bekommen ... 50:50.»

«Das kann nicht wahr sein», rufe ich entsetzt aus. Mir ist klar, was das bedeutet. 50:50. Das Glas ist nicht mehr halbvoll, da gibt es kein Vertun. Aus Ingrids Stimme, der Art, wie sie alles klar, aber zugleich wie eingefroren berichtet, als würde sie neben sich stehen, schließe ich, dass sie bereits in den Abgrund hineingeblickt hat. «Ruf mich bitte später noch einmal an, damit ich weiß, was los ist», sage ich, bevor sich mein Gehirn verschließt wie eine Auster und Ingrids Stimme im Hörer verklingt.

Als ich Burkard, der sich aus meinen Wortfetzen schon ein Bild zu machen versuchte, die Situation meiner Schwester genauer schildere, sagt er: «Das ist ja furchtbar, das darf einfach nicht wahr sein.» Er schiebt die Kiste mit den Schwarz-Weiß-Fotos von sich.

«Doch», erwidere ich bestimmt, «das ist wahr.»

Ich bin froh, dass er da ist, dass er nicht versucht, mich vom Gegenteil zu überzeugen. «Bei Ingrid wird heute noch eine Biopsie gemacht. Ich glaube, sie ist sich sicher, dass dabei nichts Gutes herauskommt. Sie hat einen relativ gefassten Eindruck gemacht, als wüsste sie, dass sie auf das Gleiche zusteuert, dass man ihr wie mir die Diagnose Brustkrebs eröffnet. Es scheint, als würde sie schon darüber nachdenken, wo sie sich operieren lassen will. Aber wie sollen wir das aushalten? In zwei Tagen muss ich wieder in die Klinik zur nächsten Runde Chemotherapie. Die einzige Person, die mir dann helfen kann, ist meine Mutter.» Es sprudelt nur so aus mir heraus. Bei unserem letzten Telefonat hatte ich mich mit den Worten von ihr verabschiedet: «Mama, alles wird gut!» Aber jetzt glaube ich das nicht mehr. Alles wird noch schlimmer. Mein Jugendfreund sagt: «Reni, ich bin für dich da. Du kannst jederzeit auf mich bauen.» So darf nur er mich nennen – Reni.

Mein eigenes Schicksal erscheint mir plötzlich unwichtig. Glatze, Perücke, Chemotherapie – na und! Das Grauen ist offenbar immer noch steigerungsfähig. Die Sorge um meine Zwillingsschwester, das, was ihr bei der Biopsie und später bevorsteht, nimmt allen Raum ein. Nicht sie, bitte, nicht auch noch sie.

Ich denke, der Herd ist rund sechzehn Millimeter groß», sagt Dr. Habermas, während sie mit einer Hochgeschwindigkeitsnadel Proben aus der Brust sticht, sechsmal schnell nacheinander. Das ist ja nicht viel, denke ich. In meinem

Kopf geht es so turbulent zu, ich schaffe nicht einmal mehr die Umrechnung von Millimetern in Zentimeter. Dass der Knoten mit 1,6 Zentimetern so klein nicht ist, die Nachricht will einfach nicht in mein Hirn. Seit dem MRT-Termin sind nur drei Stunden vergangen.

Ganz genau sehe ich mir die graue Zellmasse an, die die Radiologin in kleine Plastikbehälter füllt, sie sieht vollkommen unspektakulär aus, die Bösartigkeit ist nicht auf den ersten Blick zu erkennen. Auch wenn die Diagnose noch nicht feststeht, ich bin mir fast sicher, dass dies Krebszellen sind. Und ich habe das Gefühl, dass auch die routinierte Medizinerin dies weiß.

Deshalb frage ich die Expertin: «Was halten Sie davon, wenn ich die Therapie auf verschiedene Städte aufteile? Für die Operation könnte ich Renates Ärztin in Frankfurt fragen, sie ist eine sehr gute Chirurgin, ich kenne sie schon. Und Petro Petrides könnte mich in München weiterbehandeln. Meinen Sie, dass das möglich ist?» Eigentlich wünsche ich mir, sie würde sagen, dass es für solche Überlegungen noch viel zu früh sei. Sie tut es aber nicht.

«Wenn Sie eine gute Ärztin in Frankfurt kennen und Vertrauen zu ihr haben, dann würde ich das in Erwägung ziehen. Es geht ja auch nur um ein paar Tage Aufenthalt in einem Krankenhaus, nicht um Monate. Und auch Petro Petrides ist ein sehr erfahrener Arzt. Ich helfe Ihnen bei allem, und wenn Sie die MRT- und Mammographiebilder brauchen, so ist das kein Problem. In vier Tagen habe ich vermutlich das endgültige Ergebnis aus der Pathologie, aber rufen Sie vorher zur Sicherheit an», sagt sie zum Abschied.

Wie Renate vor zwei Monaten gehe ich mit einem straffen weißen Brustverband auf die Straße. Es ist, als hätte jemand bei einem schrecklichen Film die Wiederholungstaste gedrückt.

Kurze Zeit später schreibe ich an Petro eine E-Mail, diesmal in eigener Sache: «Es sieht jetzt so aus, als würde der Kelch mit dem Brustkrebs auch nicht an mir vorbeigehen. In ein paar Tagen bekomme ich das Ergebnis aus der Pathologie, und ich glaube, ich kann mit nichts Gutem rechnen. Wenn es sich so bestätigen sollte, dann hätte ich sehr gern einen Termin. Geht das?» Schon eine Stunde später bekomme ich elektronische Post von ihm: «Erst mal positiv denken, und wenn das Ergebnis negativ ist, dann wäre der Brustkrebs ja extrem früh erkannt. Termin immer!»

Für mich ist die Tatsache, dass Dr. de Martinez zusätzlich plastische Chirurgin ist und Renates Brust auch kosmetisch schön operiert hat, ein Argument, um viele Kilometer zu reisen. Auch wenn ich Jürgen dann nicht in meiner Nähe weiß. Aber im Krankenhaus könnte er mich aufgrund seiner Phobie ohnehin nicht besuchen. Und es ginge ja auch nur um ein paar Tage. Deshalb verfasse ich eine weitere E-Mail an die Frankfurter Chirurgin: «Es deutet jetzt einiges darauf hin, dass ich selbst betroffen bin. Wenn sich der Verdacht bestätigen sollte, würde ich mich gern von Ihnen operieren lassen. Vielleicht könnten Sie mir kurz mitteilen, ob das prinzipiell möglich ist, ich weiß ja, dass Ihre Terminpläne sehr eng sind. Ich würde mich auf jeden Fall bei Ihnen melden, sobald ich Genaueres weiß – positiv wie negativ.» Sie antwortet mir sofort: «Ich drücke Ihnen die Daumen, dass der Befund doch noch in Ordnung ist. Sollte es leider anders sein, operiere ich Sie gern. Eine gute radiologische Planung ist wichtiger als eine schnelle OP. Innerhalb von sieben bis zehn Tagen ist ein Termin möglich.»

Am Tag der Wahrheit schüttet es aus Kübeln, der 21. November ist so mies wie meine Stimmung und das, was mich erwartet. Seit dem Biopsietermin am Montag bin ich immer länger in der Redaktion geblieben, um mich abzulenken. «Was machst du? Wie schaffst du das bis Freitag?», fragte mich Renate am Telefon. «Was soll ich denn machen? Ich bin eigentlich ganz ruhig, weil ich weiß, wie es ausgehen wird. Ich versuche mich innerlich vorzubereiten», antwortete ich.

Gleich am Morgen rufe ich im Mammographiezentrum von Dr. Habermas an und frage nach, ob das Ergebnis da ist. «Ja», bestätigt eine junge Frau. «Sie brauchen zur Besprechung aber keinen Termin, kommen Sie einfach vorbei.» Es klingt, als hätte sie mich gerade zum Essen eingeladen. Bestimmt hat sie das Ergebnis im Computer gesehen. Würde sie mir ein zwangloses Vorbeischauen empfehlen, wenn das Ergebnis negativ wäre? Ich verspüre einen Funken Hoffnung – noch weiß ich nicht, dass es ein letztes Mal ist. Mit einem Regenschirm und gemischten Gefühlen gewappnet, mache ich mich sofort auf den Weg zur radiologischen Praxis. Je näher ich dem Ort komme, desto schwerer werden meine Schritte, desto langsamer werde ich – wie ein Auto bei Stotterbremsung auf Glatteis. Am liebsten würde ich einfach abbiegen, mich ins nächste Café setzen, Zeitung lesen und so tun, als wäre es ein ganz normaler Spätherbsttag. Silke will mir wieder beistehen, sie steckt in einer dicken Regenjacke und hat sich schon vor dem Hauseingang postiert. «Willst du dir das wirklich anhören?», frage ich. «Das kann hart werden.» Sie nickt entschlossen.

Dr. Habermas holt uns im Wartezimmer ab. Sie hält ein Blatt Papier in der Hand, und das Ergebnis kann ich schon ihrem Gesicht ablesen. Sie lächelt nicht, führt uns in ihr Sprechzimmer und sagt: «Es ist leider, wie Sie gedacht haben. Es tut mir sehr leid.» Sie reicht mir das Schriftstück, auf dem mein Name steht, mein Geburtsdatum und das Wort «Mammakarzinom», medizinisch für Brustkrebs.

«Das ist doch nicht zu fassen!», entfährt es mir ungläubig. «Das gibt's doch einfach nicht.» Trotzdem trifft mich meine eigene Diagnose weniger heftig als Renates vor zwei Monaten. Es ist genau die gleiche Krebsart, in der gleichen

Brust, ausgehend von den Drüsenlappen. Es sind ebenfalls hormonempfindliche Krebszellen, nur sitzt der Tumor bei mir an einer etwas anderen Stelle: auf acht Uhr, nicht auf zehn Uhr wie bei meiner Schwester. Wenigstens hat er sich einen anderen Platz gesucht.

Ich nehme den Zettel mit der Diagnose, die Bilder und meine Beine in die Hand, ich muss sofort weg von hier. «Ihr Job ist bestimmt kein schöner, wenn man schlechte Nachrichten überbringen muss», sage ich der Ärztin beim Abschied, denn auch sie wirkt niedergeschlagen.

«Ja, da haben Sie recht, die Diagnose Brustkrebs muss ich heute noch viermal überbringen», antwortet sie leise. Vier Frauen mit dem gleichen Schicksal wie ich.

Als ich auf der Straße und im Regen stehe, wähle ich als Erstes Jürgens Nummer: «Es ist leider nicht gut ausgegangen, Silke und ich kommen in ein paar Minuten. Ich umarme dich, bis gleich?» Er nimmt die Nachricht gefasst auf, sagt: «Ich habe das geahnt. Und ich habe euch etwas zu essen gekocht.» Meinen Vater kann ich nicht gleich anrufen, denn ausgerechnet heute ist sein Hund gestorben, sein über vierzehn Jahre heißgeliebter Vierbeiner, wie ich vorhin von Renate durch eine SMS erfahren habe. Für meinen Vater ist Krebs gleichbedeutend mit Tod, er hat schon einige Freunde durch die Krankheit verloren. Die Frage, wann ich es meiner Mutter sage, erübrigt sich, sie ist in Frankfurt bei meiner Schwester, beide warten auf meinen Anruf. Ich wähle Renates Nummer.

Ich hab genau das Gleiche wie du», höre ich Ingrid tonlos sagen, sie sagt nicht: «Ich habe auch Brustkrebs», oder so etwas, nein, sie sagt: «Das Gleiche wie du.» Mein Hirn ist besser geworden im Übersetzen solch unglaublicher Sätze, es springt schneller an, arbeitet rascher, das mindert aber nicht die Wucht, mit der mich die Realität jetzt anfällt. Es gibt also keine Hoffnung mehr. Dann folgen die Fakten: «Geht auch von den Drüsenlappen aus, ist zirka anderthalb Zentimeter groß, Operation wie du in der Frankfurter Klinik ... Danach wird man weitersehen.»

Dass Ingrid so gnadenlos nach vorne schaut, Termine wie Stützpfeiler in unser Leben einschlägt, zwingt mich, Selbiges zu tun. Der Weg, so absurd wie tröstlich, ist gebahnt. «Gut, dann kommst du hierher», sage ich. So weiß ich meine Schwester wenigstens in guten Händen. In denen von Dr. de Martinez, der Frau, die mich operiert und bisher für meine Begriffe alles richtig gemacht hat. Selbst eine schöne Narbe hat sie gezaubert. Nicht alle können das. Was nach der Operation kommen könnte, daran will ich nicht denken.

Tack, tack, tack, wieder sind ein paar Sekunden um. Das Leben fließt weiter. Ihm ist es egal, wer darin umkommt. Als ich auflege, sehe ich in die Augen meiner Mutter, die gestern aus Würzburg angereist ist, um mich nach der zweiten Chemotherapie zu unterstützen. Sie ist die Wachablösung für Burkard. Und jetzt wird sie es definitiv auch für Ingrid sein. Versteinert sitzt sie da, an meinem Küchentisch, den Rücken gebeugt. Sie starrt mich an, danach ihre kräftigen Hände, die schlaff auf der Tischplatte liegen, und versucht, den erneuten Schlag innerlich auszubalancieren. «Ingrid hat das Gleiche», wiederhole ich vorsichtig, wenn auch überflüssig, denn sie hat mitgehört, mich dabei fixiert, als wollte sie das Böse bezwingen, es einsperren. Nie zuvor habe ich so einen Blick bei ihr gesehen, nie werde ich ihn vergessen. Eine Mischung aus Schicksalsergebenheit, ungläubigem Staunen, Kampfeslust, grenzenloser Liebe.

Keiner holt die aufgequollenen Semmelknödel aus dem Wasser, die sie für mich gekocht hat, wir sitzen einfach nur da. Keiner weint. Dann umarmen wir uns, sie fühlt sich ganz weich an, meine Mutter, und ich weiß gar nicht, wer wen tröstet. Ich sie, sie mich? Wir uns? Hoffentlich nur eine, wahrscheinlich hatte sie das die ganze Zeit im Stillen gedacht. Aber selbst «nur eine» ist für eine Mutter zu viel. Jetzt hat sie zwei krebskranke Töchter. Eine sitzt mit Perücke vor ihr. Die andere bald auch. Kaum zu begreifen. Ihre Zwillinge, die sie vor vierzig Jahren gesund auf die Welt gebracht hat und um die sie sich wie jede Mutter gesorgt hat: Masern und Schnupfen, die erste Liebe, Sitzenbleiben in der Schule, Hickhack mit dem Bruder, Studium, Lebensglück. Einmal haben wir sie gefragt: «Konntest du uns eigentlich immer auseinanderhalten?» Da hat sie herzhaft gelacht. Jetzt hat man ihr das Lachen gestohlen.

Ich rede mir selbst gut zu: «Mach weiter, es gibt keinen anderen Weg, es geht um Ingrid, überlege, wie du ihr helfen kannst, sieh zu, dass du auf die Beine kommst, vor allem dein Immunsystem, das lässt dich, sollte sich die letzte Erfahrung wie vorhergesagt wiederholen, komplett im Stich. Aber zehn Tage nach der Chemotherapie, das wäre ab dem 29. November, müsstest du wieder bei Kräften sein. Dann kannst du unter Leute und Ingrid im Krankenhaus besuchen.»

Der Wetterdienst hat für den Nachmittag einen Temperatursturz angekündigt, schneien soll es, zum ersten Mal in diesem Jahr. Wir machen uns auf zum Lohrberg, hoch oben über Frankfurt, mit dicken Jacken als Rüstung, Mutter und Tochter, zwei Brustkrebsdiagnosen im Gepäck, eine neue, feste Allianz, deren Geburt erst wenige Stunden alt ist. Achim, der sofort nach meinem Anruf ins Auto gesprungen war, sammelte uns ein, mit bekümmerter Miene, Ratlosigkeit im Gesicht. Wieder einmal beweist er jene Courage, die er schon seit August an den Tag legt und für die ich ihm ein Verdienstkreuz verleihen würde: Er stellt sich der furchtbaren Wahrheit.

Ich bin froh, dass wir irgendwohin fliehen, meinetwegen kann die ganze Welt heute untergehen. Auf der Fahrt unterhalten sich meine Mutter und Achim; ich hänge meinen schweren Gedanken nach. Oben auf dem Berg angekommen, peitscht ein eisiger Wind die Blätter hoch, wie ein fliegender Teppich wehen sie heran, nur einige Zentimeter über dem Boden. Träte man darauf, würde man fallen. Oder mitfliegen. Wir stemmen uns gegen den Sturm, weichen den Ästen aus, die vom Baum in gefährlicher Geschwindigkeit katapultiert werden. Wie Ödön von Horváth sterben, denke ich – dem österreichisch-ungarischen Schriftsteller ist ein tödlicher Ast auf den Kopf gefallen.

Wir kämpfen uns vorwärts, es sind nur noch wenige Meter bis zum Abgrund. Eine Mütze hält meine Perücke auf dem Kopf fest. Ich sehe die Fragezeichen im Gesicht meiner tapferen Mutter. Sie ist nicht überzeugt davon, dass das hier wirklich der richtige Platz für mich ist. Eine Urgewalt rauscht heran, die Kälte frisst sich fest, von den Türmen der Frankfurter Skyline ist nichts zu sehen. Die Stadt steckt in einer Nebelhülle. Mir kommt es vor, als hätte sich der Temperatursturz millimetergenau in meinem Inneren abgebildet, so kalt ist mir. «Lasst uns umkehren», sage ich schließlich. Falsche Zeit, falscher Ort. Zum Sterben.

Silke und ich treffen Jürgen zu Hause im Atelier. Wir lassen uns in die schwarzen Ledersessel fallen, aus den Lautsprechern dringt leise Jazzmusik, es gibt Pasta mit Pilzen. Doch auch der frische Blumenstrauß auf dem Tisch tröstet mich nicht. «Ich lass euch jetzt alleine, wir sehen uns morgen», sagt Silke nach dem Essen und umarmt uns beide zum Abschied. Ein großer Laster kippt jetzt eine Ladung Angst über mich. Eine monatelange Therapie steht auch mir bevor. Wie Renate werde ich mein altes Dasein verlieren, vielleicht sogar meine Arbeit als Journalistin, vielleicht Jürgen – wer weiß, ob er mit einer schwerkranken Ingrid überhaupt umgehen kann und will. Nie war Krankheit bisher ein Thema zwischen uns beiden gewesen. Und am Ende verliere ich noch mein Leben? Es gibt nichts, was ich in dem ersten Schock nicht denke.

Jürgen rückt die schlimme Nachricht in die Realität: «Ingrid, das Wichtigste ist doch, wie hoch die Heilungschancen sind. Das ist das Einzige, was du der Diagnose entgegensetzen kannst – und wie du die Angst in Schach hältst. Krebs ist nicht gleich Krebs, und die Krankheit heißt nicht, dass du gleich todgeweiht bist.»

«Aber Krebs ist ernst! Du kannst das leicht sagen, du hast mit Ärzten ja kaum Erfahrung, und wenn, dann schlechte. Und solche Therapien, wie sie mir jetzt bevorstehen, die würdest du bestimmt gar nicht erst machen, oder?»

«Richtig, die würde ich nicht über mich ergehen lassen.» Das glaube ich ihm sofort.

«Jetzt hast du aber eine krebskranke Frau, die bald mit Medikamenten vollgestopft, aufgedunsen, zerschnitten, verstümmelt und übersät mit Narben sein wird. Ich werde mir Spritzen in den Bauch jagen, tagelang im Bett liegen, nachts mit dicker Wollmütze schlafen und dir morgens beim Frühstück mit Perücke gegenübersitzen. Wie Renate. Man wird mir ansehen, dass ich Krebs habe, ich werde hässlich, schwach, hilfsbedürftig, siech und krank sein. Die energiegeladene Frau, die du kennst und liebst, die werde ich nie wieder sein. Ich werde sterben, viel eher als du. Ich sehe schon die Todesanzeige in der Zeitung vor mir: ‹Wurde nur fünfundvierzig ... hat den langjährigen Kampf gegen den Krebs verloren.› Das schreibst du aber auf keinen Fall, ‹Kampf verloren›, das habe ich noch nie ausstehen können. Und dann musst du ohne mich weiterleben. Hast du dir das so vorgestellt?»

«Ingrid, so schnell stirbst du nicht, und ob du Haare hast oder nicht, das ist doch nicht der Punkt. Denk mal an Sinéad

O'Connor, die Sängerin, die ist doch eine tolle Erscheinung, auch ohne Haare. Und ihr beide seid ohne Haare vermutlich schöner als so manche Frau mit. Also, stell dich nicht so an. Das hier ist jetzt deine größte Herausforderung. Das Problem ist doch eher, dass du immer ein Glückskind warst, noch nie in deinem Leben Niederschläge wegstecken musstest und vermutlich gar nicht weißt, was schlechte Erfahrungen sind. Jetzt musst du lernen, mit negativen Dingen umzugehen.»

«Stimmt», antworte ich kratzbürstig, «aber so etwas braucht doch kein Mensch, ich hab keine Lust auf Kranksein … und dann noch Renate, das ist doch zum Verrücktwerden! Ich will, dass es schnell geht, das tödliche Zeug muss sofort raus.»

Noch am selben Abend schreibe ich Dr. de Martinez: «Ich habe leider keine gute Nachricht: Ich habe den gleichen Krebs wie meine Zwillingsschwester. Jetzt geht es konkret um einen Operationstermin. Haben Sie einen Vorschlag für mich?» Sie antwortet wieder umgehend: «Nicht vergessen, es ist ein Zufallsbefund, der aufgrund der familiären Anamnese früh entdeckt wurde. Nächsten Mittwoch, am 26. November, Vorstellung in der Radiologie, Donnerstag Vorbereitung, Freitag Operation. Wir sehen uns dann, es wird gut.» Auch Petro erhält von mir eine Mail: «Der Verdacht auf Brustkrebs hat sich bestätigt. Nächste Woche reise ich nach Frankfurt, am 28. November ist die Operation, dann melde ich mich wieder.» Die Antwort kommt ebenfalls prompt: «Ja, so machen wir es. Bis dahin, liebe Grüße.»

Viele Stunden verbringe ich vollkommen erstarrt. Bislang bin ich durch das Leben getanzt, jetzt hat Jürgen ernsthafte Bedenken, dass ich es nicht schaffe, dass alles zu viel für mich ist. Und so ist es auch. Bislang war das Kräfteverhältnis zwischen Jürgen und mir ausgewogen, geprägt von

Liebe, Leidenschaft, Verständnis, Respekt, Freundschaft, Autonomie. Jetzt ist diese Balance verlorengegangen. Zudem bin ich vollkommen unerfahren im Annehmen von Hilfe. Ich verteile sie lieber. Aber auf einmal bin ich angewiesen auf Tonnen von Zuspruch – eine Rolle, mit der ich nicht gut zurechtkomme. Jürgen hat Psychologie studiert, bevor er sich beruflich umorientierte und Lautsprecher entwickelte. Er ist ein genauer, kluger Denker und kann Situationen gut analysieren, aber er ist auch ein Provokateur, der den Finger in die Wunde legt und andere dazu bringen will, das Beste aus sich hervorzuholen. Ich jedoch fühle mich von ihm unverstanden. Er geht rational an Dinge heran, ich normalerweise auch, aber derzeit befinde ich mich im Ausnahmezustand, bin Emotion pur – und darin eine wirkliche Zumutung.

Später entdeckte ich eine Studie, in der stand, dass Frauen ihren krebskranken Männern meist beistehen, während diese ihre von Krebs betroffenen Partnerinnen häufig verlassen. Frauen würden sich nur in knapp drei Prozent der Fälle von ihrem Ehemann trennen, Männer suchten jedoch in mehr als zwanzig Prozent der Fälle das Weite. Dem starken Geschlecht falle es schwerer, sich in der Rolle des Umsorgenden zurechtzufinden, schlussfolgerten die Autoren.

Jürgen und ich liefern uns hitzköpfige Debatten, zu aufgewühlt sind wir, um vernünftig miteinander zu reden. Auch Silke, mit der wir uns fast täglich in unserer Lieblingskneipe eingraben, gerät zwischen unsere wuchtigen Mühlsteine. Sie versteht mal mich (und mal auch nicht), sie versteht mal ihn (und mal auch nicht). Jürgen und ich setzen auf eine Katastrophe noch viele weitere im rednerischen Schlagabtausch. Ich fahre verbale Scharfgeschütze auf, er schießt zurück – meine Kugel trifft, seine sitzt nicht minder. Ich werfe ihm wiederholt aufgebracht und trotzig vor: «Du verstehst mich nicht, du weißt nicht, wie das ist, du kannst einfach so weiterleben wie bisher, für mich ist alles vorbei.» Es sind die gleichen Gedanken und Sätze, die mir Renate vor zwei Monaten an den Kopf geworfen hatte. Damals verstand ich es nur ansatzweise, heute fühle ich, was das heißt.

«Alles, was ich mal geliebt habe, werde ich nie mehr machen können. Ich werde Dauergast bei Ärzten sein, ein ewiger Therapiefall. Ich werde mal arbeiten können, mal nicht, ich werde angekettet und nie wieder frei sein. Das wird immer so weitergehen. Am Ende bin ich nach fünf Jahren tot. Renate auch. Dann kannst du alleine ausgehen.»

Jürgen kontert: «Du musst dich um dich selbst kümmern und wegkommen vom Katastrophendenken, das ist eines der schlimmsten irrationalen Gefühle. Sonst sitzt du wie das Kaninchen vor der Schlange und machst dich zum Opfer. Objektiv ist es nicht so furchtbar, wie du denkst, auch wenn du subjektiv Angst hast. Du musst versuchen, Zuversicht, Vertrauen und Gelassenheit zu lernen. Mach dir den Arzt zum Freund und die Krankheit nicht zum Feind. Du kannst etwas Positives dagegensetzen, das hast du selbst in der Hand. Ich habe vor kurzem im Fernsehen einen Bericht über eineiige Zwillinge gesehen. Die Chemotherapie half der einen Schwester nicht, dadurch wusste die andere, dass eine solche Behandlung auch für sie sinnlos war. Das ist das Gute – der später Betroffene weiß immer schon mehr. Du willst alles gut hinter dich bringen? Dann musst du auch in den Tunnel hineinfahren und schnell das Licht erkennen.»

Der Stress macht uns zu rhetorischen Kriegssoldaten. Wir fügen uns Verletzungen zu, die zum Glück nicht lebensgefährlich sind. Mal verlässt Jürgen die Bar, mal Silke, mal ich – und nachts weine ich stumm meine Verzweiflung in die Kissen.

Vielleicht bin ich mittlerweile eine passable Pflegeschwester, aber bestimmt keine gute Patientin. Ich weiß gar nicht, wie das geht. Ich bin gewohnt, selbst zu denken, selbst zu entscheiden – jetzt tun es Ärzte für mich. Ich stolpere aus der Fürsorge für Renate mitten hinein ins finstere Chaos, in dem sich mir ein Turm aus ungelösten Fragen in den Weg stellt. Ich will nicht schwach werden, meinen Stolz nicht verlieren, mich nicht brechen lassen, nicht anderen mein Leben überlassen. Ich muss mich dennoch den Ärzten ausliefern – und selbst sehen, wie ich im Irrgarten den Ausgang finde. Von der alten Das-schaff-ich-selbst-Ingrid, die immer souverän daherkam, muss ich mich verabschieden. Sie hat ausgedient wie ein löchriger Panamahut. Wie soll das gehen? Alles war bislang Theorie, jetzt geht es auch für mich ans Eingemachte. Und das schmeckt anders.

Ich werde vielleicht monatelang nicht arbeiten können – was wird da aus meinem Job als Chefredakteurin? Wie kann ein kleines Unternehmen mit fünfzehn Leuten das auffangen, wenn ich wie Renate über Monate ausfalle? Ich bin der Kopf, ohne mich geht nichts, so denken viele. Ich auch. Ich habe Angst, plötzlich krank, ohne Job und Verdienst auf der Straße zu stehen. Denn woher soll das Geld kommen, wenn ich länger krank bin? Damit habe ich mich nie beschäftigt. Auch jetzt nicht. Ich habe einfach keinen Kopf dafür, nicht einmal meiner Krankenversicherung sage ich Bescheid. Ich spreche in der Redaktion mit Philipp, dem Geschäftsführer meiner Firma. Er beruhigt mich: «Wir finden eine Lösung, wir schauen einfach, wie es geht. Wenn du kannst, bist du in der Redaktion, wenn nicht, dann bleibst du zu Hause. Vielleicht kannst du von dort aus arbeiten. Wir sind ein Internetunternehmen, da sollte das doch möglich sein. Ich kümmere mich stärker um alles, der Rest ruht eben, bis du wieder da bist. Das wird gehen, du wirst sehen.»

Sein Angebot hilft mir, in diesem Strudel schwimmen zu lernen. Und auch meine Kollegen sind sofort bereit, alle möglichen Aufgaben von meinem Tisch zu hieven. Ganz langsam räume ich das Trümmerfeld nach dem Erdbeben auf, platziere Stein auf Stein. Ich beginne darauf zu vertrauen, dass Jürgen und andere mich unterstützen werden. Es gibt auch keine andere Lösung. «Ich helfe dir, ich bin da, immer, das ist doch vollkommen klar», sagt Jürgen. Ein Satz, der uns vieles erspart hätte.

«Heute Morgen stand ich unter der Dusche und habe mit meinem Körper geschimpft», erzähle ich. «Ich habe ihm gesagt: ‹Ich finde dich einfach abscheulich, ich bin sauer, wütend, enttäuscht, dass du mich so im Stich lässt. Du hast Krebszellen produziert, die niemand bestellt hat. Jedenfalls nicht ich.›» Jürgen lächelt.

Am nächsten Tag gehe ich die Operation entschlossen an, dazu gehört auch der Kauf eines Sport-BHs, «Modell Desiree» hatte mir Renate empfohlen. Ärzte legen Brustkrebspatientinnen dieses unattraktive Kleidungsstück für mehrere Wochen nach der Operation ans Herz, der Bequemlichkeit und Wundheilung wegen. Achim ruft an, als ich auf dem Weg in ein großes Kaufhaus bin, von Renate hatte er erfahren, dass es auch mich getroffen hat. Er sagt: «Ingrid, ich bin froh, dass du alles so positiv anpackst. Auch wenn es komisch klingt, aber ich freue mich, wenn wir uns nächste Woche sehen. Und bei der BH-Suche würde ich dir natürlich gern helfen.» Er macht sich lustig über mich und bringt mich wie immer zum Lachen.

Nach dem Gespräch fahnde ich in der Dessousabteilung im dritten Stock nach den sportlichen Bruststützen. Alle Ständer sind voll von einem Hauch von nichts, von Rüschen und Spitzen in Schwarz, Weiß oder Rot. Hübsch, denke ich, aber nichts für mich. Keine Ahnung, wo sich diese Dinger verstecken. Eine kleine, rundliche Verkäuferin mit ondulierten roten Haaren, die wohl meinen ratlosen Blick gesehen hat, steuert auf mich zu und fragt freundlich: «Kann ich Ihnen helfen? Was suchen Sie denn?» Sie ist um die sechzig und hat noch den diskreten Charme einer Verkäuferin, die Damen in den sechziger Jahren mit Wäscheartikeln bediente.

«Einen Sport-BH, der nicht so scheußlich aussieht wie die zeltartigen Dinger auf den Abbildungen der Packungen», antworte ich und verdrehe die Augen.

«Welchen Sport machen Sie denn?», fragt sie weiter. Ich schlucke einen dicken Kloß hinunter. «Es ist nämlich ein Unterschied, ob Sie Tennis spielen, joggen oder tanzen – die BHs haben eine unterschiedliche Haltekraft, je nach Belastung.»

«Na ja», antworte ich zögernd, «eigentlich geht es gar nicht um Sport ...»

Ihr dämmert langsam, dass ich offenbar keinen Hochleistungswettkampf dieser Art vor mir habe. «Manche Frauen müssen einen solchen BH auch nach einer Brustoperation tragen», fährt sie vorsichtig fort. Sie denkt wohl, dass ich mich für eine Schönheitsoperation entschieden habe. Das kommt der Sache schon näher, auch wenn bei mir von einer Brustvergrößerung keine Rede sein kann. Ich entscheide mich für Offenheit und rücke damit heraus, dass ich Brustkrebs habe und mir nächste Woche eine Operation bevorsteht.

«Oh nein, Sie sind doch noch so jung, etwa so alt wie meine Tochter», sagt sie entgeistert. Jetzt umarmt sie mich, zieht mich an ihren mächtigen Busen – und adoptiert mich. Meine Dessous-Mama greift in die Schränke, prüft Hersteller, Größe und Material und reicht mir schließlich ein Modell in Schwarz und mit feinen roten Streifen, bei dem ich nicht gleich Augenschmerzen bekomme.

«Danke», sage ich gerührt, «davon nehme ich gleich zwei.»

«Ich wünsche Ihnen Glück, viel Glück!», sagt sie.

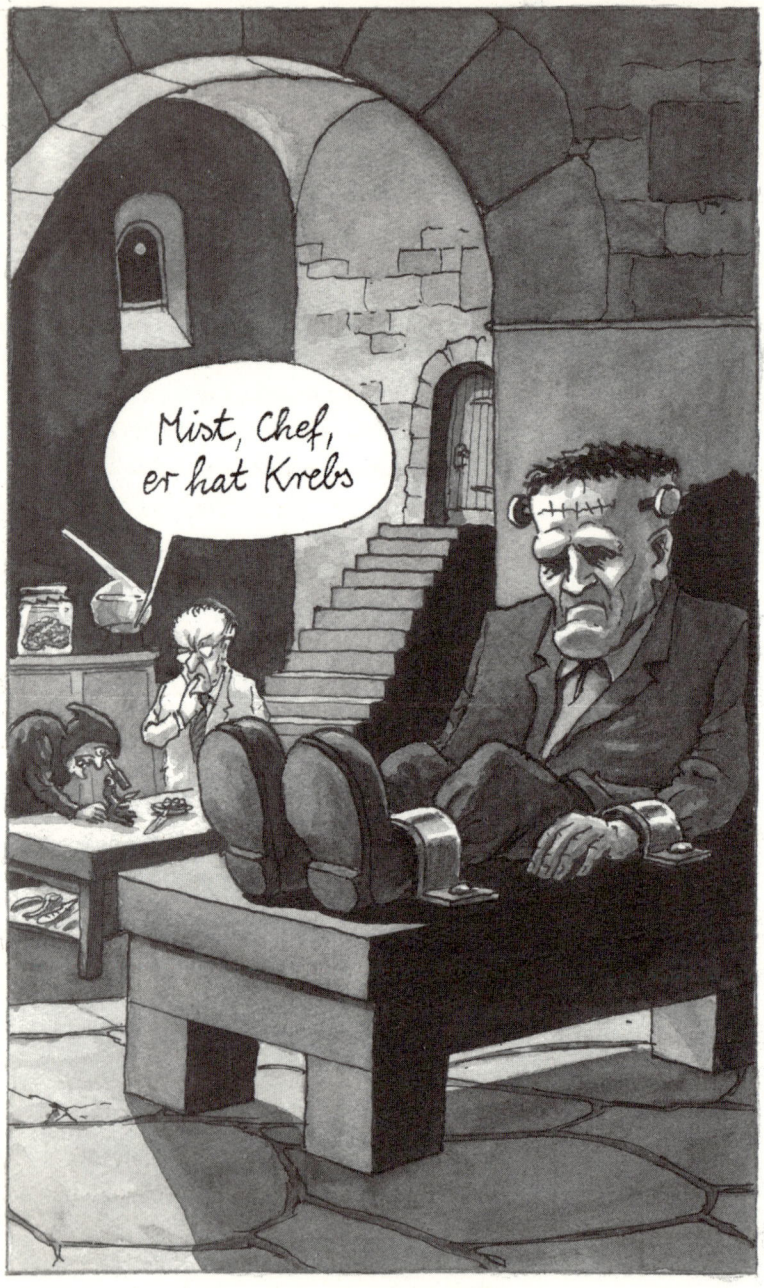

Gute Geister

Ich betrete das Land der Kranken. Dass mich der dicke Bauch des Klinikums, in dem Renate lag, einmal selbst verschluckt, hätte ich nie für möglich gehalten. «Wenn du den Krebs nicht bekommen hättest, ich weiß nicht, wie das gewesen wäre, das hätte uns getrennt. Das mag merkwürdig klingen, und natürlich habe ich dir die gleiche Diagnose niemals gewünscht, doch irgendwie empfinde ich das so», sagt Renate, als sie mich in ihrer Frankfurter Wohnung empfängt. Ich sehe sie zum ersten Mal in Blond. Ungewohnt, aber es steht ihr. Wir liegen uns in den Armen und weinen unaufhörlich. «Wir haben uns auch schon mal zu schöneren Anlässen getroffen», stellt sie fest.

Noch zwei Tage bis zur Operation. Ich habe die Mammografiebilder, den Befund des Pathologen sowie die CD mit dem Horror-MRT-Film eingesteckt und bin auf dem Weg zum Termin mit einem Radiologen der Klinik. Ein Ort, den ich schon so gut kenne. Dr. TS, wie ich ihn der Einfachheit halber in meinem Kopf abkürze, heißt eigentlich Torf-Schneider. Für die Operateurin, Dr. de Martinez, will er sich anhand der Aufnahmen einen Überblick über die Lage des Tumors verschaffen. In der Abteilung für Radiologie, zweiter Stock, bin ich mit ihm verabredet.

Ich steige in den Aufzug, einen von vielen Lastentransportern, in denen sich Kranke in Betten, Besucher, Ärzte und Schwestern drängen und die niemals dort halten, wo ich hinwill. Erst lande ich im Keller, danach auf Station 4, schließlich im Dachgeschoss. Endlich stoppt er doch noch im zweiten Stockwerk. Fast fünfzehn Minuten dauerte die

Irrfahrt nach unten und nach oben; in Zukunft werde ich nur noch Treppen laufen, entscheide ich.

Ich nehme im Wartezimmer Platz, mir gegenüber sitzt eine Mittsechzigerin, eingehüllt in einen rosafarbenen Bademantel. Sie blickt kaum auf, verzieht keine Miene, nickt mir zu und blättert weiter in ihrer Zeitschrift. Ich fühle mich falsch hier, ich gehöre hier nicht hin. Ich bin gesund, sie ist krank, denke ich aufmüpfig. Geräuschvoll spuckt der Getränkeautomat ein schwarzes Gebräu in den Becher, nachdem ich die Kaffeetaste gedrückt habe.

«Frau Müller?» Die Tür fliegt auf, und ein Mann mit kurzgeschnittenen braunen Haaren stürmt schwungvoll ins Zimmer. «Ach, Sie sind das, kommen Sie mit!» Der Mediziner, den ich nicht gleich als Arzt identifiziert hätte, lächelt mich freundlich an. Ich mag ihn sofort, er ist ein charmanter, jungenhafter, dynamischer Typ um die fünfundvierzig. Jeans, blaues Hemd, Krawatte, kein weißer oder blauer Arztkittel, und er strahlt gute Laune aus. Er wirkt überrascht, eine junge Frau wie mich hat er wohl nicht erwartet. Aber Brustkrebs hat kein Alter und kein Gesicht.

Das Zimmer von Dr. TS sieht aus wie ein englischer Salon: wuchtiger Schreibtisch, Ledersessel, Teppiche, an der Wand hängen abstrakte Bilder von Brüsten, mit wenigen Strichen aufs Papier geworfen. Es könnten Zeichnungen von Wassily Kandinsky sein, dem russischen Maler. «Die hat ein Künstler gemalt, ich habe sie ersteigert», erzählt mir der Arzt, als er meinen Blick bemerkt. Seltsam, dass er sich auch noch Skizzen von Brüsten an die Wand pinnt. Radiologen sind komische Gesellen, denke ich. «Jede Brust ist anders», schwärmt er weiter.

«Also, für mich ist Busen gleich Busen», sage ich trotzig.

«Nein, Sie würden sich wundern, wenn Sie genau sehen würden, wie viele Verschiedenheiten es gibt. Jede Brust hat ihre eigene Ästhetik.»

Schön, dass der Brustfachmann so entzückt ist – meine Begeisterung für die runde Weiblichkeit hält sich derzeit in Grenzen. Ich habe zu ihr eine lieblose Gleichgültigkeit in Verbindung mit Abscheu, Aggression und Wut entwickelt. Immer wieder habe ich in den letzten Tagen über eine einzige Frage nachgedacht. Es war nicht die, warum es ausgerechnet Renate und mich getroffen hat, sondern: Wann hat sich eigentlich diese eine gesunde Zelle entschieden, zu einer Krebszelle zu werden? Der Tumor wächst schon fünf bis sieben Jahre, hatte mir Dr. Habermas gesagt. Ich versuchte, die Krebsentstehung mit bestimmten Ereignissen der Vergangenheit in Verbindung zu bringen. Eine Antwort habe ich nicht gefunden.

Den Kunstbusen gegenüber hängt eine Leuchtwand, an der meine Mammographieaufnahmen klemmen, der Brustkrebsfilm flackert direkt daneben.

«Ich habe mir Ihre Bilder angeschaut», sagt der Radiologieexperte, «Also, es ist so ...», setzt er an und runzelt auf einmal die Stirn.

«Was wollen Sie mir denn sagen?», unterbreche ich ihn. Plötzlich habe ich die Befürchtung, dass er weitere Krebsherde entdeckt hat und er mir gleich die schlimmsten Dinge beibringen wird. «Wollen Sie mir etwa nahelegen, dass man besser gleich die ganze Brust amputiert?» Meine Nerven sind dünn wie brüchige Nylonfäden.

«Okay», antwortet er, «ich sehe schon, mit Ihnen muss ich anders reden.» Ich erspare ihm die Frage, was genau er damit meint. «Hier ist der Krebs» – der Radiologe zeigt auf die Aufnahmen –, «es ist nur ein Herd, deshalb kann Dr. de Martinez auch brusterhaltend operieren, es ist alles richtig diagnostiziert.» Er liest in den Bildern, als hätte er einen Kriminalfall vor sich, setzt Puzzleteil für Puzzleteil zusammen. «Jede Aufnahme ist so individuell wie ein Fingerabdruck, keine gleicht der anderen», erklärt er weiter. «Ein

Tumor ist in der Mammographie ein heller Fleck, das Drüsengewebe zeigt sich aber ebenfalls in hellen Flecken, und ein guter Diagnostiker muss die Fähigkeit haben, bestimmte Muster auf einem Untergrund zu erkennen, der ständig wechselt – und das mit hoher Treffsicherheit.» Radiologen brauchen anscheinend wirklich detektivischen Spürsinn. Er sagt weiter, dass auch die Dichte des Drüsengewebes als Risikofaktor zählt und eine große Dichte ein hohes Zellenaufkommen bedeutet. «Eine Brust mit viel Drüsengewebe hat eine größere Wahrscheinlichkeit, dass eine Zelle auch mal einen anderen Weg geht und zur Krebszelle wird.» Eine freundliche Umschreibung für ein düsteres Geschehen.

«Kann ich einen von Ihren Weihnachtskeksen haben?», frage ich aus lauter Nervosität, obwohl ich eigentlich kein Fan von Süßigkeiten bin. Die Schale mit Gebäck habe ich vor ein paar Minuten auf seinem Schreibtisch entdeckt.

«Gern doch», erwidert der Gentleman, «die hat eine Patientin für mich gebacken.» Wer weiß, vielleicht kreiere ich bald Schoko-Sahne-Torten für ihn.

Ich lehne mich über den Schreibtisch, greife in die Schale und stecke Zimtstern um Zimtstern in den Mund. Wenn die Situation nicht so verdammt ernst wäre, es könnte schön sein und gemütlich, in diesem Zimmer Kekse zu naschen.

«Ich will mir das alles im Ultraschall nochmal anschauen, für die Markierung vor der Operation ist es wichtig, dass ich den Ort des Tumors genau auffinde», erklärt er weiter. Der Krebs hat bei mir wahrlich eine Tarnkappe auf, hat sich im Gewebe versteckt und ist so ungemein schwierig zu erkennen.

Dr. TS führt mich in eine winzige Umkleidekabine. «Da finden Sie ein großes weißes Leinentuch, das schlingen Sie sich um den Oberkörper», sagt der Arzt. Es ist angenehm, nicht so nackt und schutzlos ausgeliefert zu sein. Da hat sich jemand Gedanken gemacht.

Während ich auf der Pritsche liege, klingelt das Telefon. «Hallo, Dr. de Martinez», sagt er fröhlich. «Ja, ich habe mir die Bilder angeschaut ... das müsste man eigentlich der Patientin sagen, die müsste man besser abnehmen, das hat so nicht viel Sinn ...» Ich erschrecke, weil ich denke, dass es um mich geht. «Ja, die Frau Müller ist übrigens auch hier, und sie ist sehr nett», sagt der Charmeur weiter in die Hörermuschel. Ein freundliches Kompliment. Ohne es zu wissen, leistet der Mann seelische Aufbauarbeit.

Dr. TS kommt schließlich zu mir zurück und beginnt mit dem Ultraschall, die Bilder kann ich auf dem Monitor mitverfolgen. «Schauen Sie, hier ist der Tumor. Er liegt ziemlich tief im Gewebe, deshalb ist er auch nicht zu tasten. Aber ansonsten sehe ich alles so wie die Radiologin in München. Es kann also übermorgen mit der Operation losgehen.»

Als ich die Klinik verlasse, denke ich: Morgen werde ich hierbleiben und den Takt dieses Hauses kennenlernen. Ich kann mir noch nicht vorstellen, dass ich in Kürze auf sterilen Laken liegen werde.

Als die Tür ins Schloss fällt, Ingrids Schritte auf der Treppe im Hausflur verklingen, sie alleine Kurs aufs Krankenhaus nimmt – zu wackelig bin ich nach der Chemotherapie auf den Beinen, um sie zu begleiten –, kracht mein inneres Gerüst zusammen, als hätte ich vergessen, die Schrauben richtig anzuziehen. «Das ist doch einfach alles schrecklich», stöhne ich vor mich hin, «einfach ... nur ... schrecklich.» Ich heule und jammere und flehe, meine Kehle schnürt sich immer fester zu. Die ganze Zeit hatte ich versucht, mich zusammenzureißen, meiner Schwester gegenüber einiges von der wahren Kraft der Chemie verschwiegen, etwa dass die Nächte mich schütteln, dass das Wasser beim Duschen auf meinen kahlen Schädel platscht, als würden Hagelkörner aufs Autodach schlagen, dass dieses Geräusch grässlich klingt und dass ich meine Shampooflaschen ganz hinten im Schrank versteckt habe.

«Wenn sie sieht, dass du weinst, hat sie vielleicht keinen Mut mehr, das alles durchzustehen», überlege ich laut. Ich will ein Vorbild sein: «Schau, ich bin gar nicht verzweifelt, es geht doch! Habe schon den zweiten Zyklus überstanden! Na ja, abgesehen von der Perücke, dem Cortisongesicht, den aufgeplatzten Schleimhäuten, den nie gekannten Abgründen ... Aber ich lebe, kann raus, lachen, mich am Schnee freuen, am Wein nippen, der mir sofort ein ganzes Feuerwerk im Kopf abbrennt.» Gut, mir wäre lieber nach einem Totalbesäufnis, nach himmlischem Schlaf, nach einem Aufwachen, bei dem man nicht gleich an Krebs denkt. «Und die schlechten Blutwerte, die ständige Gefahr, auf der Isolierstation zu landen», so setze ich meinen traurigen Monolog fort, «das muss dir ja nicht passieren. Wir haben uns und gute Freunde. Punkt.»

Ich tappe durch meine Wohnung, erwische einen Fetzen meines Spiegelbilds, frage mich, wie es zu schaffen ist, dass meine geschwollenen Augen bis zu Ingrids Rückkehr wieder normal aussehen. Die Tabletten sind schuld, eine perfekte Ausrede. Da steht ihr Koffer, halb ausgepackt, ihre Klamotten sind wie immer wild verstreut, ebenso ungelesene Zeitungsseiten. Typische Relikte. Es ist wie früher, wenn sie zu Besuch war. Wie schön wäre es, denke ich, auf ihre verlassenen Kleider starrend, wir könnten wieder diejenigen sein, die wir waren. Ins Museum gehen, Freunde treffen, lustwandeln, in den Tag hineinleben.

Stattdessen wird morgen das Krankenhaus-Überlebensset gepackt, Ingrid geht auf eine Reise, die schon viele Bekannte hat. Dr. de Martinez, Station U3, rechts, Station 4, Schwester Heide, Schwester Martha. Mich berührt, dass meine Schwester sich einfach nicht unterkriegen lassen will, sich in Lederrock und Stiefel schmeißt, auch wenn ihre Hände beim Zuziehen des Reißverschlusses zittern. Dabei ist es nur der Radiologe, der auf sie wartet, und nicht ein zartes Klavierkonzert.

«Frau Müller, Ihre Leukozyten sind ziemlich weit gefallen, auf 2000.» Dr. König, meine Frauenärztin, die wöchentlich meine Blutwerte kontrolliert, reißt mich aus den Gedanken. Sie klingt besorgt am Telefon.

«Ach, da war ich schon mal tiefer unten.» Ich versuche, einen kleinen Scherz zu machen. «Die Schallgrenze ist bei 1000. Da warte ich mal ab.» Vermutlich denkt sie, ich sei komplett durchgedreht.

«Wie geht's Ihrer Schwester?», fragt sie vorsichtig.

«Ist gerade beim Radiologen und wird übermorgen operiert», erkläre ich stockend angesichts unserer abstrusen Lage.

«Viel Glück für Sie beide», sagt sie leise, «und meine Handynummer haben Sie ja, Sie können mich jederzeit anrufen.»

Dr. König ist eine richtige Stütze, denke ich, außerdem kennt sie sich in der Naturheilkunde aus. Einmal schenkte sie mir Arnikakügelchen mit dem Hinweis, die seien gut für die Wundheilung. Ein anderes Mal bot sie mir an: «Kommen Sie doch vorbei zur Sauerstofftherapie und legen Sie sich dazu in den schönen roten Ledersessel, das machen viele meiner Patientinnen.» Sie ist eine Wohltat für meinen geschundenen Körper, in jeder Hinsicht.

Schlagartig fällt mir wieder ein, weshalb sie mich angerufen hatte. Bei 2000 liegt also mein Leukozytenwert – das darf nicht viel weniger werden. Sonst kann ich Ingrid morgen nicht ins Krankenhaus begleiten. Und das will ich unbedingt, koste es, was es wolle.

Meine Tränen sind getrocknet, als sie zurückkehrt. Mein Plan steht, ich werde mitfahren, meine Werte ein weiteres Mal in der Klinik kontrollieren lassen. Im schlimmsten Fall bleibe ich dort, bei ihr.

«Du, der Termin war richtig gut», sagt meine Schwester lächelnd, «der Arzt, die Informationen.» Zuversichtlich ist sie, sie scheint in besten Händen zu sein und bläst dadurch den Rest meiner trüben Gedanken weg. Schön, dass der Radiologe sie unter seine Obhut genommen hat. Sie wird noch einige andere Ärzte kennenlernen, denke ich. Dr. Ambrosi zum Beispiel, er ist eine der skurrilsten Gestalten im Medizin-Universum der Klinik. Ein mächtiger Mann, bauchig wie ein Fass, der mir nach meiner Operation höchstpersönlich auf dem Flur entgegenkam und sagte: «Ach, Sie müssen Frau Müller sein.» Anschließend führte er mich freudig in sein Kellerverlies. Dunkel war es da, nur der Computer flimmerte. Als Spezialist für den Ultraschall sollte er kontrollieren, ob in der Leber Metastasen lauern. «Oberbauchsonographie» nennt sich das, für ihn war es Routine, für mich der reinste Horror.

«Vorsicht, kalt!», warnte er belustigt und spritzte durchsichtiges Gel wie Ketchup auf meinen Bauch. «Ich finde Dinge, die sieht kein anderer, da bin ich der Beste.» Besser nicht, dachte ich, und dann begann auch schon die Rallye. Der Arzt fuhrwerkte auf mir herum, als hätte er den dicken Schaltknüppel eines Traktors in der Hand. Er presste hier, bohrte da, verharrte, schließlich befahl er: «Luft anhalten ... und wieder atmen!» Mit listigen Augen beobachtete er die schwarz-weiße Wellenlandschaft, die sich auf dem Bildschirm zeigte. Auf der Suche nach dem verborgenen Gegner. «Sehen Sie, das ist die Leber, hier die Niere, und da fängt die Lunge an. Der Brustverband stört übrigens ein wenig, da komme ich mit dem Schallkopf nicht richtig drunter. Sind Sie eigentlich Privatpatientin, dann können Sie morgen nochmal wiederkommen, ohne den Verband.»

«Nein, Kassenpatientin», erwiderte ich angespannt. «Aber wieso denn nochmal kommen? Können Sie überhaupt etwas erkennen?» Zweifel stiegen in mir auf, denn das Ultraschallgerät sah aus, als wäre es aus dem letzten Jahrhundert, und vielleicht war Dr. Ambrosi auch gar kein richtiger Mediziner, hatte sich nur verkleidet mit seinem weißen Kittel, war in die Unterwelt abgeschoben worden.

«Natürlich, ich mach das schon dreißig Jahre, auf dem Gebiet bin ich Fachmann.» Dr. Ambrosi warf nun seine ganze Leibesfülle über mich. Noch nie hatte ich mir gewünscht, ein Mann wäre blinder als er. «Man muss die Organe von allen Seiten ansehen», erklärte er sein Vorgehen. «Man kann nie sicher sein, ob sich nicht irgendwo doch noch ein Tumor versteckt. Aber bei Ihnen ist alles in Ordnung.»

Ich sprang auf und warf mir meinen Bademantel über. Danke. Irgendwie wusste ich nicht, ob ich über diesen eigenwilligen Organspezialisten lachen oder weinen sollte. Michaela kam halb amüsiert, halb verwundert eine Stunde später aus dem Verlies zurück, sie war nach mir von Dr. Ambrosi untersucht worden: «Du, ich glaube, der ist von einem anderen Stern.» Kaum halten konnte sie sich vor Lachen. Absichtlich hatte ich ihr nichts von dem Kellergespenst erzählt, ich wollte ihre eigene unvoreingenommene Einschätzung hören. «Weißt du, was er mich gefragt hat? Ob ich Privatpatientin sei, dann könne ich morgen nochmal ...» Ich prustete los.

Mir dämmert: Ich muss Ingrid unbedingt vorwarnen. Sie ist Privatpatientin.

Ich hatte einen wunderbaren Traum, ich war schwimmen, stundenlang schwebte ich im Wasser und ließ mich treiben.» Begeistert erzähle ich Renate am nächsten Morgen von meinem nächtlichen Kopfkino. «Ich fühlte mich glücklich, gut aufgehoben, behütet in der kühlen Schwerelosigkeit. Es wird alles gut verlaufen, ich habe ein positives Gefühl.» Noch ist bei mir nicht klar, wie weit der Krebs fortgeschritten ist. Es kann noch härter kommen, vielleicht sind bei mir mehr Lymphknoten betroffen als bei Renate. Oder der Krebs sitzt schon in anderen Organen, ein Gedanke, den ich aber sofort verdränge.

Um zehn Uhr soll ich in der Klinik sein, dann werde ich

Teil der Krankenhausmaschinerie, die mich erst Tage später wieder freigeben wird. Aber ohne den Tumor in der Brust. Hauptsache, dieser Krebsherd ist erst einmal weg. Diese Vorstellung macht mir Mut, und ich empfinde fast so etwas wie Freude.

Achim klingelt, er hat darauf bestanden, mich ins Krankenhaus zu fahren. Renate begleitet mich ebenfalls, sie will bei der Gelegenheit ihre Blutwerte bestimmen lassen, die hoffentlich nicht wieder in den Keller gesackt sind. Ein Irrsinn ist das, ich stehe vor einer Krebsoperation, sie hat den zweiten Chemotherapiezyklus gerade hinter sich.

«Hast du dich in deine schönsten Klamotten geschmissen?», fragt Achim, während er sich durch den Frankfurter Verkehr wühlt.

«Ach was, ich sehe doch aus wie immer», wehre ich ab. Schwarz gekleidet, hochhackige Stiefel. Damit habe ich Renate schon öfter amüsiert, die unfassbar findet, dass ich nie die Kleiderordnung wechsele, egal wohin ich gehe. Ich würde so auch einen Geschäftstermin absolvieren, obwohl dies heute keiner ist, oder durch den Englischen Garten spazieren.

Angst jagt mir die Tafel im Besprechungszimmer ein, auf der stand schon einmal Renates Name. Jetzt würde ich da meinen eigenen lesen: «Müller, Ingrid (40), Sentinel, BET ...» Mir macht das zu schaffen, vielleicht auch, weil ein düsteres Szenario erst zur Realität wird, wenn es schwarz auf weiß zu lesen ist.

Meine erste Anlaufstation ist Frau Mayer an der Anmeldung, eine mütterliche Erscheinung im blauen Wollpullover mit V-Ausschnitt, Flanellfaltenrock und hautfarbenen Strumpfhosen. Wie der Wächter Kerberos, der dreiköpfige Hund aus der griechischen Mythologie, thront sie vor dem Eingang zur Klinikunterwelt. «Privat oder Kasse?», fragt sie. «Welche Versicherung? Einzel- oder Mehrbettzimmer?

Name, Geburtsdatum, Wohnort?» Die Daten sind die Eintrittskarte in das dunkle Reich. Sie hat den Überblick – und vor allem die Ruhe weg. Gewissenhaft prüft sie Papier um Papier, pappt Aufkleber auf die Seiten, studiert meine Angaben, blinzelt hinter ihrer goldgerahmten Brille und sagt schließlich mit einem Blick in die Schriftstücke: «Na, welche Macke haben Sie denn entwickelt?» Ich habe nicht die geringste Ahnung, wovon sie spricht. Fragend schaue ich sie an. «Na ja, Sie haben am 30. Dezember Geburtstag – und ich auch», erklärt sie und löst damit das Rätsel. «Ich zum Beispiel habe es gehasst, wenn das Geburtstagsgeschenk in dem gerade benutzten Weihnachtspapier eingewickelt war. Das wurde einfach wieder aufgebügelt. Das kann ich heute noch nicht ausstehen. Einmal bekam ich zu Weihnachten den Topf und am Geburtstag den Deckel dazu», bemerkt sie. «Da hatte ich keine rechte Lust mehr zu feiern.»

Obwohl ich ein Fast-Silvester-Kind wie sie bin, kann ich von solchen psychischen Schäden nichts berichten. Aber ich erzähle ihr davon, dass mein Vater am gleichen Tag Geburtstag hat, ich eine Zwillingsschwester habe und dass es bis heute so ist, dass nur entweder sie oder ich die Geschenke auspacken muss, weil in unseren Weihnachtspapieren öfter mal das Gleiche steckt. «Manchmal bekamen wir den Pulli wenigstens in verschiedenen Farben, meine Schwester in Rot, ich in Blau. Mal fand sie eine weiße Barbiepuppe auf dem Geburtstagstisch, ich eine dunkelhäutige. Das war eine richtig kreative Leistung. Also entwickelten Renate und ich eine eigene Strategie, um uns zu überraschen. Wir nahmen – eins, zwei, drei – gleichzeitig das jeweilige Geschenk vom Tisch, lösten in exakt demselben Tempo die Schleifen und entfernten das Papier.» Frau Mayer lupft die Brille, reibt sich die Augen, wir lachen Tränen.

«Ich drücke Ihnen für morgen die Daumen, ganz fest!», verabschiedet sie mich.

«Ich besuche Sie sofort nach der Operation», verspreche ich.

Wo wir auch hinkommen, alle sind von Mitleid erfüllt. Die Stationsschwestern finden, dass das Leben bei uns zu hart zugeschlagen hat, trotz des Leids, das sie jeden Tag zu sehen bekommen. Ihr Entsetzen kann ich mit Händen greifen. Die Zwillinge! Erst die eine, dann die andere! Hätten die Schwestern einen Wunsch frei, sie würden uns bestimmt auf der Stelle mit einem Tritt in den Hintern aus dem Krankenhaus befördern: «Los, raus mit euch, zurück ins Leben!» Aber das Land der Kranken hat seine Arme weit ausgebreitet.

«Kommen Sie rein, setzen Sie sich hin, dann sehen wir nach Ihren Blutwerten.» Schwester Martha kümmert sich um mich, während Ingrid drei Zimmer weiter Instruktionen für die kommenden Tage erhält. Achim nimmt derweil eine Auszeit in der Raucherecke. Was sind wir doch für ein trauriges Trio.

«Die Werte dürfen nicht unter 1000 fallen, ich will meine Zwillingsschwester besuchen, sie wird morgen operiert», erkläre ich Schwester Martha, als könnte sie mein Blut besprechen, ihm gut zureden.

«Das klappt bestimmt», sagt sie zuversichtlich.

«Wie geht's Ihnen?», fragt Maria Krapp, die aus ihrem Zimmer herbeigeeilt ist. «Die Perücke mit den glatten Haaren steht Ihnen gut.» Das Kompliment hilft nicht, nicht heute.

«Na ja, ich habe schon bessere Tage gesehen.» Ich weiche ihrem Blick aus, denn eigentlich ist mir nur zum Heulen zumute. Ich will Ingrid nicht zurücklassen.

Ich habe keine Zeit, mich von den beiden zu verabschieden. Es geht sofort los: Blutabnahme, Papiere ausfüllen, Befunde kopieren, MRT-Bilder von der CD auf den Computer überspielen. Schwester Ramona, die sich um mich kümmert, hat den Zeitplan fest im Griff. Die Tafel mit den OP-Terminen ist weiß und leer, die Edding-Stifte klemmen tatenlos in ihrer Halterung. Aber ein paar Minuten später entdecke ich im Besprechungszimmer nebenan einen kleinen gelben Post-it-Zettel, der neben vielen anderen Notizen an der Wand klebt. Er scheint eine Gedankenstütze für diejenigen zu sein, die den OP-Plan erstellen. Darauf steht: «Müller, Ingrid …» Also doch, es ist wahr, ich bin eingeplant, morgen …

Dr. de Martinez begrüßt mich freundlich, Zwillinge hat sie bestimmt noch nie auf dem OP-Tisch gehabt. Sie ist ein Profi, der mit den eigenen Gefühlen hinter dem Berg hält. Aber ich weiß, dass sie mit uns mitfühlt, ohne dass sie es sagen muss. «Ich habe schon mit Dr. Torf-Schneider gesprochen, es ist alles vorbereitet, das werden wir gut hinbekommen», meint sie.

Der Untersuchungsmarathon startet mit dem Röntgen der Lunge, danach folgt eine Knochenszintigraphie. Den nächsten Termin habe ich bei einem schwarzhaarigen Arzt, ein Radiologe wie Dr. TS, der mich wie ein Steak auf seinem Teller behandelt. «Das wird jetzt ein bisschen wehtun», sagt der gefühllose Rohling und rammt mir mit voller Wucht eine Spritze mit einer dicken Nadel in die Brust. Ein bisschen ist gut … Idiot, denke ich wütend. Die Injektion enthält eine schwach radioaktive Substanz und einen Farbstoff. Beide reichern sich im Wächterlymphknoten neben dem Tumor an, der ersten Station, an der sich Brustkrebszellen absiedeln. Mit einer speziellen Kamera lässt sich dieser Lymphknoten am nächsten Tag vor der Operation auffinden. Sentinel- oder Wächterlymphknotenmarkierung nennen Fachleute diese Methode. Während der Operation wird zuerst der markierte Knoten analysiert. Ist er nicht frei von Krebszellen, werden sämtliche Lymphknoten herausgenommen, die in dem

Lymphabflussgebiet des Tumors liegen. Wie bei Renate können das mehr als zwanzig sein. «Das war's», sagt der Arzt und ist mit dem Satz schon aus der Tür.

Beim EKG werde ich freundlich empfangen: «Hallo, ich kenn Sie doch, Sie waren vor kurzem schon mal hier», begrüßt mich die Krankenschwester und klebt die Elektroden auf den nackten Oberkörper.

«Nein, das war nicht ich, sondern meine Zwillingsschwester», antworte ich betrübt und erzähle unsere Geschichte in Kurzform.

Als ich auf der Station ankomme, auf der mein Zimmer liegt, höre ich es wieder: «Ach herrje, sind Sie schon wieder hier?», fragt Schwester Heide ungläubig. Ich kenne die Frau mit dem imposanten Haarhelm schon von meinen Besuchen bei Renate.

«Nein, das war nicht ich, das war meine Zwillingsschwester, die war vor zwei Monaten da.»

Diese Nachricht verbreitet sich von Schwester Heide zu Schwester Hanna zu Schwester Maria zu Schwester Ruth. Eine Stationsärztin meint lapidar: «Tja, das sind die Gene, da sieht man, dass die doch eine Rolle spielen.» Einfach dämlich, diese Bemerkung, denke ich im Stillen. Für sie liegt es offenbar auf der Hand, dass wir zu den wenigen Fällen gehören, bei denen Brustkrebs familiär bedingt ist. Aber mit diesem Fall, der – wie ich gelesen habe – noch weitere Operationen erfordern würde, kann ich mich derzeit einfach nicht beschäftigen. Nicht jetzt. Sonst würde ich gleich aufgeben und es nicht über die morgige Hürde schaffen. Denn bei erblichem Brustkrebs kann oft nur eine beidseitige Brustamputation Verheerendes verhindern. Auch die Eierstöcke werden entnommen, weil in diesen Organen zusätzlich ein erhöhtes Krebsrisiko besteht.

Noch einmal will ich Normalität atmen und schiebe mich durch die Drehtür des Klinikums in die kühle Winterluft. Ich streife durch das kleine Städtchen, an dessen Rand das Klinikum steht, und denke an meine Freundin Silke. Morgen werden sie und Renate mich nach dem medikamentösen Koma in Empfang nehmen. Ein schöner, ein beruhigender Gedanke. In einem kleinen italienischen Restaurant bestelle ich eine große Pizza, die kaum in meinen Magen will. Nüchtern muss ich ja erst am nächsten Tag sein.

Das Bett in dem Doppelzimmer neben mir ist leer. «Die Patientin liegt noch auf der Intensivstation, wahrscheinlich bleibt sie die Nacht dort», erfahre ich von Schwester Heide, die mich umsorgt wie eine Topfpflanze, die kurz davor ist einzugehen. Ich telefoniere, lese, schaue fern und schlucke eine Tablette, die mich langsam in den Schlaf wiegt. Irgendwann wird es hell um mich herum. Es ist drei Uhr morgens. Zwei Schwestern schieben eine röchelnde Frau unter einem dicken Bettenberg sowie eine komplette Intensivstation ins Zimmer, mit Schläuchen, Pumpen, Infusionsständer, einem Beatmungsgerät sowie einer piepsenden Apparatur, die den Herzschlag überwacht. Das Schlimmste ist, dass sie das Fenster zuklappen. Die Luft im Zimmer wird dick wie Nebel, doch ich bin schlagartig klar im Kopf.

«Bauchoperation. Es geht leider nicht anders, wir brauchten das Bett der Patientin auf der Intensivstation», entschuldigt sich die blonde Schwester.

An Schlaf ist jetzt nicht mehr zu denken. «Aber ich ... ich habe morgen auch eine Operation vor mir», stottere ich leise.

Auf einmal habe ich Angst, ähnlich wie diese Frau aus dem OP-Saal geschoben zu werden. Ich verlasse mein Bett, schlüpfe in meinen Bademantel und laufe verzweifelt auf dem Flur auf und ab. Auf der Station ist es ganz still. Was soll ich jetzt machen? Wohin soll ich gehen? Für meine Gefühlslage interessiert sich im Moment kein Mensch, wie auch, bei der Frau mit der Bauch-OP geht es ums nackte Leben. Ich verstehe das, bin aber trotzdem vollkommen aufgelöst und kann mich kaum mehr beruhigen.

Eine Stunde später zwinge ich mich ins Bett. «Morgen, nach der Operation, bekommen Sie ein Einzelzimmer», verspricht die immer noch emsige Schwester. Kaum bin ich eingeschlafen, werde ich schon wieder geweckt. Ich fühle mich, als hätte ich einen Marathon absolviert. Unentwegt spreche ich mir Mut zu, ich bin vollkommen von der Rolle. Die Angst steckt in jeder Zelle meines Körpers.

Um sieben Uhr habe ich einen Termin bei Dr. de Martinez.

«Wie geht's Ihnen?», fragt sie. Die Ärztin hat eiskalte Hände und trägt einen dicken Pullover.

«Schlecht geschlafen», sage ich und erzähle ihr von meiner Nacht.

Mit einem schwarzen Filzstift malt sie konzentriert schwarze Linien auf die Brust, lange und kurze, für die richtige Schnittführung, wie sie mir erklärt. Zum Schluss sagt sie: «Dann sehen wir uns später, ich weiß noch nicht genau, wann wir dran sind.» Wir. Sie wird mich sehen, denke ich, nicht ich sie. Ich werde dann schon in Narkose sein.

In einer schwarzen Marlene-Dietrich-Hose und bunten Turnschuhen mache ich mich auf zu Dr. TS, der mich fröhlich und gut ausgeschlafen empfängt. Vorsichtig schiebt er einen dünnen Draht mit Widerhaken in die Brust, und zwar dorthin, wo der Tumor sitzt. Das geschieht ganz ohne Narkose. Mittels Ultraschall kontrolliert er, was er tut. «Das Betäubungsmittel würde das Bild verschwimmen lassen und mir die Sicht nehmen», erklärt er. Anhand des Drahtes erkennt die Operateurin später, wie sie schneiden muss. Ich sehe lieber nicht so genau hin, das Metallstück erinnert mich an einen Angelhaken. Unser Bruder ist leidenschaftlicher Fischer. Die Prozedur lässt sich aber gut aushalten, weil wir nett plaudern.

«Wünschen Sie mir Glück», sage ich zum Abschied.

«Aber ja, das mache ich!»

«Wir sollten später einen Espresso zusammen trinken.» Ich werfe einen letzten Blick über die Schulter. Bestimmt ist das vermessen, überlege ich, aber die Aussicht auf ein Stück Normalität hilft mir über die nächsten Stunden.

Um ein Uhr mittags schiebt Schwester Heide das Rollbett in die Katakomben. Ich entdecke mehrere Patienten, die anscheinend alle auf ihre Operation warten. Plötzlich sitze ich senkrecht im Bett, ich war wohl eingeschlafen. Ich schaue mich um, die große Bahnhofsuhr an der Wand gegenüber zeigt halb vier. «Hallo, Sie haben mich vergessen, ich soll doch operiert werden!», rufe ich hinter einem weißen Paravent. «Sie sind bestimmt gleich dran, ich frage mal nach», höre ich eine Schwester antworten.

Ein paar Minuten später fährt sie mich in einen gelbgetünchten OP-Saal mit gleißendem Deckenlicht. Die Anästhesistin versichert sich, ob ich auch nichts gegessen, getrunken oder gar geraucht hätte. Merkwürdig, die Fragen. Dann fällt ein schwarzer Vorhang.

Entschuldigung, ich muss nochmal raus, einen meiner Handschuhe suchen, die hat mir meine Schwester geschenkt», murmle ich zerstreut und renne los. Ich habe einen Termin bei der psychologischen Beratungsstelle. Die letzte Stunde habe ich mit mir gerungen, ihn überhaupt wahrzunehmen, aber heute kann ich Unterstützung gut gebrauchen. Die Beratungsstelle befindet sich nicht weit von meiner Wohnung. Meine Leukozyten sind auf 3000 geklettert, wie ich noch am Abend erfahren habe, nachdem ich Ingrid in die Klinik begleitet hatte. Das heißt, ich kann mich guten Gewissens in die Öffentlichkeit trauen. Die Leiterin dieser psychologischen Beratungspraxis, eine gepflegte Erscheinung um die fünfzig, Perlenkette, gestreifte Bluse, blickt mir verwundert nach. Wenn ich den Handschuh nicht finde, würde ich das als ein schlechtes Omen ansehen, gerade heute. Aber ich habe Glück: Ich muss nicht weit laufen, er liegt direkt vor einer Nebenhaustür. Blitzschnell greife ich zu, als hätte ich einen funkelnden Diamanten entdeckt.

«Ich bin ziemlich durcheinander», erkläre ich der Frau, von der ich dringend Rat brauche, wie und mit wem meine Psyche dieses Chaos in mir bewältigen kann. Mehr denn je. «Meine Zwillingsschwester wird gerade operiert, sie hat Brustkrebs, ich auch, seit zwei Monaten ... ich muss das Handy anlassen, sie meldet sich bestimmt gleich.» Nervös kontrolliere ich das Display, auf dem sich nichts tut.

Die Kurzversion unserer Geschichte lässt ihr ruhiges Gesicht versteinern. «Oh, das ist furchtbar», sagt sie schließlich.

«Ich will aber niemanden, der mir Fragen stellt, die mich nur noch weiter durcheinanderbringen. Nach dem Motto: ‹Sie sind zwei Minuten älter als Ihre Zwillingsschwester, da ist es auch kein Wunder, wenn Sie verwirrt sind. Sie mussten immer vorausgehen, die Stärkere sein›», erkläre ich.

Allerhand Vorurteile über Psychotherapeuten sprudeln aus mir heraus. Sie nickt verständnisvoll, bemüht sich, mit mir im Gespräch die für mich richtige Therapieform zu finden. Nach einer Stunde gibt sie mir eine Liste mit Namen von Experten, die für mich nach all dem, was sie gehört hat, in Frage kämen. Sie sagt: «Machen Sie mehrere Probetermine, seien Sie sich das wert.» Der Satz lässt mich aufhorchen. Mir etwas wert sein? Darüber bin ich oft gründlich hinweggegangen. «Alles Gute für Sie und Ihre Schwester», verabschiedet sie mich dann und presst meine Hand.

Auf der Straße starre ich wieder aufs Handy. Es ist 13 Uhr. Da müsste sie doch langsam ... «Hast du etwas von Ingrid gehört?» Ich rufe Silke an, die bereits vor Ort ist und schon mehrmals den Plattenbau umkreist hat.

«Die OP hat sich verschoben», antwortet Silke.

Ich setze mich ins Taxi, um zur Klinik zu fahren, es ist allemal besser, zusammen mit Ingrids Freundin zu warten, als allein durch die Gegend zu streifen. Wir treffen uns bei einem Italiener, einen Steinwurf vom Klinikum entfernt, unsere Mobiltelefone platzieren wir auf dem Tisch, parat für den schnellen Zugriff.

Eine Stunde vergeht, eine zweite, nichts passiert. Auf Silkes SMS «Sag mal, wird das heute noch was?» bekommen wir keine Antwort. Das Warten ist unerträglich geworden, und wir entscheiden, dass dieser Zustand augenblicklich beendet werden muss. Wir brechen auf zur Station U3.

«Wo ist meine Schwester?», frage ich Schwester Heide, die uns als erste Person über den Weg läuft. Sie erzählt, dass Ingrid erst um vier Uhr operiert wurde, sie sie aber gleich aus dem Aufwachraum abholen wird. Es ist kurz nach fünf. Nur eine Stunde OP, denke ich, das könnte heißen, dass keine Lymphknoten betroffen sind.

Hallo, Frau Müller, Sie werden schon erwartet, haaalllooo, nicht wieder einschlafen.» Schwester Heide rüttelt mich behutsam an der Schulter.

«Wie spät ist es denn?», frage ich noch ziemlich benommen.

«Viertel nach fünf Uhr.»

Ich dämmere langsam aus der Welt der Narkose ins Leben. Der erste Griff ist der zu meiner rechten Achsel. Kein dicker Verband, kein großer Schnitt – also sind auch keine Lymphknoten betroffen. Ich werde keine Chemotherapie brauchen, denke ich weiter, so trübe sich mein Kopf auch sonst anfühlt. Neben mir schläft tief und fest ein junger Mann mit einem dicken Verband um Oberkörper und Kopf. Er schnarcht. Gegenüber kauert eine Frau am Bett eines älteren Mannes, sie hält seine Hand.

Schwester Heide schiebt mich durch den Keller in den Aufzug, die schummrige Welt zwischen Narkose und Wachsein lasse ich immer mehr hinter mir. Ich bekomme ein Einzelzimmer, die Schwester von heute Nacht hat ihr Versprechen gehalten. Renate und Silke sitzen dort schon ungeduldig und rutschen reichlich angespannt auf ihren Stühlen herum.

«Da bist du ja endlich, wir dachten schon, da geht gar nichts mehr vorwärts!» Die beiden strahlen mich an, genau wie Dr. de Martinez, die kurz ins Zimmer schaut.

«Die Operation ist gut verlaufen, in den Lymphknoten waren keine Krebszellen», sagt sie erfreut. «Aber an einer Chemotherapie werden Sie vermutlich nicht vorbeikommen.»

«Das werden wir ja sehen», murmele ich, während sie schon wieder das Zimmer verlässt. «Was für eine schöne Nachricht, die beste seit Monaten», sage ich zu Renate und Silke. Ich muss sofort in die Normalität und zwinge die beiden, mir beim Ausstieg aus der bunten OP-Kluft zu helfen. Und ich habe Hunger. Silke läuft zum Italiener und kommt mit Spaghetti in Tomatensauce zurück. Schwester Heide reicht mir vorsorglich den Spucknapf.

«Machen Sie mal langsam», rät sie, «so kurz nach der Narkose.» Aber ich fühle mich wunderbar, es gibt kein Halten mehr. Die Operation ist geschafft, der Krebs in der Brust ist erst einmal weg.

«Ruh dich aus, wir kommen morgen wieder», sagt Silke, nachdem ich den letzten Bissen vertilgt habe. Als meine Freundin und Renate das Zimmer verlassen haben, sinke ich erschöpft in einen Tiefschlaf.

Gute Geister umsorgen mich, fragen, wie es mir geht. Morgens, mittags, abends. So erstaunlich es klingen mag: Ich fühle mich wohl im Krankenhaus. Zum ersten Mal atme ich richtig durch. In den letzten zwei Monaten hatte ich das

Gefühl, als zöge mir jemand wie beim Blutabnehmen portionsweise die Kraft ab. Jeden Tag ein bisschen mehr. Meine Akkus waren leer.

Zwei Tage nach der Operation habe ich einen Termin bei Dr. Ambrosi, zum Leberultraschall – ungemein neugierig bin ich nach Renates Erzählungen, welcher aus der Zeit gefallene Arzt mich da erwartet. Ich laufe zu seiner Abteilung im Keller, und tatsächlich watschelt ein korpulenter, rotbackiger Mann im weißen Kittel auf mich zu, der mich mit seinen Haarlöckchen auf der Stirn an Peter Ustinov erinnert. Das muss er sein.

«Sie wollen sicher zu mir, waren Sie nicht vor kurzem erst da? Ach, das war die Schwester? Ja, jetzt weiß ich es wieder, sie sagte, dass sie Journalistin sei.» Ganz so weltfremd wie Renate erzählte, kann Dr. Ambrosi mit seinem guten Erinnerungsvermögen nicht sein, überlege ich amüsiert.

Auch ich lande auf seiner Kellerliege und bekomme eine Lehrstunde im Ultraschall. «Wenn einer was findet, dann ich, niemand sonst sieht Veränderungen in der Leber so genau», sagt er, drückt mit dem Gerätekopf tiefe Kuhlen in meinen Bauch. Nachdem ich keine Krebszellen in den Lymphknoten hatte, bin ich entspannt und halte es für unwahrscheinlich, dass Dr. Ambrosis Argusaugen Metastasen in irgendeinem Organ entdecken könnten. «Sie, also mit Ihrer teuren Unterwäsche, da ist jetzt leider Gel drauf gekommen, vielleicht müssen Sie sich neue kaufen», sagt er zum Abschied. Ob ich Privatpatientin bin, hat er nicht gefragt. Auch nicht, ob ich noch einmal wiederkomme.

Schon vier Tage nach der Operation bin ich so fit, dass die Ärzte mich entlassen wollen. «Sie müssen sofort die Schläuche ziehen, bitte!», sage ich zu Schwester Heide. Denn ich habe noch zwei Verabredungen: erst bei Frau Mayer von der Anmeldung, um ihr zu sagen, dass alles gutgegangen ist, und dann im zweiten Stock – zum Espresso.

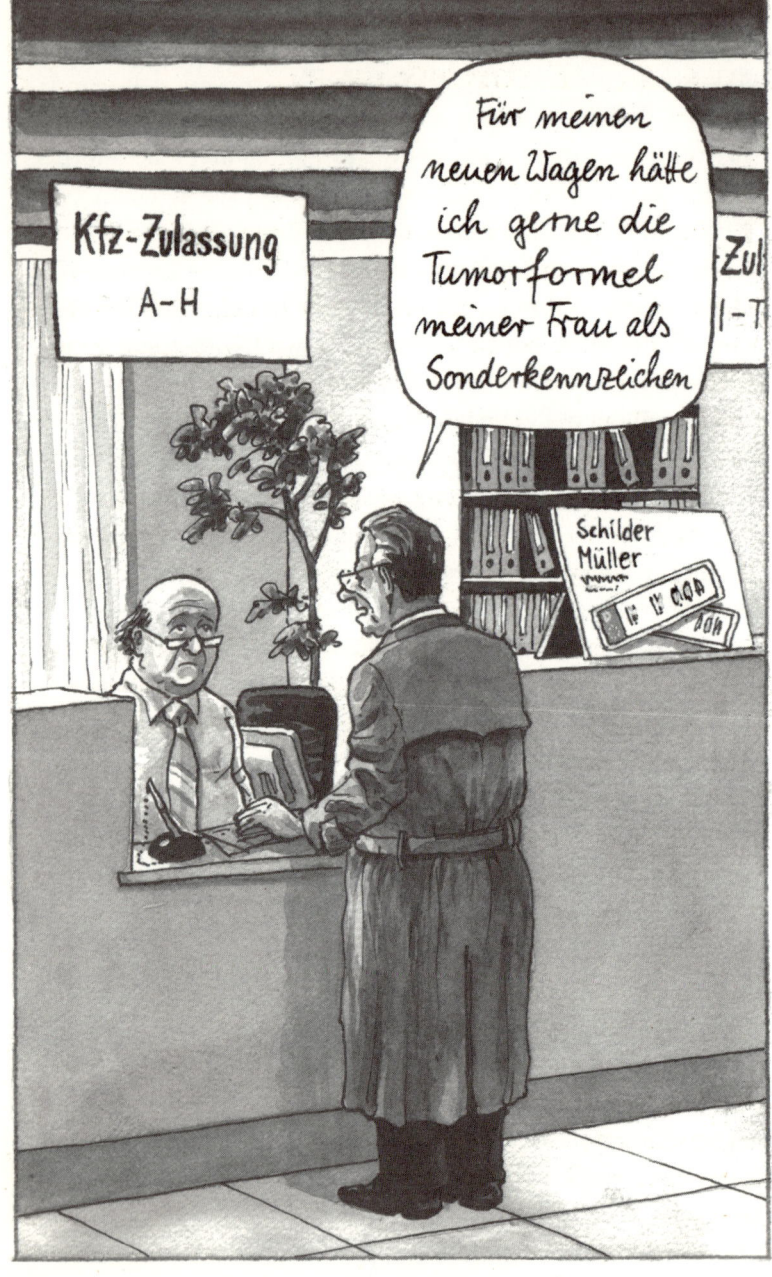

Tumorformel

«Hallo, Frau Müller, haben Sie kurz Zeit?», fragt Dr. de Martinez am Telefon. «Ihr Befund aus der Pathologie ist da.» Es ist Anfang Dezember, die Operation kaum zwei Wochen her, aber schon Meilenstiefel weit weg. Entspannt streife ich mit Jürgen durch die Münchner Innenstadt. Geschäfte, Flaneure, der Lärm von Autos und Straßenbahnen – und ein Gespräch über Krebsbefunde. Das sind Welten, die für mich noch immer nicht zusammenpassen. «Ich rufe Sie in einer halben Stunde zurück», sage ich und würge die Ärztin ab. Ich will dem Thema Brustkrebs nicht überall und zu jeder Zeit einen Platz freikehren. Eigentlich bin ich sicher, keine neuen Katastrophen zu erfahren, trotzdem wappne ich mich vor jedem Telefonat mit Ärzten wie ein Ritter mit einer Rüstung, innerlich gefasst auf die nächste Attacke, die nächste Verletzung, den nächsten Schlag. Und das, was meine Operateurin mir mitzuteilen hat, kann weitreichende Konsequenzen für mich haben. Sie wird mir sagen, mit welcher Therapie es weitergeht. Chemotherapie, ja oder nein? Aus der Tumorformel lässt sich das ableiten.

Ich erinnere mich an das Gespräch mit Dr. Habermas, meiner Münchner Radiologin, die sich die Eigenschaften der Krebszellen anhand des Biopsiebefunds angesehen hat: «Ihre Zellen sind hormonempfindlich. So wie ich es einschätze, kommen Sie vielleicht ohne Chemotherapie aus. Eine Antihormontherapie nach der Bestrahlung könnte ein Ersatz sein, sie zeigt sehr gute Wirkungen.» Ich will keine Chemotherapie wie Renate, wenn es nicht unbedingt sein

...muss. Zu heftig sind die Nebenwirkungen, das musste ich bei meiner Zwillingsschwester miterleben. Zurück in unserer Wohnung wähle ich die Frankfurter Kliniknummer.

«Schön, dass Sie sich melden», sagt Dr. de Martinez. «Es geht darum, welche weiteren Therapien wir Ihnen empfehlen. Der Pathologe hat bestätigt, was wir schon vorher gesehen haben, wir haben also nichts Neues gefunden.»

«Gut», antworte ich erleichtert.

«Ich sage Ihnen jetzt mal Ihre Tumorformel, Sie haben pT ..., pN ..., M ..., R ..., G ...» Durch die Leitung schlängelt sich eine kryptische Buchstabenkombination. Ich sitze an meinem Schreibtisch und schreibe die Formel mit, die jetzt für immer zu mir gehören soll. Ein Tumor hinterlässt seine Visitenkarte, seinen Ausweis, einen Fingerabdruck, der unverwechselbar und nicht einmal bei eineiigen Zwillingen gleich ist. Die Formel zeigt, mit welchem Gegner man es zu tun hat. Ein Blick darauf genügt – und jeder Krebsfachmann dieser Welt weiß über mich Bescheid. Für ihn heiße ich nicht mehr Ingrid Müller, sondern pT ..., pN ..., M ... – diese Tumorformel ist mein zukünftiger Personalausweis für die Reise durch die Ärztewelt. Sie gibt Anhaltspunkte, welche Therapie in Frage kommt, aber auch, wie hoch das Rückfallrisiko ist und wie die Überlebenschancen stehen.

«Es sind keine Lymphknoten befallen, wir haben keine Fernmetastasen in anderen Organen wie dem Gehirn, der Leber, der Lunge oder den Knochen entdeckt. Und der Tumor wurde im gesunden Bereich entfernt, Sie müssen also nicht mehr zur Nachoperation kommen», klärt mich die Ärztin auf. Es hängt von der Fingerfertigkeit des Chirurgen und vom Tumor selbst ab, ob sich der Krebs vollständig beseitigen lässt. Selbst für einen erfahrenen Operateur ist die Millimeterarbeit kompliziert. Dann sagt sie weiter: «Aber wir schlagen Ihnen auf jeden Fall eine Chemotherapie vor. Sechs Zyklen FEC – das sind die Zytostatika 5-Fluorouracil,

Epirubicin und Cyclophosphamid, anschließend Bestrahlung, gefolgt von einer Antihormontherapie über fünf Jahre. Aber wir schicken Ihnen das noch schriftlich zu.»

Mein Kopf wehrt das Wort «Chemotherapie» ab wie ein Kind, das keinen Spinat mag. Ich kann es einfach nicht mit mir in Verbindung bringen. Ich fühle mich gesund, der Tumor ist weg, von mir aus könnte jetzt Schluss sein. Und für mich sind die Lymphknoten ohne Krebszellen das Argument, um diese giftige Therapiesäule einen großen Bogen zu machen. Denn das zeigt ja, dass der Krebs mit großer Sicherheit nicht gestreut hat.

«Oh nein, wieso denn eine Chemotherapie?», stöhne ich.

«Wir haben das im Gremium diskutiert, und am Ende sind wir zu der einhelligen Meinung gekommen, dass diese Behandlung in Ihrem Fall am meisten Erfolg verspricht», bemerkt sie. «Vielleicht holen Sie sich dazu noch eine Zweitmeinung ein?»

«Ja, danke, das mach ich», erwidere ich kampfeslustig, denn noch bin ich nicht bereit für diese Tortur.

Eine seelische Qual war auch der Anruf bei meinem Vater heute Morgen. «Du musst es ihm endlich sagen, sonst hat er später das Gefühl, er steht außen vor. Das Gespräch mit Roland übernehme ich, wenn du willst», sagte mir meine Mutter gestern am Telefon. Immer hatte mich mein Vater für stark gehalten, immer hatte er sich gefreut, dass Jürgen mich gefunden hatte, ein toller Typ in seinen Augen, der beim Biertrinken mithalten kann und im Gegensatz zu seinen vegetarisch lebenden Töchtern mit ihm Reh- und Hasenbraten verspeiste. Die Tiere erlegte er auf seiner gepachteten Jagd meist selbst. In Zeitlupe wählte ich die Nummer meiner Heimat, ich hatte Renate in Frankfurt und meiner Mutter in Würzburg Bescheid gesagt, wann ich anrufen würde – und mir vorher eine Strategie ausgedacht. Ich wollte ihm sagen, dass der Brustkrebs bei mir früh entdeckt wurde, dass ich gute Ärzte gefunden habe und positiv nach vorne schaue. Ich hoffte, so die Verzweiflung eines Vaters über den doppelten Schicksalsschlag zu mildern.

«Hallo, Papa … ja, der Hund, ich habe es gehört. Warum ich anrufe … ich habe leider das Gleiche wie Renate, aber weißt du …» Ich ließ ihn erst gar nicht zu Wort kommen, als ich ihn erreichte, sondern schüttete einen Schwall nur der besten Nachrichten über ihn. Es war endlos still am anderen Ende der Leitung, schließlich sagte er: «Weißt du, Ingrid, das muss ich erst einmal begreifen. Wir sprechen am besten später wieder.» Danach legte er auf. Bei diesen Sätzen hörte ich, wie seine Stimme wegbrach und er unaufhaltsam zu weinen begann. Gut, dass ich meine Mutter direkt neben ihm und Renate in Telefonbereitschaft wusste. Später erzählte er mir, dass er in diesem Moment beschlossen hatte, zwei Aprikosenbäume im Garten für uns zu pflanzen.

Morgen steige ich zum dritten Mal in den Ring. Es ist der 9. Dezember 2008. Mein Leukozytenwert hat es weiter nach oben geschafft, seit Ingrids Operation hatte ich kein Fieber, musste nicht auf eine Isolierstation. Immerhin. Dafür quälte ich mich mit Knochen- und Magenschmerzen herum, aufgelösten Mundschleimhäuten, einem Metallgeschmack im Mund, als hätte ich tagelang an einer rostigen Münze geleckt. Wie eine Wilde lutschte ich mir schon immer verhasste Salbeipastillen. Und dann gab es jene Tage, an denen ich es morgens kaum schaffte, meine einsachtzig über den Badewannenrand zu hieven. So matt war ich, obwohl ich noch keine zehn Schritte gemacht hatte. Vermutlich würde ich bald einen Rollstuhl und eine Dusche brauchen, in die man hineinfahren konnte.

Was soll ich meiner Schwester bloß raten? Chemotherapie ist wie ein Stahlbad.

Ich krame ein gefaltetes Papierstück aus meiner schwarzen Handtasche: «Bitte bei jedem Arztbesuch mitbringen!» steht auf dem Chemotherapiepass, der seit Wochen in den Tiefen der Tasche steckt. Himmelblau ist er, vermutlich, damit er mir sofort und überall ins Auge sticht. Sobald ich das Heftchen aufschlage, werde ich mit dem Wesen der Krankheit Krebs konfrontiert, als Tumorformel, die eine Krankenschwester mit Erstklässlerhandschrift in die dafür vorgesehenen Zeilen gequetscht hat. Weiterhin hält das Dokument fest: Datum der Erstdiagnose, Tag der Operation, meine Hämoglobin-, Leukozyten- und Thrombozytenwerte. Erschreckend, dass die Tabelle für hundert Zyklen reicht, mithin ein halbes Leben lang.

Der Ausweis ist mein Begleiter seit jenem Tag, an dem ich mit meinem Freund Fritz als Verstärkung erneut in die Klinik fuhr, um dem Tumor schwarz auf weiß zu begegnen. Die Stunden habe ich deutlich vor Augen. Es war eine Woche nach der Operation, ich sollte erfahren, was der Abschlussbericht des Pathologen weiter über den Krebs zutage gefördert hatte.

Gemeinsam warteten wir auf klobigen Siebziger-Jahre-Stühlen, die Luft war abgestanden, voll ausgeatmeter Ängste. Das musste einst ein Krankenzimmer gewesen sein, rätselte ich, denn Steckdosen und Lichtleisten befanden sich in Kopfhöhe, darunter standen sicher die Betten.

«Wie geht es Ihnen?» Dr. de Martinez nahm mich taxierend in Empfang.

«Danke, ganz gut.» Ich begab mich in Abwehrhaltung, den Rücken gekrümmt, die Ellenbogen auf die Knie gestützt, denn irgendetwas an ihrem Gesichtsausdruck gefiel mir nicht.

«Sie sind jetzt krebsfrei, denken Sie daran! Aber da ist noch etwas. Schauen Sie hier, die Zellen an den Rändern des ehemaligen Tumors. Sie sind verändert, und das ist ein Risiko, denn man weiß nicht, ob sie sich irgendwann in Krebszellen umwandeln.» Während sie das sagte, zuckte ihre Nase.

«Sie meinen, ich soll meine Brust abnehmen lassen, richtig?», unterbrach ich sie barsch. Lautlos vergingen Sekunden.

«Ja», antwortete sie, «das würde ich ... Ich würde ...» Der Rest ihres Satzes ging unter. Zum zweiten Mal überbrachte sie mir den absoluten Horror. Fritz, der bei der Besprechung neben mir saß und bislang geschwiegen hatte, übernahm das Kommando. Er wollte wissen, was das zu bedeuten hatte.

Dr. de Martinez antwortete vorsichtig, an mich gewandt: «Ich habe Sie am 9. Oktober als ‹Platzhalter›, wenn ich das so nennen darf, in den OP-Plan eingetragen, und bis zum 1. Oktober müssten Sie mir wegen des Implantats Bescheid sagen. Der Brustaufbau würde parallel mit der Chemotherapie stattfinden, viele Patientinnen entscheiden sich so. Wenn Sie mit der Chemotherapie fertig sind, haben Sie auch eine neue Brust. Sie könnten sich dann die Bestrahlung sparen.» Ihre Worte hörte ich wie durch einen dichten Schleier. Nach und nach begriff ich, wie weit sie schon gedacht und geplant hatte, ich musste nur noch «ja» sagen. Aber für mich war das erneut zu viel. Sie hatte mich kalt erwischt, ich sah die Amputation bildlich vor mir, Brust weg, Schrumpelhaut, darunter ein Fremdkörper, der sich aufbläht wie Hefeteig. Ich wollte keine Operation mehr, wollte meine Brust behalten. Gerade war ich noch so dankbar gewesen für ihre bloße, wenn auch narbige Existenz.

«Nein, das werde ich auf keinen Fall tun», schleuderte ich ihr entgegen und wunderte mich selbst über meine Entschiedenheit. Ich brauchte eine andere Einschätzung

«Sie können sich natürlich gern eine Zweitmeinung einholen», sagte sie, als hätte sie meine Gedanken gelesen. «Geben Sie mir bitte bis nächste Woche Bescheid, damit ich das Implantat rechtzeitig bestellen kann.»

Acht Tage – wenig Spielraum für eine schwerwiegende Entscheidung. Wie zwei begossene Pudel verließen Fritz und ich das Krankenhaus.

Mein Kopf war leer. Ich befürchtete, bald auszusehen, als hätte man mir eine alte Lederhaut über die Knochen gezogen. Dann mahnte mich eine innere Stimme: «Bloß weg mit der Brust, kein Risiko eingehen, du willst doch achtzig werden.»

Ich rief Ingrid an, die sofort für den nächsten Tag einen Termin für eine Zweitmeinung in München organisierte, im Klinikum rechts der Isar. Mit meiner Tumorformel, einem dreiseitigen Pathologenbericht und meiner Schwester an der Seite rückte ich zum Beratungsgespräch an.

Wieder wanderte ein konzentriertes Augenpaar über die Papierseiten, prüfte, blätterte, in stickig heißer, fast saunaartiger Atmosphäre, denn das einzige Fenster im Raum war geschlossen, die gelben Vorhänge zugezogen. «Ihre Prognose sieht eigentlich gut aus, zwei Lymphknoten befallen, keine Fernmetastasen», sagte Dr. Amelie Traute.

Ich stutzte, schließlich rückte ich mit der Sprache heraus. «Gestern war ich bei meinen Ärzten, die mich in Frankfurt behandeln. Man hat mir geraten, die Brust abnehmen und sie parallel zur Chemotherapie wieder aufbauen zu lassen. Das alles wegen dieser veränderten Zellen, schauen Sie hier ...»

Sie blickte mich erstaunt an, zögerte, sah genauer hin, schüttelte schließlich entschieden den Kopf. «Nein, das würden wir hier nicht so machen, das stuft man heute nicht mehr als Krebsvorstufen ein, das können Sie in jedem Lehrbuch nachlesen. Aber ich mache Ihnen einen Vorschlag. Morgen haben wir eine große Konferenz, da stelle ich Ihren Fall vor. Ich bespreche den Befund mit meinen Kollegen, und falls die anderer Meinung sind, rufe ich Sie an.» Nach einer kleinen Pause fuhr sie fort: «Der Beginn eines Brustaufbaus während der Chemotherapie, das ist auch eine enorme psychische Belastung. Mit den Silikonbrüsten, die man immer mal wieder in den Hochglanzmagazinen sieht, hat das nicht viel zu tun. Jedes Implantat ist ein Fremdkörper, es fühlt sich ganz anders an als eine normale Brust. Ich würde Ihnen raten, machen Sie die

Chemotherapie und anschließend die Bestrahlung. Danach ist die Haut allerdings oft so angegriffen, dass man kein Silikonkissen mehr implantieren würde.»

Mir gefiel, dass die Ärztin weitere Experten um Rat fragen wollte, keine einsamen Entscheidungen traf. Bereichert und bestärkt verließen Ingrid und ich das Klinikum, die Herbststrahlen streiften uns, der Tag hatte wieder ein sonniges Gesicht. Meine Entscheidung stand, die Brust würde dranbleiben. Am nächsten Vormittag war Dr. Traute auf der Mailbox meines Handys: «Hallo, Frau Müller, ich wollte nur kurz sagen, meine Kollegen sind der gleichen Meinung wie ich. Wenn Sie weiterhin Rat brauchen, Sie können mich jederzeit anrufen.»

Kurz darauf meldete ich mich bei Frau Dr. de Martinez: «Sie brauchen für mich kein Implantat zu bestellen, ich mache das nicht.»

«Ja», sagte sie, «das ist in Ordnung. Ich selbst habe mir in der Zwischenzeit auch eine zweite Meinung eingeholt und bin zum Ergebnis gekommen, dass Sie abwarten sollten.» Beinahe blieb mir die Spucke weg, so perplex war ich.

«Dann sind wir ja zum gleichen Ergebnis gekommen: Chemotherapie ohne vorherige Abnahme der Brust.»

Bislang habe ich keine Sekunde an dieser Entscheidung gezweifelt. Ich lasse den Chemotherapiepass wieder in der Tasche verschwinden. Morgen werde ich ihn brauchen.

Ich hole mir Rat von meiner Gynäkologin, erst ein einziges Mal war ich bei ihr – zwei Jahre vor der Diagnose Brustkrebs. Dr. Anne Dressler ist eine attraktive, burschikose, empathische Ärztin und eine Spezialistin für Homöopathie. Ihre Praxis liegt in einem Palast mitten im Stadtzentrum. Schon der Eingang ist ein Erlebnis für sich. Ausladende Kronleuchter schweben von der Stuckdecke, rote Teppiche knien auf den Treppenaufgängen und schlucken die Schritte, ein Aufzug aus der Gründerzeit schließt Menschen in seine Metalllamellen ein. An den Wänden hängen Ölgemälde, jedes Mal fühle ich mich hier wie in der Bildersammlung der Alten Pinakothek.

Die Praxis selbst ist klein, familiär und charmant. Mit ärztlichen Hochleistungsbetrieben und rasenden Sprechstundenhilfen hat sie nichts zu tun. Es gibt nur zwei Frauen, die die Praxis betreiben. Die eine ist Dr. Dressler, die andere, Martha Gundermann, ihre Assistentin. Seit Jahren sind die beiden ein gut eingespieltes Team, wie ich später erfahre. Meine Ärztin thront hinter einem gewaltigen antiken Schreibtisch. «Würden Sie mir zu einer Chemotherapie raten?», frage ich sie, nachdem ich ihr die gesamte Geschichte erzählt habe.

«Ja, machen Sie es, Sie sind jung», rät sie mir. «Jetzt sind Sie noch auf der kurativen Seite, das heißt, Ihr Krebs ist heilbar. Wenn Sie erst auf der Palliativschiene sind, wenn er in andere Organe gestreut hat, dann ist Heilung kaum mehr möglich.» Dieses Wort, «palliativ», verhakt sich fest in meinem Kopf. Denn ein Fall für die Dauertherapie will ich auf keinen Fall werden.

Ich hatte diese Frage schon mit Dr. Rebmann diskutiert. Er hatte Renate auf der Isolierstation betreut. «Wann würden Sie denn einer Frau nach einer Krebsoperation keine Chemotherapie verabreichen?», fragte ich ihn herausfordernd, während er nachsah, ob mit der Narbe nach der Operation alles in Ordnung war.

«Wenn Sie älter wären, zum Beispiel fünfundsiebzig wie meine Mutter, dann würde ich vielleicht davon abraten, das steckt der Körper nicht mehr so gut weg. Ich würde sie auch nicht empfehlen, wenn die kranken Zellen nur geringe Veränderungen aufweisen, also den gesunden noch sehr ähnlich sind.»

«Ich bin aber noch keine fünfundsiebzig, und meine Zellen sind in der Mitte zwischen gesund und krank», antwortete ich brüsk, denn es war nicht das, was ich hatte hören wollen.

«Warten Sie ab, bis der genaue Befund da ist, dann kann man sicher mehr sagen», riet er mir zum Schluss.

Die Chemotherapie ist für mich der Schrecken schlechthin. Auch, weil ich sehe, wie Renate Runde um Runde abbaut und wochenweise fast nur noch durchs Leben kriecht. Was wird mit mir geschehen? Mich selbst sehe ich als Marionette, die in einer Achterbahn sitzt, der Zug schnauft bergauf, rast bergab, schlägt Saltos, lässt mich kopfüber in der Welt hängen, ohne Sicherheit, dass der Bügel hält. Ich habe keine Kontrolle, kann den Zug weder anhalten noch aussteigen, nur andere haben den Zugang zum Stopp-Knopf. Kann ich mich an den Verlust der Kontrolle, an das Auf und Ab und den flauen Magen vielleicht sogar gewöhnen? Als Kind bin ich das letzte Mal Achterbahn gefahren. Gefallen hat mir das nie.

Außerdem werden viele junge Frauen schon durch eine Chemotherapie, nicht erst durch eine Antihormonbehandlung schlagartig in die Wechseljahre katapultiert, mit Hitzewallungen, Schweißausbrüchen in der Nacht und seelischen Verstimmungen. Auch diese Vorstellung macht mir zu schaffen.

«Hat dich eigentlich mal jemand darauf angesprochen, ob du noch Kinder willst?», frage ich Renate am Telefon.

«Nein», sagt sie, «die gehen wohl davon aus, dass das mit vierzig kein Thema mehr ist.»

Für uns beide trifft das zu, es stimmt aber nicht für andere gleichaltrige Frauen mit dieser Diagnose. Das habe ich in einer kleinen Umfrage im Brustkrebsforum unseres Gesundheitsportals in Erfahrung gebracht.

Eine Chemotherapie ist eine Tortur, ich will trotz der ärztlichen Empfehlungen unbedingt um sie herumkommen. Wie wird das sein, überlege ich, wenn die Chemie in meinem Körper kreist, um kranken und gesunden Zellen den Garaus zu machen? Ich frage meinen Krebsspezialisten Petro, für den das Verabreichen zelltötender Mittel seit Jahren tägliche Routine ist, während eines Termins in seiner Praxis. Er meint: «Ich weiß zwar, was da passiert, aber von innen habe ich das noch nicht gefühlt.»

Petro ist eine fachliche Eminenz, aber auch sehr viel Mensch. Er hat dichte braune Haare mit Silberfäden, erscheint in seiner Praxis mal sportlich in Jeans und Hemd, mal in einem weißen Arztkittel oder eingehüllt in weite Gewänder wie ein indischer Yogi. Er erzählt: «Früher haben wir starke Chemotherapien verabreicht, heute ist das anders. Es gibt bessere Medikamente, und wir haben die Nebenwirkungen gut im Griff. Heute wissen wir, dass auch die Lebensqualität zählt.»

Er spricht mit mir, hört mir aufmerksam zu. Ich kann alles sagen, darf alles fragen, während er die Antworten sucht, in seinem Erfahrungsschatz, im gewaltigen Bücherschrank seiner Praxis oder in medizinischen Datenbanken im Internet. So arbeitet er mit allen seinen Patienten, erfuhr ich bei Gesprächen im Wartezimmer. Ich will Genaueres über meine Überlebenschancen wissen. Petros Computerprogramm hat Rechnungen angestellt und meine Prognose für die nächsten zehn Jahre ausgespuckt, je nachdem, welche Therapien ich wähle: «74 Prozent der Brustkrebspatientinnen in deinem Alter, mit einem hormonempfindlichen Tumor und krebsfreien Lymphknoten, sind ohne jede weitere Therapie geheilt», sagt der Krebsfachmann. «Neun Prozent mehr sind es mit einer alleinigen Antihormonbehandlung, 11,5 Prozent mit einer puren Chemotherapie. Wer beide Therapien kombiniert, kommt auf zusätzliche

16,6 Prozent.» Wenn ich alle Behandlungen mache, so überschlage ich schnell in meinem Kopf, liegen meine Heilungschancen bei über 90 Prozent.

Aber das ist die Statistik. Niemand weiß, ob ich nicht vielleicht schon zu den 74 Prozent gehöre, die ohne jede weitere Behandlung geheilt sind. Dann würden mir die Therapien gar nichts bringen – außer Nebenwirkungen. Und die sind bei meiner Kombination FEC auch nicht ohne: Übelkeit, Kopfschmerzen, Müdigkeit, Nierenschäden. Zudem greift sie das Herz an.

«Würdest du eine Chemotherapie machen, wenn du an meiner Stelle wärst?», frage ich ihn direkt.

«Na ja», sagt Petro, «wenn es jetzt um meine Frau ginge, die ich natürlich noch ein wenig behalten möchte, dann würde ich zunächst die Therapien versuchen, die möglich sind. Wenn sie einen Rückfall hätte, dann würde ich nach zusätzlichen Alternativen suchen, die vielleicht schonender sind und vor allem die Lebensqualität erhalten. Ich durchdenke die Möglichkeiten noch einmal und schreibe dir in ein paar Tagen, zu welchem Ergebnis ich gekommen bin», sagt er zum Abschluss des Gesprächs.

Chemotherapie heißt auch seine Empfehlung, die ich per E-Mail bekomme. Er schreibt: «Ich rate dazu aufgrund des wahrscheinlich genetisch festgelegten Verlaufs – du und deine Zwillingsschwester, ihr seid ja beide betroffen – und der höheren Wirksamkeit gegen eventuell noch vorhandene Krebszellen.» Nachdem ich den Schock verdaut habe, antworte ich: «Kann ich das überleben?» Der Fachmann erwidert darauf: «Keine Sorge, bisher hat jede von mir behandelte Patientin diese Therapie überlebt.»

«Hol dir nicht zu viele Meinungen ein», erinnere ich Ingrid. «Du weißt doch: zehn Leute, acht verschiedene Ansichten.» Aus eigener Erfahrung weiß ich, wie schwer eine Orientierung ist, immerhin habe ich aber dadurch den Vorschlag zur Hochdosis-Chemotherapie und zur Brustamputation abgelehnt. Letztlich muss meine Schwester ihren eigenen Weg finden, ich kann nur versuchen, ihr eine gute Ratgeberin zu sein.

Mittlerweile liegt der dritte Zyklus hinter mir, draußen ist ein grauer Dezembertag kurz vor Weihnachten. Meine Schwester und ich wandern in Steppmänteln und groben Stiefeln durch den Englischen Garten in München. Eine Mütze brauche ich nicht, ich habe ja meine Perücke und ein von der Chemie erholtes Immunsystem. Wir weichen dem Kutscher aus, der Pferde und Touristen, in Wolldecken gehüllt, durch den Matsch lenkt, versuchen die Argumente zu sortieren und eine Strategie für das weitere Vorgehen zu finden. Dass Petro ihr auch zur Chemotherapie rät, macht mich nachdenklich.

Ingrid zieht einen Zettel aus der Manteltasche und liest mir eine E-Mail unseres Bruders Roland vor: «Was für eine bittere Zeit für dich, für uns alle. Mama hat mir heute Bescheid gesagt, dass du auch betroffen bist. Ich hätte gern mit dir gesprochen, aber ich kam telefonisch nicht zu dir durch. Ich hoffe sehr, dass man dir einen wenig belastenden Weg vorschlagen kann. Ich versuche mich mit guten Tipps zurückzuhalten, denn ich bin durchaus nicht der Ansicht, für jeden Menschen genau zu wissen, wie ein Richtig-Leben geht – leider werde ich bisweilen wohl so verstanden. Ich drücke dir alle Daumen.»

Mir schwant, was Roland mit den «guten Tipps» zum Ausdruck bringen will, denn wir hatten vor meiner eigenen Chemotherapie eine harte Diskussion über das Für und Wider dieser Behandlungsmethode geführt. Er hat eine ganz eigene Art, mit Krankheiten umzugehen, hegt Vorbehalte gegenüber der Schulmedizin, schwört auf Selbstheilungskräfte und würde nie eine Chemotherapie machen, weil sie das Immunsystem zerstört. Dies wiederum bräuchte man aber, um die Krebszellen rauszuschmeißen.

Von dieser hitzigen Debatte erzähle ich nun meiner Schwester. Ich erzähle ihr auch, dass er mich seitdem öfter anruft und fragt, wie es mir geht und ob er nach Frankfurt kommen soll. Am meisten rührt mich, dass er einen Blumenaltar für uns im Wald gepflanzt hat und an zwei Porträts arbeitet: «So wie ich meine Schwestern sehe.» Seit vielen Jahren lebt unser um ein Jahr älterer Bruder in der Nähe von München. Ein eigenwilliger Typ ist er, schlaksig, dunkle Locken, ein Steinbildhauer, Maler und Grafiker. Noch nie hat er einen Fernseher besessen, ist aber politisch immer bestens informiert. Karriere und Geld interessieren ihn nicht im Geringsten. Die Ähnlichkeiten und Unterschiede seiner Schwestern waren für ihn noch nie ein Problem.

Wir rasten am einzigen Kiosk, der auch im Winter offen hat, genießen schwarzen Kaffee aus Pappbechern, verfolgen die Lichter der Kutschenlampen, die weit entfernt wie Irrlichter im Moor schaukeln. Die kalte Luft hilft uns beim Denken. Ich versuche eine Zusammenfassung: «Drei Ärzte raten dir zu einer Chemotherapie, und solltest du einen vierten finden, der dir davon abrät, wird es noch schwieriger, sich zu entscheiden, oder? Die Argumente liegen auf dem Tisch. Niemand kann dir eine Garantie geben, dass du mit Chemie den Krebs erledigst, deshalb musst du dich fragen: Würdest du dir bei einem Rückfall ohne Chemotherapie Vorwürfe machen?»

Ich kann meiner Schwester nichts abnehmen, wie gern würde ich das tun, vielleicht einfach nur vorleben, dass man eine Chemotherapie überstehen kann und ich trotz aller Veränderung immer noch Renate bin. Doch das, was für mich richtig ist, muss noch lange nicht für sie richtig sein. Da sind wir uns einig. Hand in Hand verlassen wir den Englischen Garten, die Dunkelheit verschluckt uns.

Ich suche noch eine Stimme, in der Hoffnung, dass die mir von einer Chemotherapie abrät – und ich finde eine onkologische Schwerpunktpraxis, eine Art Tagesklinik mit mehreren Ärzten, sehr vielen Schwestern und sehr vielen Patienten. Groß, hell, modern. Dr. Thomas Weihrauch, ein Mann, kaum älter als ich, begrüßt mich und Silke lächelnd, neugierig beäugt er uns durch seine John-Lennon-Brille. Der Arzt soll möglichst unvoreingenommen sein, einen freien Blick auf mich haben, deshalb habe ich beschlossen, die Geschichte meiner Schwester Renate vorerst unter den Tisch fallen zu lassen.

«Sie brauchen eine Zweitmeinung?», fragt der nette Onkologe und studiert das Papier mit dem Steckbrief des Tumors. «Ich würde sagen, FEC-Chemotherapie, sechsmal, dann Antihormontherapie mit Tamoxifen, fünf Jahre.» Er kommt sofort auf den Punkt, hat nicht lange überlegt, nicht gezögert, nicht gefragt. Ich bin überrascht. Nur ein kurzer Blick aufs Papier.

«Okay», sage ich, «und woher wissen Sie das so schnell?»

«Durch das Grading, also das Ausmaß der Zellveränderung im Vergleich zu gesunden Zellen, und durch Ihr Alter. Das alles sind Faktoren, die für eine Chemotherapie sprechen.»

«Das kann ich nachvollziehen. Aber würden Sie mir einen anderen Vorschlag machen, zum Beispiel eine noch härtere Chemotherapie, wenn ich Ihnen sage, dass meine Zwillingsschwester auch Brustkrebs hat?»

«Nein, wieso denn? Hier zählen nur Sie. Alles andere spielt keine Rolle. Und FEC reicht bei Ihnen vollkommen aus.» Der klare Rat zur Chemotherapie gefällt mir zwar nicht, scheint aber fundiert zu sein.

Dann erzähle ihm ihm mehr von uns Zwillingen, dass wir befürchten, den Brustkrebs vielleicht geerbt zu haben. «Ein

Arzt meinte kürzlich, das sei ja fast, als hätte jemand schon bei der Geburt die Zeitschaltuhr gestellt», sage ich.

Dr. Weihrauch wiederum berichtet von zwei jungen Schwestern, die seine Patientinnen sind. Beide haben familiär bedingten Brustkrebs, ließen die Brüste amputieren, die Eierstöcke herausnehmen, weil auch für dieses Organ das Krebsrisiko erhöht ist. Ein verstümmelnder Eingriff, aber die einzige Chance, der Krankheit ein Stück weit zu entkommen.

Ich hatte schon mehrmals mit Renate darüber gesprochen, was wir tun würden, sollten wir eines der beiden bekannten Brustkrebsgene geerbt haben. BRCA-Gene, sagen Fachleute. Mit einem einfachen Bluttest könnte man es herausfinden. Diese unheilvolle Frage vertagten wir jedes Mal auf später. Aber sie hatte wie ein Zuschauer im Theater in unseren Köpfen Platz genommen.

«Wollen Sie sich jetzt die Praxis mal anschauen, vielleicht den Chemotherapieraum?», fragt Dr. Weihrauch.

Er führt uns in ein enges Zimmer, die Luft schwanger vom Medikamentengeruch. An der Wand Sessel, aufgereiht wie im Kino. Mindestens fünfzehn Menschen ruhen dort. Es ist kurz vor Silvester, und alle scheinen eine Therapie zu brauchen, um gut ins neue Jahr zu kommen. Alte und junge Chemotherapiepatienten, Frauen mit stumpfen Haaren, Männer mit Glatze. Die einen schlummern, die Beine hochgelagert, die anderen lesen, wieder andere hören Musik. Da soll ich auch sitzen? Nein! Jetzt ist die Chemotherapie ganz nah, ich bin ganz nah. «Lassen Sie uns einen Termin ausmachen», sagt Dr. Weihrauch, «absagen können Sie immer.»

Ich verlasse die Praxis mit einem Zettel, darauf steht: «Chemotherapie, 16. Januar 2009, 10 Uhr.» Langsam lerne ich das Wort «Chemotherapie» zu denken.

Jürgen stellt mir eine Frage, die für mich entscheidend wird: «Wenn du es nicht machst, Renate aber gesund bleibt und du nicht – könntest du damit leben?» Auf keinen Fall! Ich gebe mich geschlagen. Petro sage ich Bescheid, dass ich die Chemotherapie bei ihm ambulant in der Praxis machen werde. Den Termin in der freundlichen Praxis von Dr. Weihrauch sage ich ab. Am 23. Januar 2009 wird es losgehen.

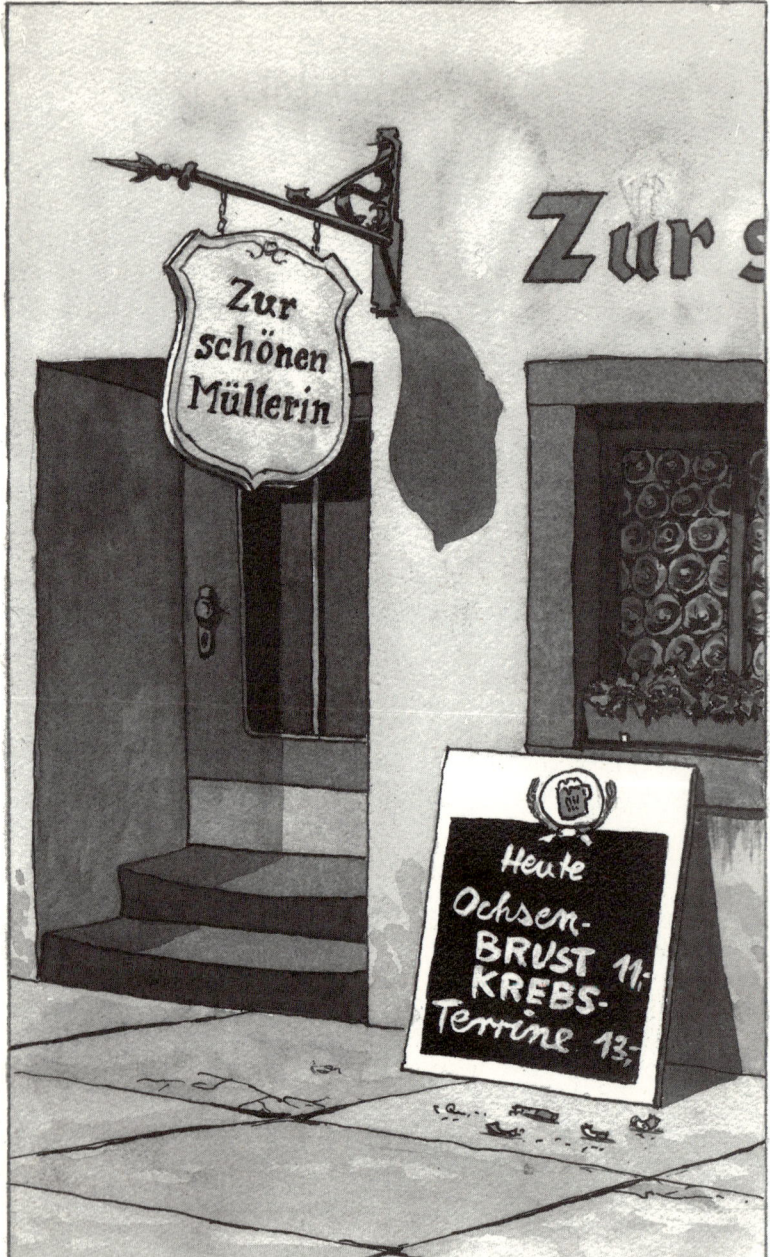

Mützenluder

Frau Müller, neun Uhr, Chemotherapie-Raum, TAC» ist auf einer Schultafel im Schwesternzimmer gekritzelt. Daneben ein Bataillon anderer Namen: «Frau T., Frau F., Frau S. …» Mit ihnen teile ich die nächsten sechs Stunden ein kleines Zimmer in der Klinik. Es ist der 2. Januar 2009, Zyklus Nummer vier steht an. Krankenhaus und Krebs kennen keine Weihnachtsferien. Seit gestern bin ich zurück aus München, Ingrid und ich feierten Ende Dezember Geburtstag, unseren einundvierzigsten, zusammen mit Freunden, leise, weil es nicht wirklich etwas zu feiern gab. Aber wir waren zusammen, das zählte, wir saßen im Atelier, tranken Brut-Sekt in homöopathischen Dosen. An Silvester waren wir auf der Straße, Jürgen fackelte ein paar Wunderkerzen für uns ab, wir selbst ließen zwei Raketen steigen. Das sollte uns Glück bringen. Wir standen da, umarmten uns, schwiegen minutenlang, während das Spektakel am Himmel aufstieg. «Siehst du irgendwas im neuen Jahr, auf das wir uns freuen könnten?», fragte ich Ingrid.

«Nein, uns erwartet leider nicht viel Schönes, nur Chemotherapien in verschiedenen Runden.»

Von Anfang an kann ich dieses Kabuff in der Klinik nicht ausstehen, höchstens zwanzig Quadratmeter ist es groß, stickig, trockene Heizungsluft, kein Molekül Sauerstoff. Ein Dutzend Frauen mit ihren Lebensgeschichten sind förmlich in diesem Raum hineingezwängt, sitzen Sessel an Sessel.

«Wir finden das auch schrecklich, aber es ist einfach nicht mehr Platz auf der Station», verrät mir Schwester Simone. «Vielleicht beschweren Sie sich bei der Krankenhausleitung.

Je mehr das machen, desto besser, so verändert sich vielleicht etwas.» Dann flitzt sie weiter, zu zweit stemmen die Schwestern die Versorgung der Chemotherapiepatientinnen, sie organisieren besser als jedes Umzugsunternehmen. Es geht Schlag auf Schlag: Blut abnehmen, Chemiebeutel verteilen, die nächste Infusion vorbereiten.

«Ihre Blutwerte sind gut, Frau Müller, wir können loslegen. Setzen Sie sich schon mal auf einen Stuhl, leider ist kein Sessel mehr frei.» Schwester Simone schaut mich entschuldigend an, wahrscheinlich hat auch bei den Sitzgelegenheiten das Spardiktat zugeschlagen.

«Klar, kein Problem, ich will hier nicht übernachten», scherze ich und nehme in der Holzklasse Platz. Der erste Beutel hängt über mir, mit Argusaugen kontrolliere ich, ob da auch das Richtige draufsteht, nicht dass die Krankenhausapotheke, die das Zeug morgens zusammenmischt, einen Fehler gemacht hat und ich irgendetwas Falsches verabreicht bekomme.

TAC – diese drei Buchstaben klingen für mich auch in Zyklus vier noch gefährlich, wie ein ratterndes Maschinengewehr, aber die Mittel sollen ja die Krebszellen systematisch wegschießen. Taxotere, Adriamycin und Cyclophosphamid, peng, peng, peng.

Vorsichtig beginne ich ein Gespräch mit einer älteren Dame. Sie ist um die siebzig mit silberner Kurzhaarperücke. Sie erzählt mir, dass sie sich nach vierzig Jahren Ehe von ihrem Mann getrennt hat. Er wollte rauchen, sie nicht. Sie wollte spazieren gehen, er nicht. Er wollte einfach so weiterleben. Aber das konnte sie mit ihrer Brustkrebsdiagnose nicht. Nur zwei Häuser weiter würde sie jetzt wohnen, damit sie ihn weiter im Auge habe. Dann lächelt sie nachdenklich. Krebs kann zu radikalen Schritten zwingen.

Stunden später hat sich der Raum geleert, auch meine nette Gesprächspartnerin ist verschwunden, nur ich harre immer noch auf dem brettharten Stuhl aus, während die letzten Taxotere-Tropfen in mich hineinlaufen. Der farblose Stoff kommt immer zuletzt. Eine Zeitung zu lesen kann ich vergessen, denn meine Hände stecken in dunkelblauen Kühlhandschuhen, um die Nägel zu schonen. Die Pranken sind einfach zu groß, um die zarten Seiten umzublättern. Endlich piept es. Schwester Simone eilt herbei, es ist nachmittags um drei, sie spült den Port mit Kochsalzlösung nach, zieht den Schlauch ab. «Vielen Dank für alles, und bis in drei Wochen. Mehr als die Hälfte ist geschafft», sage ich zum Abschied und werfe mich hastig in meinen Mantel. Ich will möglichst schnell an die frische Luft. Mir ist leicht übel.

«Hallo, wie geht's dir heute Morgen?», fragt mich meine Leidensgenossin Michaela ein paar Tage später am Telefon.

«Na ja, ich habe kaum geschlafen», erzähle ich. «Die ganze Nacht habe ich mich schweißgebadet herumgewälzt, meine Knochen tun weh, Arme und Beine auch. Ich habe Hautausschlag, und dann ist mir seit gestern auch noch latent schlecht. Es fühlt sich an, als würde ein Teller Suppe in meinem Magen sein und bei der geringsten Bewegung überschwappen. Und bei dir?»

Am anderen Ende höre ich erst einmal nichts. Schweigen. Schließlich beginnt sie stockend zu berichten. «Ich fühl mich mehr als schlapp. Meine Leukozyten sind wieder runter, und ich habe den Eindruck, diese teure Spritze, die wir uns nach jeder Runde selbst in den Bauch jagen – weißt du eigentlich, dass die um 1700 Euro kostet? –, bringt's irgendwie nicht. Die soll doch das Immunsystem wieder hochjagen, oder? Heute habe ich mich zum Einkaufen geschleppt, doch ich wusste nicht, worauf ich Appetit habe. Weißt du, wo ich gelandet bin? Bei Sauerkraut und Salat!»

Der tägliche Gesundheitsreport beruhigt uns, auch wenn wir mittlerweile chemotherapieerfahren sind, er sorgt dafür, dass wir nicht auf den letzten Metern die Flinte ins Korn werfen. «Ich hab das Gefühl, das ist wie bei einer Schwangerschaft», versuche ich eine Erklärung unseres Zustands. «In der einen Sekunde hast du Lust auf Gurken oder Schokolade, in der nächsten Sekunde Brechreiz. Also hilft nur eines: schnell rein damit. Ich bin zum totalen Rohkost-Freak geworden, wild auf alles, was gesund aussieht. Vielleicht ist aber bei alldem auch der ganze Rattenschwanz von zusätzlichen Medikamenten schuld. Überleg mal, was wir da alles in uns hineinstopfen! Dafür bräuchten wir fast ein Mathematikstudium, so ausgeklügelt ist das System: Antibrechmittel, hochdosierte Antibiotika gegen Lungenentzündung, Cortison, Ibuprofen gegen Knochenschmerzen, Pillen für den ramponierten Magen. Wir bekämpfen das erste Übel und rufen das nächste hervor. Ist doch so, oder? Aber alles besser als Krebs», füge ich leise hinzu.

Neben einer völlig verrückten Geschmackswelt – sogar eine Wiener Wurst esse ich nach fünfzehn Jahren als Vegetarierin – besitze ich urplötzlich die Nase eines Schäferhunds. Ich rieche einfach alles potenziert und viele Meter gegen den Wind, besonders die Abgase der Autos, die mir sofort Übelkeit verursachen, aber auch den Geruch ungewaschener Haare und feinste Parfümströme der an mir vorbeieilenden Menschen.

Meine Mutter ist wieder aus Würzburg angereist, um mir bei alltäglichen Dingen wie Einkaufen eine Hilfe zu sein. Das, was ich sonst im Handumdrehen bewältigt habe, ist plötzlich zur Herausforderung geworden. Mit ihr inspiziere ich die Speisekarten der Restaurants: Hirschbraten, Zitronenspaghetti, Mousse au Chocolat. Oder wir stehen im Supermarkt vor der Kühltheke, in der Hoffnung, es springt mich etwas an. Zusammen durchforsten wir ihr mitgebrachtes Kochbuch. Stunden, ja Tage verbringe ich mit ihr auf der Suche nach appetitmachenden Speisen. Beharrlich hatte ich mich in meinem bisherigen Leben geweigert, auch nur eine Sekunde zu viel meiner Ernährung zu widmen, geschweige denn, meine dilettantischen Kochkünste aufzubessern. Stattdessen griff ich zur Fertigpizza.

«Gut, dass deine Mutter da ist und dich bekocht», sagt Michaela.

Das ist wahr, denn wenn ich gar nicht mehr weiß, was ich essen könnte, backt sie hingebungsvoll Pfannkuchen für mich. Vermutlich hilft es ihr, nicht tatenlos zusehen zu müssen.

Wenn die Chemotherapie ihren Schleudergang anwirft, ist der Günthersburgpark an vielen Tagen unerreichbar. «Mama, lass uns umkehren», sage ich erschöpft und frustriert, wenn ich schon nach zehn Minuten nach Luft schnappe. «Ich muss mich wieder hinlegen.» Abends um sieben falle ich ins Bett, unfähig, mich zu rühren. TAC kriecht in Kopf und Glieder, macht aus mir ein einundvierzigjähriges Elend. Ich entdecke die Langsamkeit, sie lässt mich sehen, wie viel Gebrechlichkeit in dieser schnelllebigen Welt unterwegs ist. Einer zieht fast unmerklich sein Bein nach, einer sitzt im Rollstuhl, ein anderer stützt sich auf einen Stock. Sie alle leben im Schattenreich, man erkennt sich, ich gehöre dazu.

Auch ich taste mich jetzt an die haarlosen Zeiten heran. Das Jahr 2009 ist nur zwei Tage alt, meine Chemotherapie startet Ende Januar, und bis dahin brauche ich das richtige Modell. Perückenstudios liegen versteckt und sind selten einfach zu finden. «Große Auswahl von Echthaarperücken» verheißt das Schild im Schaufenster eines Ladens in der Nähe der Münchner Innenstadt. Schick und hell ist das Zweithaarstudio, nicht vollgestopft mit den immer gleich lächelnden, starren Plastikköpfen. Ich will am liebsten so aussehen wie immer, will nicht blond, nicht schwarz oder hellrot werden – mein Leben ist schon genug durcheinander. Ich will auch nicht dauernd meinen Freunden und Kollegen erklären, warum ich eine neue Frisur habe, dass ich es bin. Schon gar nicht will ich gefragt werden, ob ich vielleicht einen neuen Liebhaber habe. Risikofreudig? Mutig? In diesem Punkt bin ich das wohl nicht.

Silke begleitet mich als Beraterin. «Brauchen Sie die Perücke aus medizinischen Gründen?», fragt die Verkäuferin, gepresst in hautenge Jeans und einen noch engeren schwarzen Pullover, die Haare zum Pferdeschwanz gezurrt. Um die fünfzig ist sie.

«Ja», erwidere ich und beobachte, wie sich ihr Lächeln langsam davonschleicht. Ich habe meine höchsten Stiefel angezogen und roten Lippenstift aufgelegt. Wahrscheinlich hatte sie darauf getippt, dass ich das Zweithaar für meine nächste Filmrolle brauche. «Ich habe Brustkrebs, mir steht eine Chemotherapie bevor, und in ein paar Tagen werde ich keine Haare mehr haben», werfe ich ihr weiter hin. Sie blickt mich ganz ungläubig an.

«Oh, okay», haucht sie, «dann kommen Sie mal mit.» Sie führt mich ein paar Stufen hoch, in ein diskretes Séparée mit cremefarbenen Vorhängen, großen Spiegeln, Kämmen, Bürsten, Haarnetzen.

«Ich will mich optisch nicht großartig verändern», stelle ich gleich klar, «sondern so aussehen wie jetzt.» Das wird ja irgendwie zu machen sein, denke ich und gehe davon aus, dass sie gleich ein Double meiner Haare aus der Schublade zieht.

«Dann wollen wir mal sehen!» Sie befühlt meine Haare, marschiert in einen Nebenraum und kommt nach ein paar Minuten mit einem Turm von Kartons zurück. Aus einem holt sie ein Modell in Dunkelbraun, lang und lockig, mit kurzgeschnittenem, frechem Pony. Nicht ganz mein Geschmack, außerdem sind meine langen Locken rot. Sie stülpt das glänzende Teil trotzdem über meinen Kopf, zupft, zieht, schiebt, dreht, kämmt, striegelt – und macht mich zur schönsten Zigeunerin. Ich kann kaum glauben, was ich da im Spiegel sehe. Zudem habe ich das Gefühl, dass mir das Ding gleich vom Kopf rutscht, sobald ich mich bewege. «Warten Sie ab, wenn die Haare weg sind, sitzt das auch», schwört die Verkäuferin. Dieser Hinweis auf meine kommende Kahlköpfigkeit sitzt bei mir ebenfalls.

«Nein», sagt Silke und schüttelt ungläubig ihren blonden Schopf. «Damit kannst du höchstens zum Karneval gehen.» Sie ist Rheinländerin, sie muss das wissen. Verkleidung ist das richtige Wort, denke ich. Die Perücke hat mit der Ingrid, wie ich sie kenne, nicht viel zu tun.

Die Zweithaarexpertin packt Kunstmütze um Kunstmütze aus, in allen Varianten und Formen. Mal sehe ich aus wie Katja Ebstein, dann wie Iris Berben und schließlich nähere ich mich optisch Raquel Welch – so heißt auch das Modell; die anderen Perücken tragen Namen wie «Aphrodite», «Victory», «Hollywood» oder «Venus mono». Bei der Namensfindung waren kreative Geister am Werk. Die Perückenstylisten haben bestimmt nur an Schauspielerinnen aus Film und Fernsehen gedacht, nicht an traurige Glatzköpfe, die durch Chemotherapien ihre Haare verlieren. Ganz gleich, was ich aufsetze, alle Haarteile sehen unmöglich an mir aus, vor allem wegen des Ponys, den fast alle Perücken haben, um den geknüpften Ansatz zu kaschieren. Auch die Varianten aus Echthaar stehen mir nicht, obwohl ich in meiner Verzweiflung dafür sogar das kleine Vermögen von 1500 Euro investiert hätte.

Langsam werde ich ungeduldig, und auch Silke fragt: «Haben Sie nicht mal was ganz anderes? Das Modell hatten wir doch schon zum x-ten Mal!»

Mir geht auf, warum sich Renate für glatt und blond entschieden hat: Wenn ich schon nicht so aussehen kann wie jetzt, dann am besten gleich eine komplette Typveränderung. «Finden Sie, dass mir irgendeine der vielen Perücken gestanden hat?», frage ich entnervt die Verkäuferin. Sie runzelt die Stirn, wiegt den Kopf nach rechts, nach links, und sagt: «Nein, Sie sind aber auch ein schwerer Fall.»

Jetzt habe ich genug. Ich reiße Haarstrumpf und Perücke von meinem Kopf und verlasse, so schnell ich kann, den Laden. Draußen atme ich erst einmal durch. Die Angst vor der Chemotherapie und dem nackten Kopf reicht mir schon, aber auch noch das?

«Komm, einen Versuch wagen wir noch!» Silke versucht mich aufzumuntern.

Wir steuern das nächste Geschäft an, es liegt direkt in der Innenstadt, kaum zwanzig Quadratmeter groß. Ein glitzerndes Spiegelkabinett. Für Perückenliebhaber muss es ein Eldorado sein, bis unter die Decke sind die haarigen Mützen gestopft, es gibt auch Toupets und Komplettfrisuren für Männer. Wieder erkläre ich, dass ich eine Perücke suche, die so ähnlich ist wie mein eigenes Haar. Ich offenbare auch, warum ich neue Haare brauche. «Oh, das ist ja furchtbar, das tut mir aber wirklich leid», sagt die Ladeninhaberin bestürzt, ihre Anteilnahme wirkt nicht gespielt. Sie ist blond, hat hochtoupierte Haare und ist Friseurmeisterin. Seit fünfundzwanzig Jahren betreibt sie das Geschäft mit dem Zweithaar. Ich fühle mich wohl in den erfahrenen Händen der Verkleidungskünstlerin.

«Nein, so etwas wie Ihr Haar, das geht gar nicht, Locken wirken immer künstlich», sagt sie. Zur Bestätigung hält sie mir wieder ein Zigeunermodell vor die Nase. Ich probiere es trotzdem und erblicke im Spiegel genau das, was sie prophezeit hat. Ich sehe unmöglich aus. Die Meisterin greift in eine der hundert Schubladen und zieht eine brünette Perücke mit glattem, schulterlangem Haar und feinen Strähnen in drei verschiedenen Rottönen hervor. «Probieren Sie mal die», sagt sie. Dieses Modell sitzt, und das Konterfei im Spiegel ist nicht fremd, sondern Ingrid. Schick, das Teil. Ich bin derartig begeistert, dass ich der Frau glatt um den Hals falle. Kaum eine halbe Stunde hat die Klärung der Perückenfrage gedauert.

Setz mal meine Perücke auf.» Bei meinem nächsten Besuch in München hält mir Ingrid das gerade erstandene Modell hin. «Dann kann ich begutachten, ob das Ding mir steht.» Es klingt, als hätte sie mir angeboten, einmal ihren teuersten Hut ausführen zu dürfen. Allen Ernstes hat sie mir erzählt, sie würde mit ihrer Perücke sogar ins Bett gehen.

«Fabelhaft», sage ich, nachdem ich mir das Teil übergestülpt habe, «schöne lange Haare, die einem ins Gesicht wehen.»

Ingrid schleppt mich in unsere Lieblingskneipe bei ihr in der Nähe, immer noch trage ich ihren «Hut»: «Schaut mal, so sehe ich demnächst aus», verkündet sie Peter, dem Wirt, «damit ihr mich dann auch erkennt.» Der Mann, zwei Meter groß, bäriger Typ mit Musketierbart, weiß nicht, ob er sich wundern oder weinen soll. Seltsames geschieht. Wir, die immer strikt auf unseren Unterschieden insistierten, ja tödlich beleidigt waren, wenn uns jemand verwechselte, vertauschen uns plötzlich vor aller Augen.

Port – so nennt sich mein nächster Schritt zur Chemotherapie. Unter dem Schlüsselbein wird ein fester Zugang implantiert, denn die aggressiven Substanzen müssen schnell und direkt in die Blutbahn, ohne dass die Venen angegriffen werden. «Dr. Teller ist Chirurg und der beste dafür, er macht das jeden Tag, seit vielen Jahren», hatte mir Petro empfohlen.

Mitte Januar bringt mich die S-Bahn in seine Praxis nahe München. Gebrochene Beine, offene Hautabszesse, weggeschnittene Muttermale, geklammerte Kopfwunden – Dr. Andreas Teller ist zwar ein Mann fürs Grobe, sieht aber nicht danach aus. Schlank, drahtig, sportlich und braungebrannt ist er. Der Mann in der grünen OP-Kluft, den Mundschutz um den Hals gewunden, läuft durch den Praxisflur auf mich zu. «Hallo, Frau Müller, kommen Sie mit mir», begrüßt er mich, ein Paar aufmerksame braune Augen mustern mich durch die Hornbrille. «Okay, dann kann es losgehen», sagt er, nachdem ich ihm von den eiskalten Einbrüchen der vergangenen Monate erzählt habe. «Die Operation machen wir ambulant, unter lokaler Betäubung, aber Sie werden nichts davon spüren», verspricht er.

Von Kopf bis Fuß hüllen mich zwei Assistentinnen in Sachen, die mich eher an Müllsäcke erinnern, und als ich auf dem OP-Tisch liege, werfen sie dicke Handtücher und Decken über mich, damit ich nicht friere. «Breiten Sie mal die Arme aus», sagt eine Helferin und zurrt mich fest wie auf einer Streckbank. «Liegen Sie auch bequem?» Direkt vor meinem Gesicht spannen die beiden ein großes Tuch, so kann ich weder das Skalpell sehen noch das, was Dr. Teller macht. Wahrscheinlich ist das auch besser so.

«Waren Sie schon mal in Regensburg?», fragt der Chirurg und setzt den ersten Schnitt.

«Ja, natürlich, ein paar Mal», antworte ich verblüfft. «Ich kenne den Dom, die Altstadt und Gloria von ...»

«Ja, aber haben Sie schon mal die Walhalla besucht? Die Ruhmeshalle? Entworfen hat sie ein Münchner Architekt, das Vorbild ist der Parthenon-Tempel auf der Akropolis. Und haben Sie auch die tollen Fresken in der Regensburger Klosterkirche St. Emmeram gesehen? Johann Gebhard hat sie gemalt, von diesem Künstler wissen viele nichts.» Dr. Teller operiert mich und verpasst mir dabei eine wundervolle Kunstgeschichtsstunde.

«Schneiden Sie auch nicht daneben?», frage ich vorsichtig, weil ich befürchte, die Begeisterung für die Kunst könne ihm die Konzentration rauben.

«Nein, nein, keine Angst.» Ich höre ihn hinter dem Mundschutz lachen.

Es riecht nach verbranntem Fleisch, und ich spüre, wie jemand ununterbrochen Blut wegtupft. Lokale Anästhesien machen zwar schmerz-, aber nicht druckunempfindlich. «Ich muss eine kleine Tasche schaffen», erklärt der Arzt. «Der Port muss richtig hineinpassen, dann sieht man ihn hinterher kaum. Wenn Sie wüssten, wie schön und kunstvoll das Operationsgebiet aussieht ...» So genau will ich das gar nicht wissen.

Plötzlich macht sich mein Herz selbständig, es beginnt aus dem Nichts heraus zu rennen und zu stolpern, und das, obwohl ich vollkommen entspannt daliege. Unheimlich ist das. «Haben Sie was gemerkt? Ja? Das ist gut, das war der Test, dass der Port richtig sitzt und alles funktioniert», verrät er mir.

«Und wieso sagen Sie mir das nicht vorher?», frage ich. «Ich habe einen riesigen Schreck bekommen.»

«Wenn ich das ankündige, ist das Herzrasen vorprogrammiert, und dann wäre der Test nicht mehr aussagekräftig», erklärt Dr. Teller und vernäht schon den Hautschnitt. «Den Port können Sie noch Jahre drinlassen. Er stört ja nicht, er muss nur regelmäßig gereinigt werden. Sie sind dann auf der sicheren Seite, wenn Sie ihn wieder brauchen. Die meisten wollen ihn schnell wieder loswerden, das verstehe ich eigentlich nicht.»

«Doch, ich schon», antworte ich. «Ich stehe sofort wieder bei Ihnen auf der Matte, wenn die Therapien vorbei sind. Erst dann ist es für mich abgeschlossen.»

Ich bin gut gelandet», simse ich Ingrid nach meiner Ankunft auf Mallorca Mitte Januar. Der Himmel ist strahlend blau, die Insel strotzt vor Grün, überall sehe ich Teppiche von gelb blühendem Klee. Wahnsinn, diese Farben! Fast schmerzen meine Augen. Das Jahr ist knapp drei Wochen alt, und die Sehnsucht nach dem Meer hat mich gepackt, auch die Überzeugung, dass ich ohne Atempause die letzten zwei Runden der Chemotherapie nicht überleben werde. Dr. Marin hatte dem Plan zugestimmt: «Es ist gut, wenn Sie mal etwas anderes sehen als das Krankenhaus, kommen Sie aber kurz vorher noch zum Leukozyten-Check vorbei.» Zum Glück war der in Ordnung, sonst hätte ich den bereits gebuchten Flug verfallen lassen müssen. Meine Schwester fand, das sei keine gute Idee, das Vorhaben halsbrecherisch: «Auch wenn das Meer schön ist, aber du bist weit weg, und was ist, wenn es dir schlechtgeht?»

«Es wird mir nicht schlechtgehen», erwiderte ich. «Ich nehme meine beiden Perücken mit, meine Tumorformel und eine Liste mit deutschsprachigen Ärzten. Außerdem bin ich nicht alleine. Lionel, mein verlässlicher Freund aus Frankfurter Tagen, kennt sich aus. Schließlich lebt er die Hälfte des Jahres auf der Insel. Er wird auf mich aufpassen und mich zum Arzt fahren, sollte es nötig sein.»

Am nächsten Tag, beim Frühstück in einem Hafencafé, sehe ich den Fischern zu, die ihre Boote streichen. Anschließend spaziere ich über die Klippen, sauge die frische Meeresluft ein, unter mir Gischt und türkisblaues Wasser, in das ich aber nicht hineinspringe – zu kalt für die Jahreszeit. Mehrere Tage genieße ich die Wärme, dann kommt das Fieber. 38,9 Grad steht eines Morgens auf der Digitalanzeige, viel zu viel. Meine Entspannung ist dahin, panisch werfe ich Lionel, der nebenan wohnt, aus dem Bett. Zehn Kilometer sind es bis zum nächsten Arzt. Eine Stunde nimmt sich der Allgemeinmediziner Zeit. Zum Schluss meint er: «Lassen Sie sich nicht vom Thermometer terrorisieren, hören Sie lieber in sich hinein, wie es Ihnen geht.»

Der hat gut reden, denke ich, dann sage ich entschieden, als könne er mich an Ort und Stelle herunterkühlen: «Ich will, dass das Fieber wieder sinkt! Ich bin hier, um mich zu erholen. Außerdem weiß ich, wie eine Isolierstation von innen aussieht, verschreiben Sie mir bitte Antibiotika.»

Der Arzt stellt ein Rezept aus. «Ich glaube nicht, dass es etwas nützt. Wenn das Fieber auf 39 Grad steigt, müssen Sie ins Krankenhaus nach Palma.»

Drei Tage dauert der Kampf mit der Temperatur, die nicht auf Normalwert sinken will, keine Tortilla, keine Sonne ändert etwas daran. Aber ich habe das Meer gesehen. Ohne fiebrige Höchststände. Und fliege wie geplant nach Hause. Der dunkle Schleier hat sich für einen Moment gelüftet.

Am 23. Januar mache ich mich auf zur ersten Chemotherapie in Petros Praxis. Ich muss nur einmal quer über die Straße. Entschlossen, aber auch mit mulmigen Gefühlen, steige ich die Treppen in den ersten Stock hinauf. Zahra, die langjährige Arzthelferin, empfängt mich und sagt: «Gestern Abend sind Sie mir nicht mehr aus dem Kopf gegangen. Die arme Frau Müller, hab ich gedacht, die hat bestimmt Angst.» Und wie! Steif wie ein roher Spargel nehme ich auf dem Ohrensessel im Therapiezimmer Platz. Ich habe den ganzen Raum für mich. Wiesengrüne Wände, goldene Ornamente, blaue Wolldecken über den Sessellehnen, eine Glocke wie an Weihnachten. «Damit können Sie läuten, wenn etwas ist», erklärt Zahra, eine junge Araberin mit Augen wie Lavasteine. «In ungefähr zweieinhalb Stunden ist es vorbei. Soll ich ein Glas Wasser oder einen Espresso bringen?» Ich nehme beides.

Die drei Plastikbehälter mit dem Zellgift baumeln schon

am Infusionsständer. Ich versuche mich mit dem Inhalt anzufreunden. Schwer, sich vorzustellen, dass mir das helfen soll. Zahra streift sich Handschuhe über, denn die zelltötenden Substanzen, die gleich durch meine Adern strömen, sind so ätzend, dass ihre Hände beim geringsten Kontakt leiden würden. Den Port sticht sie vorsichtig mit einer speziellen Nadel an. «Zuerst kommt das Mittel gegen Übelkeit, es lähmt das Brechzentrum im Gehirn. Danach folgen die Zytostatika – erst der Beutel mit Fluorouracil, dann der mit Epirubicin, zuletzt Cyclophosphamid. Sie blockieren die Zellteilung und bekämpfen so Krebszellen, die vielleicht noch im Körper sind», erklärt Zahra. «Und zum Schluss spritzen wir Cortison, es verhindert, dass Entzündungen entstehen.»

Schon nach kurzer Zeit ist mir ziemlich schwindelig, als hätte ich zu viel Alkohol erwischt. Aber insgesamt ist es ein akzeptabler Zustand. Später fragte mich meine Mutter: «Ist das ein angenehmes oder unangenehmes Betrunkensein?» So eine Frage konnte nur sie stellen. Sie ist strikt gegen Alkohol und hat in ihrem Leben höchstens eine Flasche Sekt getrunken.

Anders als Renate erhalte ich keine Batterie von Medikamenten und keinen ausgefeilten Einnahmeplan. FEC zwingt zwar auch die Immunabwehr in die Knie, aber nicht so extrem, als dass ich den Leukozyten mit Spritzen auf die Beine helfen müsste. Ich bekomme nur Tabletten mit Erdbeergeschmack gegen den Brechreiz. «Nehmen Sie die sofort, wenn es anfängt, warten Sie nicht damit», sagt mir Zahra beim Abschied. Außerdem drückt sie mir ein Medikament in die Hand, das die Nieren schützt, und eine mobile Notfallnummer von Petro. «Für Tag und Nacht», betont sie.

In den nächsten Tagen spüre ich die Chemie: körperliche Müdigkeit, Kopfschmerzen, Appetitlosigkeit, geistige Erschöpfung und manchmal Übelkeit. Sofort stecke ich mir eine der Antibrechpillen in den Mund, die tatsächlich schlagartig wirken. Doch im Vergleich zu Renate ist das alles ein richtiger Schongang. Jürgen kümmert sich rührend um mich. «Gut geschlafen? Wie geht's dir heute? Ich geh einkaufen, worauf hast du Lust?», fragt er mich täglich, bevor er losmarschiert – er würde mir auch ein ganzes Pferd besorgen, wenn ich dies wünschte. Einmal ist mir nach Erdbeeren zumute, ein anderes Mal nach Rosenkohl, dann auch wieder nach nichts. Und er versorgt mich mit Musik: Beethoven, Rammstein, Rolando Villazón – der CD-Spieler steht kaum still. Musik ist eine gute Therapie, die mich über die ersten Tage trägt.

Ich habe mit meinem Chef Philipp vereinbart, dass ich während der Chemotherapie versuchen will weiterzuarbeiten. Die dreiwöchigen Zyklen habe ich so aufgeteilt: eine Woche Nichtstun, eine Woche von zu Hause aus schreiben, eine Woche in der Redaktion sein. Insgesamt achtzehn Wochen lang soll das so gehen. Jetzt, in Woche zwei, verfasse ich Texte, viele über Brustkrebs. Der Job lenkt mich davon ab, ständig über Nebenwirkungen der Chemotherapie nachzudenken, die noch kommen könnten.

Wöchentlich begebe ich mich zur Leukozytenkontrolle in Petros Praxis, der Wert fällt, aber nicht unter die magische Grenze von 1000, er steigt sogar sehr schnell wieder an. Petro ist zufrieden, ich auch.

Genau zwei Wochen nach der ersten Chemieinfusion stehe ich morgens unter der Dusche, beim Haarewaschen ziehe ich ganze Büschel vom Kopf. Obwohl ich es eigentlich gewusst habe, bin ich enttäuscht, dass sich meine Haare so wenig störrisch zeigen. Ein Glück, dass Renate in wenigen Stunden in München sein wird. Morgen, so bestimme ich, wird der Tag meiner äußerlichen Wandlung sein, der Tag für Linda, meine langjährige Friseurin, optisch eine XXL-

Marilyn-Monroe. Ihr hatte ich vor ein paar Wochen von meiner Erkrankung erzählt und sie gefragt, ob sie meine Haare abschneiden würde. Selbst schaffe ich es nicht. «Komm sofort, wenn es losgeht, du brauchst keinen Termin», hatte sie mir geantwortet. Am Montag werde ich meinen Kollegen zum ersten Mal mit einer Perücke gegenüberstehen.

Ich steige in den nächsten ICE nach München, nachdem ich und mein Immunsystem wieder erholt sind. Inzwischen habe ich Chemotherapiezyklus fünf in den Adern, Ingrid den ersten. Unbedingt will ich meiner Schwester beistehen, mich von Angesicht zu Angesicht überzeugen, wie es ihr geht. Das hilft, unsere Angst zu bezwingen, die Angst, dass es dem anderen schlechter gehen könnte als einem selbst. Und da bin ich genau richtig. Denn Ingrids Haare beginnen, sich von ihr zu verabschieden, wie sie mir vorhin am Telefon erzählte. Immer wieder frage ich mich während der Zugfahrt, ob nicht ein Saboteur hinter dem Geschehen steckt, einer, der meint, unser Leben sei bisher irgendwie zu geradlinig verlaufen, einer, der ein Händchen hat für Dramaturgie, Radikalität und Unberechenbarkeit. Da tröstet mich nur, dass das Ende meiner viermonatigen Strapazen naht. Nur noch einmal zur Infusion, nur noch einmal in den Leukozytenkeller, nur noch einmal eine alte Oma sein.

Ich bin dabei, als Linda den Locken meiner Schwester am nächsten Tag mit einem beherzten Schnitt zu Leibe rückt. Ingrid sagte kürzlich: «Linda war früher ein Mann. Das prädestiniert sie für diesen Job.» Meine schöne, stolze Schwester. Ratsch. Alles ist auf einen Schlag weg. Was hat sie für einen Mut, denke ich. Dann dieser zarte, verletzliche Kopf, der zum Vorschein kommt. Ich werde wütend: Reicht es nicht, wenn einer von uns diese verdammten Perücken trägt und in diesem unsichtbaren Reich herumtappt?

Ich habe ihr von den Schattengestalten erzählt, den Langsamen und Kranken, von der Parallelwelt, die ich immer zehn Tage nach der Chemieinjektion wieder verlasse, in die ich aber im nächsten Zyklus erneut zurückkehre. Ich weiß nicht, ob sie das beunruhigt oder getröstet hat. Was sie sehen kann, ist, dass sich mein Körper erholt, ich reisen kann, etwa zu ihr nach München.

Am Abend vor dem Friseurtermin hörte ich, wie sie schluchzte. Atemlos. Bitterlich. Untröstlich. Ich stürzte aus dem Bett, alarmiert, als würde das Haus brennen, rannte hinüber und umarmte sie, so fest ich konnte. Die Februarnacht war kalt. Sie so verzweifelt zu sehen, meine grundoptimistische Schwester, das tat richtig weh. Ich konnte nicht einmal sagen, dass alles nicht so schlimm ist. Denn das stimmte nicht. Es war schlimm. «Hab Vertrauen», beschwor ich sie. «Jürgen ist da, ich bin da, wir schaffen das. Du schaffst das. Du bist nicht allein.» Diese Nacht war voller Tränen, der nächste Morgen voller dick geschwollener Augen, aber auch neuer Zuversicht.

Wir verlassen Lindas kleine Frisierstube und nehmen den direkten Weg zu ihr nach Hause. Zum ersten Mal tragen wir beide Perücken. Nur zu gut weiß ich, wie Ingrid sich fühlt. Am liebsten würde sie sich die Decke über den Kopf ziehen und unsichtbar werden. Aber sie soll gar nicht erst anfangen, sich zu verkriechen. «Wir gehen unter Leute», entscheide ich am frühen Abend, und wir machen uns auf den Weg in unsere Lieblingsbar. Der gemütliche, holzgetäfelte Raum gibt uns Sicherheit. Als wir am geschwungenen Tresen Platz nehmen, sehen wir uns an, zwei nunmehr optisch völlig fremde Wesen – und kichern los.

«Na, ihr Mützenluder», sagt Kellner Joschka, der uns trotz Perücken sofort erkannt hat. «Schön, dass ihr da seid.» Ich bin zu einer kurzhaarigen Blondine mutiert, Ingrid zu einer langhaarigen Brünetten. Wir sind äußerlich keine Zwillinge mehr.

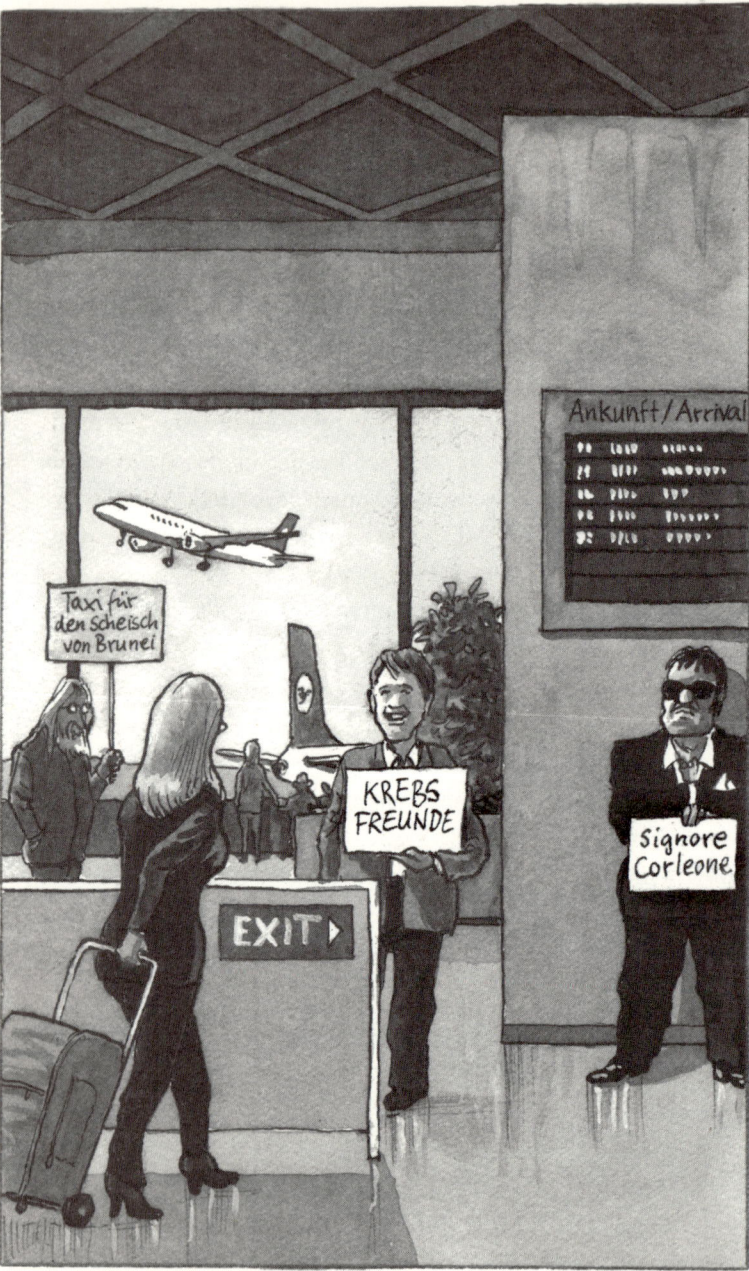

Himmelbett

Eine ganze Truppe von Motivationstrainern baute sich in den letzten Wochen um mich herum auf. Wie das Mädchen mit den Sterntalern in dem Grimm'schen Märchen sammelte ich alle Zuwendung, Mutmacher und Krückstöcke in einem weit ausgebreiteten Hemdchen. Chemotherapiezyklus drei am 6. März ist erst wenige Tage her. Wie auch schon nach dem zweiten Zyklus bin ich müde, habe Kopfschmerzen, aber niemals die gefährlich niedrigen Leukozytenwerte oder Fieber wie Renate. Ich konnte sogar arbeiten, wie ich es mir vorgestellt hatte.

Jetzt ist Halbzeit der Chemotherapie. Eigentlich sollte ich mich freuen, meine Freunde tun es jedenfalls. Aber für mich sieht es anders aus: Kaum ist der eine Berg überwunden, steht da schon der nächste. Plötzlich geht mir die Luft aus, nicht körperlich, sondern seelisch. Ich weiß nur nicht, warum. Damit habe ich nicht gerechnet. Hallo? Wo ist die Sauerstoffflasche? Renate hat's gut, sie hat die Chemotherapie schon hinter sich; bis dahin, denke ich auf einmal, werde ich es niemals schaffen. Ich habe die Schnauze voll, meine Geduld ist am Ende, wie ewig sich das alles hinzieht! Was? Jetzt noch drei weitere Zyklen? Ich will mich nicht jeden Morgen mit einer Perücke verkleiden müssen, nicht mehr jede Woche zur Blutkontrolle, den Stand der Leukozyten messen, mich verbarrikadieren, wenn einer Husten hat, weil ich mich anstecken könnte. Dieser Dreiwochentakt der Chemotherapie geht mir schwer auf die Nerven! Mein Leben ist geschrumpft auf den Aktionsradius eines Stallhasen.

«Na, wie geht's dir? Das Blutbild sieht ja wieder gut

aus», stellt Petro fest, als ich erneut zur Kontrolle bei ihm bin. Aber das bildet meinen seelischen Zustand nicht ab, denke ich, während er mich in sein Behandlungszimmer führt. Laut lasse ich ihn wissen: «Schlecht! Na ja, nicht wirklich ... ich habe Magenschmerzen und einfach keine Lust mehr auf Kranksein.»

«Jeder hat eine schwache Stelle, Ingrid, bei dem einen schlagen seelische Verstimmungen auf den Rücken, beim anderen auf den Magen. Probier's mal mit diesem Medikament hier!», sagt er und schiebt mir eine Packung mit einem Magenmittel über seinen Schreibtisch. Er weiß, dass ich das eigentlich nicht brauche, ich weiß es auch.

Renate, Silke und Jürgen können mich in den nächsten Tagen kaum aufmuntern. Ich buddle mich im Bett ein, lese Buch um Buch, lasse mich durch die Isarmetropole treiben und versuche herauszubekommen, was eigentlich mit mir los ist. Dass eine Chemotherapie auch extreme seelische Tieflagen mit sich bringt, stand nicht im Beipackzettel. Oder ich habe es überlesen. «Komm, freu dich, es riecht gut, bald kommt der Frühling, das Leben ist schön ...» So versuche ich mich selbst zu überzeugen. Meine Schwester sagt zu Recht: «Wieso bist du so deprimiert? Dir geht's doch vergleichsweise gut, du kannst spazieren gehen, arbeiten, hast keine Knochenschmerzen. Man braucht einfach eine ganze Menge Disziplin.» Und die ist mir wohl abhandengekommen. Eine ganze Woche wandele ich in diesem dunklen Tal, ich schaffe den Aufstieg nicht. Und dann verzieht sich der düstere Wolkenvorhang so plötzlich und ohne Vorwarnung, wie er sich über mich gelegt hat.

Damit das so bleibt, beschließe ich zu verreisen. Ich muss weg von der Therapie und den Ärzten, das Leben an einem anderen Ort schnuppern. Jürgen, Renate, Achim und ich verabreden uns für ein Wochenende in Bamberg, in der Mitte zwischen Frankfurt und München. Selten habe ich mich mehr auf 250 Kilometer Autofahrt und eine Kleinstadt gefreut. Jürgen studierte und lebte jahrelang in der mittelalterlichen Kaiser- und Bischofsstadt, schon oft waren wir früher über das abgewetzte Kopfsteinpflaster geschlendert.

Am 13. März fahren wir los, es ist ein Freitag, wir sind aber nicht abergläubisch. Am frühen Abend erreichen wir unsere Herberge. Renate hat das Designhotel ausgesucht, es liegt in einer Seitenstraße mitten in der Innenstadt. Meine Schwester und Achim sind schon früher angekommen, bei unserer Ankunft stehen sie freudig am Hoteleingang. Zur Feier des Wiedersehens trägt Achim ein schickes weißes Hemd und ein dunkles Sakko. Wir reden alle auf einmal, liegen uns in den Armen, drücken einander. Jürgen und ich checken ein, danach laufen wir zusammen durch die Stadt, vorbei an der «Liegenden Frau mit Frucht» des kolumbianischen Bildhauers Fernando Botero. Ich streichle der kühlen Metallfrau über den Rücken, sie wirkt sinnlich, lebensfroh und nicht so deprimiert wie ich.

Unser Ziel ist Jürgens frühere Stammkneipe «Pelikan», ein schummriger Ort mit holzgetäfelten Wänden und grauhaarigen Gästen um die fünfzig, die sicher seit ihrer Studentenzeit hier sitzen. Wir drängen uns zusammen an einem wuchtigen Holztisch, trinken Frankenwein oder Rauchbier, das nach Schinken schmeckt, und essen Ziebeleskäs, eine Bamberger Spezialität aus frischer, geronnener Kuhmilch. Unweigerlich dreht sich unser Gespräch um die letzten Wochen und Monate.

«Wer hat dir in der ganzen Zeit am meisten geholfen?», fragt Renate und tunkt ein Stück dunkles Brot in den gewürzten Käse, während Achim und Jürgen tiefe Züge aus den bemalten Bierkrügen nehmen.

«Jürgen und Silke», antworte ich, ohne zu überlegen. «Die beiden waren standhaft an meiner Seite. Auf sie konnte ich mich hundertprozentig verlassen, auch wenn die Kommunikation mit Jürgen am Anfang ja nicht ganz unkompliziert war.» Jürgen lächelt und scheint zu wissen, was ich meine. Ich erzähle, wie er mich ablenkte, mir zeigte, dass das Leben wenigstens phasenweise normal weitergehen kann, und wie er in Momenten, in denen ich am Sinn der Therapie zweifelte, unerschütterlich davon ausging, dass sie mich wieder ganz gesund machen würde. Wie er hinter mir stand, um mich aufzufangen, falls ich fallen würde, wie er mich auf neue Sichtweisen brachte und mir half, den richtigen Weg zu finden. «Und Silke trank sogar solidarisch mit mir frischgepressten Rote-Beete-Saft, als müsste auch sie einer Chemie im Körper Paroli bieten», schildere ich weiter. Sie stapfte mit mir im Schneegestöber durch den Englischen Garten, weil ich mir das wünschte, und angelte mich wie eine Hochseefischerin aus seelischen Eislöchern. Ich sehe meine Schwester an und sage: «Und natürlich hast du mir ganz viel geholfen. Was hätte ich nur ohne dich gemacht? Wenn wir einander nicht gehabt hätten, oje, das mag ich mir gar nicht ausdenken. Ohne dich hätte ich mich sicher einer Selbsthilfegruppe angeschlossen. ‹Gemeinsam sind wir stark›, das ist so ein geflügelter Satz, aber er stimmt. Wir sind doch bis jetzt ein sehr gutes Team gewesen, nicht wahr? Aber deine Freunde, zum Beispiel Achim, haben auch einen langen Atem bewiesen», stelle ich zum Schluss fest.

«Stimmt», antwortet sie, «meine größte Angst war, wie du ja weißt, dass meine Freunde irgendwann nachlassen könnten, während ich nicht nachlassen durfte. Immer wieder malte ich mir aus, wie sie über mich sprechen würden: ‹Hast du was von Renate gehört? – Ach, die macht immer noch ihre Chemotherapie, ist bestimmt schon die vierte Runde. – Was? Das dauert aber lang. Wann ist das denn endlich vorbei mit dem Brustkrebs?› Aber so war es nicht.

Nie hätte ich gedacht, dass sich mir so viele Hände entgegenstrecken würden. Ich habe sie alle genommen. Das musste ich aber auch erst lernen.»

Jetzt schaltet sich Jürgen ein: «Ich finde, ihr seid beide ziemlich tapfer, wie ihr euch bisher durch die Chemotherapie gekämpft habt. Gut ist doch, dass ihr die irrationale Angst, die am Anfang vorhanden war, besiegt habt. Zum Glück halten sich bei Ingrid die Nebenwirkungen in Maßen, sodass ich nicht so arg mitleiden muss. Als Geschwister seid ihr weiter zusammengerückt, verliert keine Zeit mit unnötigen Diskussionen über lapidare Fragen, sondern findet schneller einen gemeinsamen Nenner. Manchmal vergisst man sogar, dass ihr noch in der Therapie seid. Aber ich sehne mich trotzdem langsam nach dem baldigen Ende der Behandlung.»

Bamberg ist gut für die Seele. Schon nach wenigen Minuten fühle ich mich wie zu Hause, vermutlich wegen meiner fränkischen Wurzeln. Die barocken Kirchen, der Fluss, die gemütlichen Wirtshäuser, das kleine Hotel mit seinen zehn Zimmern, die alle die liebevolle Handschrift des Wirts tragen. Ich residiere auf dreißig Quadratmetern, fühle mich in dem Raum wie in Sonnenlicht getaucht, denn die Wände sind gelb gestrichen, die Vorhänge leuchten in einem kräftigen Orange. Über dem Bett prangt ein schwarzer Schriftzug: «*Carpe noctem!* – Nutze die Nacht!» Das mache ich. Ich nutze die erste Nacht zum Nachdenken. In die Kissen geschmiegt, erinnere ich mich an meinen letzten Chemotherapiezyklus, der gut vier Wochen zurückliegt. Am 11. Februar machte ich mich auf in die Klinik, in gehobener Stimmung, denn ich wusste, das war das letzte Mal. Die Freude darüber, so hoffte ich, würde über die Nebenwirkungen hinweghelfen. Dennoch verzweifelte ich fast wieder an ihrer Wucht. Schlafmangel,

Schweißausbrüche, Knochenschmerzen – das volle und bekannte Programm. Meine Mutter, die erneut aus Würzburg angereist war, versuchte mich zu trösten: «Mädchen, du hast es geschafft, einzig ein paar Tage, dann geht's dir wieder besser! Halte durch!» Es half nichts, weder ihr Zuspruch noch der meiner Freunde, auch nicht der von Michaela, die kurz vor ihrem neunten Zyklus stand. Zu ausgepumpt fühlte ich mich. Ich weinte, weil ich glaubte, nie am Ziel anzukommen. Erst als meine Leukozytenwerte zehn Tage später wieder langsam stiegen, der «Turnaround» eintraf, begriff ich, dass mein geschundener Körper sich ab jetzt erholen durfte. Nie wieder Chemotherapie!

Auf der Stelle entsorgte ich den restlichen Medikamentenberg: Cortisontabletten, Schmerzmittel, Magenpillen – adieu, zurück in die Apotheke damit. Die verhasste Salbeizahnpasta samt Salbeibonbons flog in den Müll. Im Geist sehe ich Angela vorüberziehen, wie sie unermüdlich Möhren, Rote Beete und frischen Fisch vom Markt anschleppte, damit ich mich richtig ernährte. In dieser langen Zeit hatte auch Markus angerufen, jener Mann, mit dem ich die Nacht im Bayerischen Hof verbracht hatte. Ich sagte: «Der Knoten, den du ertastet hast, das war Krebs. Du hast mein Leben gerettet – und das meiner Schwester dazu.» Bestürzt war er, dann fasste er sich und antwortete: «Renate, du darfst nicht aufgeben, bloß nicht aufgeben, versuche, nach vorne zu blicken, einen Schritt nach dem anderen zu gehen. Wenn ich darf, melde ich mich wieder.» Das tat er, der mir immer noch fremde, aber schicksalhaft verbundene Mann in regelmäßigen Abständen. Sein ehrliches Interesse rührte mich.

Meine Gedanken schweifen zu Achim, der in einem Zimmer schräg gegenüber übernachtet, ganz in Grün gehalten. Ich bin froh, dass er da ist, dass ich in ihm einen wirklichen Freund gefunden habe. Wenn man gute Freunde hat, und die habe ich, lässt sich Krebs auch als Single überstehen. So viel weiß ich jetzt. Auch freue ich mich, dass Ingrid wieder viel lacht, aus ihrem seelischen Tief aufgetaucht ist, dass die Krankheit sie und Jürgen nicht entzweit hat.

Am nächsten Morgen bleiben Ingrid und ich noch lange im Frühstücksraum sitzen. Die Einrichtung ist gemütlich, Bänke, mit dunkelrotem Leder bezogen, Holztische, an den Wänden zartes Rosa. Jürgen und Achim sind unterwegs zu einer besonderen Metzgerei, um dort Zwetschgenbames zu probieren, eine Art fränkisches Carpaccio. Der Hotelier kredenzt uns Espresso, die dunkelblaue, bodenlange Kellnerschürze um den Bauch gespannt, während wir wieder in die Vergangenheit rutschen. Ingrid schaufelt Zucker in die Tasse, stützt ihre Ellenbogen auf den Tisch und sagt: «Ich denke gerade über einen Satz nach, den Silke einmal geäußert hat: ‹Schön, dass du mich an deiner Krankheit teilhaben lässt.› So hatte ich das noch gar nicht gesehen. Vielleicht ist es leichter, etwas tun zu können, als tatenlos zusehen zu müssen? Vielleicht haben wir unseren Freunden doch etwas geben können?»

Ich halte eine Sekunde inne, schließlich entgegne ich: «Man nimmt nicht nur, das ist wahr. Wir haben Freunde, bei denen man sich fühlt wie im Himmelbett. Wenn wir mit allem durch sind, müssen wir für sie eine Party steigen lassen.»

Renate und ich laufen durch die Altstadt, Jürgen und Achim sind immer noch nicht von ihrem zweiten Frühstück zurück. Wir spazieren über eine Steinbrücke zum Alten Rathaus, es steht mitten im Fluss, unter dem alten Gemäuer tost die Regnitz, und an seiner Seite klebt ein winziges Fachwerkhaus wie ein Vogelnest. Wir lehnen uns an die Steinmauer, blicken auf das charmante «Klein Venedig», eine ehemalige Fischersiedlung, die Häuser dicht am Flussufer aufgereiht, manch einer besitzt einen eigenen Steg und ein Ruderboot. Renate wirkt ungemein entspannt, selten habe ich sie so gesehen. Sie ist eingepackt in einen dicken Daunenmantel, darunter trägt sie einen schwarzen Rollkragenpulli, dazu Jeans und Stiefel, die blonde Perücke auf dem Kopf. Meine Schwester sieht Bamberg zum ersten Mal.

«Vielleicht ziehst du einfach hierher? Die Stadt scheint dir gutzutun», sage ich grinsend. Wegen der Kälte habe ich mir Jürgens schwarze Schirmmütze verkehrt herum über die braune Langhaarperücke gestülpt.

«Ja, ich fühlte mich sofort wohl, als ich hier ankam», erwidert sie.

Während wir weiter durch die Innenstadt bummeln, erzähle ich ihr von einem Freund, den ich über Jürgen kennengelernt hatte, einem Tontechniker, dessen Schwester mit achtunddreißig an Brustkrebs erkrankte. «Er verstand meine Lage sofort, ihm musste ich nichts erklären. Er meinte, das sei die schwerste Aufgabe meines Lebens, die ich zu bewältigen hätte, aber er sei sich sicher, dass ich sie lösen würde. Ich sage das, weil es auch viele Menschen in dieser Zeit gab, mit denen ich vor der Erkrankung nicht ständig in Kontakt war, die mich aber sehr unterstützt haben. Ein alter Freund tauchte plötzlich auf und schrieb mir immer wieder eine SMS, in der stand, dass ich durchhalten solle. Am meisten überraschte mich aber mein ehemaliger Chemieprofessor, bei dem ich meine Abschlussarbeit gemacht habe. Immer mal wieder schrieben wir uns E-Mails, und als ich ihm von dem Tsunami erzählte, der gerade über uns hinwegfegen würde, antwortete er mit tröstlichen Worten, traf den richtigen Ton. Er stellte sich die Diagnose wie einen schweren Leberhaken vor, der lange und schmerzhaft anhält. Dass es uns beide fast gleichzeitig erwischt hat, sei sicher noch mehr belastend, aber vielleicht auch ein wenig hilfreich, um sich anzulehnen. Und wenn er mir in irgendeiner Form helfen könne, dann sollte ich ihn das wissenlassen, ohne groß darüber nachzudenken. Weißt du, solche Menschen sind einfach unbezahlbar. Sie haben mich richtig aufgebaut und könnten alle als Fitnesstrainer anfangen. Ich hoffe, sie lassen in den nächsten Wochen nicht nach, ich brauche sie noch.»

Wir durchqueren eine enge Gasse mit jeder Menge Antiquitätengeschäften, biegen links in die nächste ab und landen plötzlich vor einem rot-grauen Gebäude, «Haus des Krebses» steht auf einem Schild. Und tatsächlich ist über dem Eingangsportal auch ein großes Krebstier gemalt. Der Philosoph Georg Wilhelm Friedrich Hegel arbeitete hier als Redakteur und schrieb an diesem Ort sein berühmtes Buch *Phänomenologie des Geistes*, das lesen wir auf einer Tafel neben dem Türportal, einst war es ein Tanzhaus für jüdische Bürger. Dieses Haus passt ausgezeichnet zu uns, stellen wir beide fest.

Unsere beiden Freunde sind mittlerweile zu uns gestoßen. Wir postieren uns mit Achim vor dem Eingang und lassen uns von Jürgen mit der gerade erstandenen Einwegkamera fotografieren. Ein Bild für die Ewigkeit.

Die beiden Männer untergehakt, nehmen wir Kurs auf den Michaelsberg, einen der sieben Hügel Bambergs. Unsere erste Station, der berühmte Bamberger Dom, Weltkulturerbe, dessen vier Türme die Silhouette der Stadt prägen. Wir arbeiten uns durch die Touristenströme vor zum Bamberger Reiter, eine Steinskulptur aus dem 13. Jahrhundert. Und weil wir von Kirchen noch nicht genug haben, steigen wir weiter hinauf, zur Klosterkirche Sankt Michael. Unbedingt will ich einen Blick in das fast tausend Jahre alte Benediktinerstift werfen, das hoch über der Stadt thront und von dem Jürgen so enthusiastisch erzählt hat. Hinter der schweren Kirchentür empfangen uns Stille und ein beeindruckendes Gewölbe mit

«Himmelsgarten» – hier hat einer im 17. Jahrhundert genau 578 Arzneipflanzen und Heilkräuter an die Decke gemalt. Ein solches Fresko habe ich noch nie gesehen. Eine halbe Stunde später sitzen wir auf der Terrasse hinter der Kirche, lassen in der noch kühlen Märzsonne den Blick über die Stadt schweifen.

Ich schaue zu Achim hinüber, der sehnsüchtig auf sein bestelltes Weißbier wartet.

«Weißt du was, du bist ein klasse Typ. Du warst immer da, in den größten Krisensituationen. Und das, obwohl wir uns erst ein paar Monate kannten. Außerdem hast du meine Bitte nicht abgeschlagen und uns immer wieder zum Lachen gebracht.» Ingrid tätschelt ihm zur Bestätigung liebevoll die Schulter, ihr braunes Perückenhaar weht im Wind. Jürgen packt sein Bierglas und prostet ihm zu, er würde das alles sofort unterschreiben. Unser rothaariger Freund lächelt freudig verlegen und schiebt mit dem Zeigefinger die Brille ins Gesicht. «Krebs und Witze, das war für mich auch eine ganz neue Erfahrung. Ich finde, ihr habt alles bis jetzt gut hinbekommen, ihr Müller-Zwillinge ... Wollen wir nicht knobeln? Ich hätte Münzen dabei.» Er greift in seine Anoraktasche. Ingrid und ich brechen in Gelächter aus. Seit unserer düsteren Loreley-Fahrt Anfang September sind die Tage um einiges heller geworden. Zu viert nehmen wir es jetzt miteinander auf.

Am späten Nachmittag, die Sonne ist untergegangen, steigen wir durch den barocken Michaelsberger Garten hinab. Die Wanderung strengt mich mehr an, als mir lieb ist, nach der Chemotherapie bin ich körperlich noch nicht wieder fit. Eigentlich geht mir die Regeneration zu langsam. Auch Ingrid, die neben mir läuft, sagt, sie spüre ihre Beine. Vor ein paar Wochen habe ich beschlossen, eine Reha im Schwarzwald zu machen, mit Michaela im Doppelpack. Das soll unser letzter Akt werden nach der Bestrahlung, die für mich bald beginnt.

Ich will meinen malträtierten Körper auf Vordermann bringen, schwimmen, wandern, Entspannungstechniken lernen, Neues entdecken, was sich in mein Leben danach integrieren lässt – obwohl ich der Einrichtung Reha als solcher skeptisch gegenüberstehe. Wieder eine Klinik, wieder Krebskranke und ihre Geschichten, straffe Therapiepläne. Unfreiheit. Aber die Hoffnung, danach wieder voll bei Kräften zu sein, überwiegt. Außerdem will ich mir Klarheit verschaffen, wie ich dem Stress im Job künftig entgegentrete, will meine Grenzen neu ausloten. Ingrid schüttelt über meine Reha-Pläne den Kopf. Sie kann sich das für sich nicht im mindesten vorstellen. Vielleicht, weil ihr Körper nicht ganz so in mitleidenschaft gezogen ist, vielleicht aber auch, weil sie so schnell wie möglich zurück in ihr normales Leben und in den Job will, den sie nie vollständig verlassen hat. Fast sieben Monate bin ich nun krankgeschrieben, mein Chef versicherte mir, dass mein Platz in der Redaktion weiterhin frei sei, ich könne kommen, wann immer ich es wolle. Das beruhigte mich, auch wenn mein Entschluss zu einer Reha bereits feststand.

Gemächlich schlendern wir zurück ins Hotel, genießen den Samstagabend in einem Wirtshaus. Am nächsten Tag treten wir die Heimreise an. Achim und ich Richtung Frankfurt, Ingrid und Jürgen nach München. Mit Bamberger Luft in der Nase, gestärkt für den nächsten Schritt. Meiner Schwester steht Chemotherapie Nummer vier bevor, mir die Bestrahlung – ein Marathon, der gleich morgen, am 16. März, in einer Frankfurter Klinik mit einer Computersimulation beginnen wird.

Am Montag früh steige ich auf mein Fahrrad und radle zum Aufklärungsgespräch, das in einem fensterlosen Kellerraum stattfindet. Ein jugendlicher Arzt um die dreißig, schon mit kahlen Stellen im Haupthaar, empfängt mich. Er erklärt mir, dass vor der eigentlichen Bestrahlung jeder Schritt in einer Art Testlauf genau am PC vorbereitet und nachgeahmt wird. Die

Achselhöhlen würde man heute auch nicht mehr bestrahlen, wenn die befallenen Lymphknoten vollständig entfernt seien. Und das sei bei mir der Fall.

Die Basis für die Planung am virtuellen Reißbrett sind Bilder aus einem Computertomographen, eine gottlob offene Röhre, in die ich eine halbe Stunde später hineingeschoben werde. So verschaffen sich die Radiologen einen Überblick über das Gewebe nach der Operation. Durch die entfernten Knoten ist die Stelle vernarbt und sieht definitiv anders aus als vorher. Die Aufnahmen zeigen, wie der Tumor lag und wie groß er war.

Eine Strahlentherapie ist eine Herausforderung für Radioonkologen und Physiker, eine Maßarbeit, vergleichbar mit dem Bau einer Hängebrücke über den Rhein oder eines Wolkenkratzers in Dubai. Damit ich während der täglichen Bestrahlung in der richtigen Position gelagert werde, die Strahlen nicht am falschen Ort landen, malt eine Assistentin mit Edding dicke schwarze Kreuze auf meinen Oberkörper. Dass das Kunstwerk sieben Wochen lang hält – so lange, wie die Bestrahlung dauert –, bezweifle ich insgeheim, schließlich will ich ja auch duschen. Als hätte sie meine Gedanken erraten, steckt sie mir einen wasserfesten Stift zu. Zum Nachmalen. Danach verhandle ich mit Röntgenassistent Moritz einen festen Bestrahlungstermin, der in den sieben Wochen durchgängig einzuhalten ist. «Bitte nicht um acht Uhr, ich bin einfach keine Frühaufsteherin», sage ich. Schließlich habe ich nach Berechnung der Ärzte siebenunddreißig Einheiten zu bewältigen, das macht genau sieben Wochen und zwei Tage, immer montags bis freitags, das Wochenende ist frei.

Minuziös zähle ich die Tage im Kalender nach, eins, zwei, drei ... siebenunddreißig. Bei dieser Zahl landet mein Finger auf einem Montag: Montag, 11. Mai 2009. Ich erkläre diesen 11. Mai 2009 zu meinem zweiten Geburtstag. Fast ist er zum Greifen nah, der Tag, an dem ich wieder Herrin meiner Zeit, meines Lebens sein darf, aus dessen Bruchstücken ich ein neues Haus zimmern muss. Ein schöneres Datum kann ich mir kaum vorstellen. Das Licht am Ende des Tunnels strahlt heller, nur noch ein paar lächerliche Meter bis dahin, der winzige Punkt dahinten hat jetzt Sonnengröße.

«Okay, morgen ist eine Patientin mit ihrer Therapie fertig, dann können Sie ihren Zehnuhrtermin übernehmen.» Moritz, ein Mittdreißiger, blickt mich gutmütig hinter seiner randlosen Brille an und drückt mir einen weißen, gefalteten Pass mit dem ersten Termin in die Hand. Beim Öffnen entdecke ich ein aufgemaltes lachendes Punkt-Punkt-Komma-Strich-Gesicht. Der Mann versteht was von Psychologie, denke ich erfreut und verstaue das kleine Stück Papier angespornt in meiner Tasche.

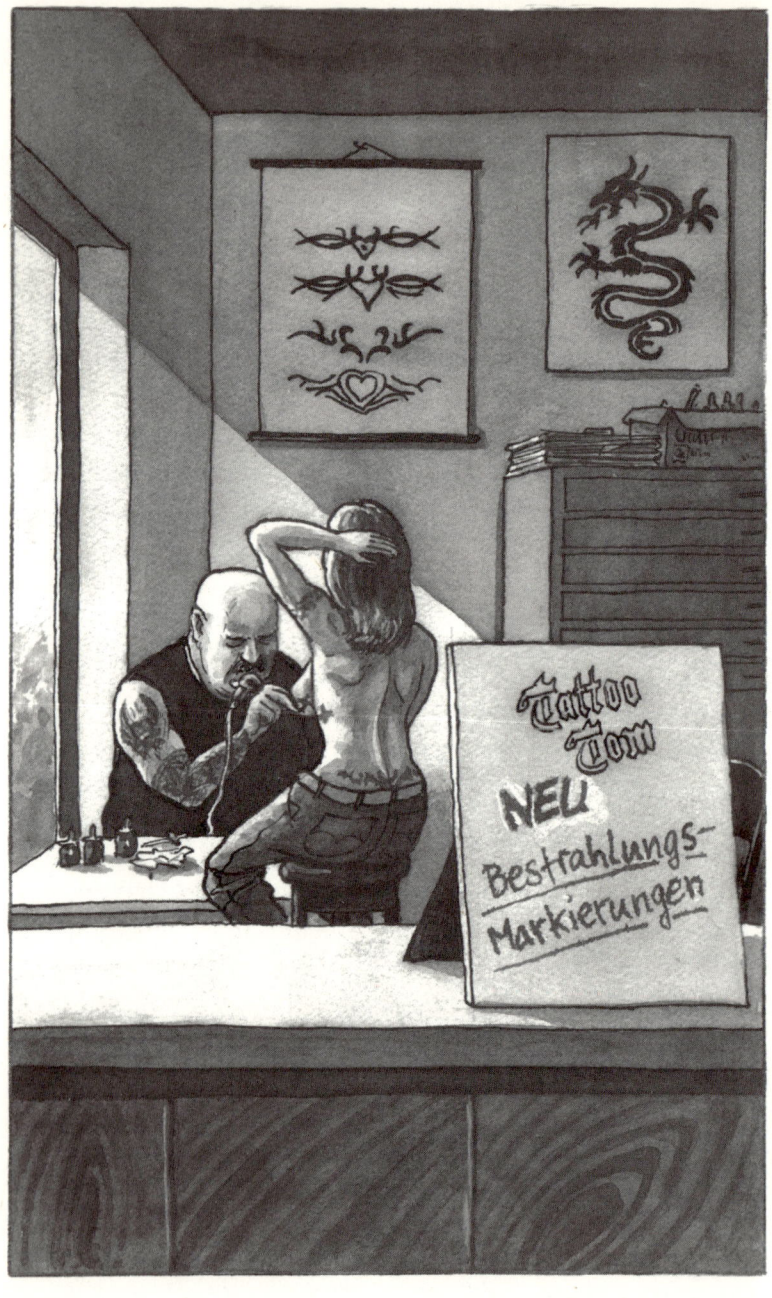

Kellerkinder

Um das Wartezimmer mache ich am nächsten Tag einen großen Bogen, dort sitzen die Verstummten, die Gehirntumor- und Darmkrebspatienten, ihr schmales Kreuz an Stuhllehnen gepresst. Zwanzig Plätze sind in der Mitte des Raums kreisförmig angeordnet. Wie ein Schweigekreis. Könnte auch ein Gesprächskreis sein, so hatte es sich wohl jemand bei der Anordnung gedacht. Alle harren ihrer Bestrahlung. Keiner spricht ein Wort. Ich will da nicht rein, warte auf dem Flur, zu sehr deprimiert mich die Atmosphäre. Das Leid, die Stille, die Hoffnungslosigkeit, die Krankengeschichten voller Rückfälle. Nach wenigen Minuten kommt ein knochiger, fast ausgemergelter Mann vorbei und stellt sich mir als Stefan vor. Er hustet und atmet schwer, ich sehe, dass an seinem Hals ein kreisrunder künstlicher Eingang ist. Aber seine blitzenden Augen hinter der Glasbrille lassen mich meinen Schrecken verlieren. Seine Geschichte geht so: Zungenkrebs, Metastasen, Tumor an der Speise- und Luftröhre.

«Was ist das für ein Leben, wenn man nicht essen und atmen kann?», fragt er mich. Ich habe keine Antwort. Er erwartet wohl auch keine. «Lebe jeden Tag und halte dir alles Schlechte vom Leib», gibt er mir noch mit auf den Weg. Ich treffe ihn häufiger, immer auf dem Flur. Er habe entschieden, keine weitere Chemotherapie mehr zu machen, erzählt er mir irgendwann. Wie ich ihn bewundere für seine innere Stärke.

Die nächsten Wochen ist SL 75 mein Gefährte, ein respektgebietender Linearbeschleuniger, dessen Arm mit lautem Getöse um mich herumfährt und hochenergetische Strahlen abschickt. Sie sollen eventuell vorhandene Krebsnester zielgenau abtöten. Die Bestrahlung dauert gerade mal fünf Minuten. Im Vergleich zur Chemotherapie erscheint mir das wie ein Klacks, auch wenn mir bewusst ist, dass die unsichtbaren Strahlen ebenso wenig gesund sind. Ich werfe mein rosafarbenes Handtuch auf die Holzpritsche, kontrolliere den Computerbildschirm mir gegenüber, ob da auch wirklich mein Name draufsteht. Ich will nicht versehentlich am Kopf oder Hals bestrahlt werden. Die Assistenten lächeln jedes Mal, denn natürlich überzeugen sie sich, dass die richtige Person vor ihnen liegt. Zu zweit ruckeln und ziehen und schieben sie, mehr rechts, mehr links, bis ich in der richtigen Position liege. Das geht erstaunlich schnell. Ab jetzt darf ich mich nicht mehr bewegen, nur atmen. Jeden Morgen höre ich sie «Es geht los» rufen, danach bringen sie sich eilig hinter einer Stahltür aus der Schusslinie.

Von der angekündigten Hauptnebenwirkung einer Strahlentherapie, nämlich Müdigkeit, spüre ich nichts. Voller Elan radle ich täglich in die Radiologie, sauge die frische Aprilluft ein, als wäre dies mein erster Atemzug. Ich bin so gierig nach dem Leben. Die Bäume treiben jetzt aus, mir scheint, als würde ich mit der Natur neu erblühen.

Eines Morgens – in meinem Behandlungspass steht bereits die neunzehnte Sitzung – sagt Moritz: «Wir müssen neue Aufnahmen machen, das ist nach der Hälfte der Zeit ganz normal, der Arzt will kontrollieren, ob das Bestrahlungsfeld noch richtig ist. Es dauert ein paar zusätzliche Minuten.»

«Klar, machen Sie ruhig», antworte ich und lasse mich entspannt in Position rücken. Am nächsten Tag empfängt er mich mit den Worten: «Wir müssen die Bilder von gestern ein zweites Mal aufnehmen, der Oberradiologe hat etwas gesehen, was ihm nicht gefällt.» Mein Herz bleibt fast stehen. Die Gedanken rasen. Es rauscht in meinem Gehirn. Da ist es wieder, das Gefühl, das ich fast vergessen hatte. Das Gefühl der Unsicherheit. Was hat er gesehen? Einen dunklen Fleck, einen neuen

Tumor? Ich schleudere die Fragen hervor. Moritz zuckt zusammen, bestimmt will er mir etwas verschweigen.

«Es hat etwas mit der Lagerung zu tun», erklärt er.

«Also kein neuer Verdacht?»

«Nein, nein! Wir machen mit den Aufnahmen keine Diagnosen. Die Bilder sind ausschließlich dazu da, ihre exakte Lagerungsposition mit dem berechneten Bestrahlungsplan abzugleichen. So stellen wir sicher, dass wir sie noch an der richtigen Stelle bestrahlen.»

Halb ohnmächtig sinke ich auf die Liege und lasse erst die Bestrahlung, danach die neuen Aufnahmen über mich ergehen. Eine Krebsdiagnose hat viele traumatische Momente.

«Die Assistenten haben ein wenig bei den Bildern geschlampt. Ich konnte nicht erkennen, ob Sie noch richtig gelagert sind», beruhigt mich der Oberarzt, bei dem ich gleich um einen Termin gebeten hatte. Ein bauchiger Mann ist er, der seine Arme henkeltöpfig in die Hüften stemmt und mich entschuldigend anlächelt.

«Aber das hätten Sie doch einfach sagen können», raune ich noch, danach gehe ich sehr erleichtert in den Tag hinaus.

Mein neues Leben nimmt ohne die Fessel zu niedriger Leukozyten weiter Fahrt auf. Zum ersten Mal denke ich wieder an meine Arbeit. Ein bisschen habe ich davon schon geschnuppert. Vor ein paar Tagen hatte ich mein Mikrofon ausgepackt und drei Frankfurter Wirte für meine Reportage über das Rauchverbot interviewt, deren Sendetermin sich mittlerweile auf Juli verschoben hat. Es machte Spaß. Ich konnte wieder Fragen stellen. Der einzige Unterschied: Ich stellte sie mit blonder Perücke.

Fast täglich spähe ich auf meinen kahlen Kopf, ob da nicht vielleicht ein paar Härchen über Nacht gewachsen sind. Aber da wächst nichts. Das geht mir definitiv zu langsam. Sechs Wochen nach der letzten Chemotherapie – müsste da nicht etwas zu sehen sein? Mehr als ein weicher Flaum, der sich anfühlt wie der von Küken, ist es nicht. «Gedulde dich», sage ich laut, wenn ich die Perücke wieder in die Ecke pfeffern möchte. Seit Monaten laufe ich nur noch in Blond herum, ursprünglich für die guten Tage gedacht, ist sie zu meinem bevorzugten Kopfschmuck geworden. «Cappuccino» hängt schlaff in der Ecke.

Die Nachwehen der Chemotherapie schlagen noch einmal unverhofft zu. Beim Wimperntuschen starre ich eines Morgens mit Entsetzen auf meine Augenlider. Mir fällt auf, dass es da immer weniger zu schwärzen gibt, nur noch zwei spärliche Härchen oben und drei unten. Auch meine Augenbrauen lichten sich mehr und mehr. Unglaublich, denke ich halb belustigt, halb genervt. Das brauche ich wirklich nicht mehr. Habe ich mich nicht schon genug verändert? Und kann das wirklich sein? So lange nach dem Ende der Chemieinfusion?

Sofort rufe ich Michaela an, die mir zu meinem Erstaunen erzählt, sie ringe ebenfalls um den Restbestand ihrer Wimpern. Dass das möglich sei, habe sie im Internet gelesen. Meine Weggenossin hatte jetzt auch ihre neun Zyklen der heftigen ETC-Therapie geschafft. Wie ich wollte sie kurz vor der Ziellinie aufgeben, zu sehr hatte ihr zweiwöchiger Rhythmus ihrem Körper zugesetzt. Ich beschwor sie, die letzte Hürde zu nehmen, sonst sei die Therapie vielleicht umsonst gewesen. Sie zog die Behandlung durch, vor ihr liegen nun dreißig Bestrahlungen. Fast gleichzeitig werden wir aus dem Strahlenkeller steigen.

Ingrid rät mir, künstliche Wimpern anzukleben, sie selbst hätte sich schon damit eingedeckt, für alle Fälle. Also besorge ich mir auch welche, aber irgendetwas mache ich falsch, die Dinger halten nur wenige Minuten. Kaum auf die Lider gepappt, sehe ich aus wie eine Barbiepuppe, dann fallen sie wieder herunter. Der Anblick bringt mich zum Lachen. Nein, dann lieber wie ein Nacktmull herumlaufen, der hat überhaupt keine Haare, dafür breite Zähnchen, die er wie Baggerschaufeln verwendet, und eine rosafarbene Schrumpelhaut. Der Nager ist derart hässlich, dass jeder, der ihn sieht, sofort vor Mitleid zerfließt. Arme Kreatur. Meist haust er in unterirdischen Höhlen, fast so wie ich in den Bestrahlungsräumen. Während er sich dort unten in seinen Gängen wohl fühlt, verlasse ich mein Kellerdasein in der Klinik bis zum Schluss, so schnell ich kann.

Guten Morgen, hier spricht deine Motivationstrainerin! Gleich kommt der Zieleinlauf für Runde sechs. Jetzt ist es nur noch ein kleiner Sprung. Also hopp, rüber mit dir!», simst mir Renate. Es ist der 8. Mai 2009, der Tag meiner letzten Chemotherapie. Die Sonne strahlt vom Himmel, als würde sie mit mir feiern. Ausgerechnet an diesem Tag liegt mein Leukozytenwert knapp unter 3000, wie der Bluttest in Petros Praxis zeigt. Bei niedrigeren Werten würde man nicht mit der Infusion beginnen, das hatte er mir schon beim ersten Zyklus erklärt.

«Wir machen die Chemotherapie trotzdem, ich kann das verantworten», sagt der Krebsspezialist, der wohl meine Ungeduld spürt. Einen Aufschub hätte ich auch nicht mehr verkraftet, so sehr habe ich diesen Tag herbeigesehnt. Ich bin unheimlich stolz auf mich, dass ich es bis hierhin durchgehalten habe. Die Zyklen vier und fünf waren gut verlaufen, ich staunte selbst darüber. Es wurde beschwerlicher, aber es gab keine seelischen und körperlichen Einbrüche mehr.

Die ohnehin flinke Zahra treibe ich an, als könnte sie die Infusionstropfen beschleunigen, so wenig kann ich es erwarten, den letzten Zyklus hinter mich zu bringen. Im Chemotherapiesessel kommt mir ein Satz von Dr. de Martinez in den Sinn, den die Ärztin sagte, als sie Renate die Diagnose mitteilte: «Ich habe schon viele Patientinnen schön und stolz hier herausgehen sehen.» Die Schönheit lässt vielleicht noch zu wünschen übrig, aber an der Aussage ist etwas

Wahres dran. Ich bin innerlich stärker geworden, weil ich etwas wirklich Schwieriges gemeistert habe. Die Feststellung einiger Betroffener, die ich gehört hatte, nämlich: «Ich würde auf die Erfahrungen nicht mehr verzichten wollen», würde ich trotzdem niemals unterschreiben. Ich hätte auf all das verzichten können, und zwar sehr gut.

Nach zwei Stunden entfernt Zahra die Infusionsnadel ein letztes Mal und sagt: «Sie haben es geschafft, ich freue mich so mit Ihnen!» Und auch Petro kommt ins Zimmer und meint: «Das haben wir doch zusammen gut hinbekommen, oder?» Ich falle beiden um den Hals, sie drücken mich fest, genau wie Silke, die mich mit einem Strauß orangefarbener Rosen in der Praxis abholt, als hätte ich gerade geheiratet.

«Das kann ich nie wiedergutmachen», sage ich auf dem Weg nach draußen. «Ich hoffe, ich kann das alles eines Tages zurückgeben.»

«Musst du nicht», schmunzelt Silke, die mich mit einem Haben-und-Soll-Konto in Schieflage vollkommen unbrauchbar findet.

Mit Jürgen fahre ich später an den Starnberger See, wir liegen faul am Ufer, werfen Steine ins kühle Wasser, versenken mit ihnen die letzten trüben vier Monate. Die Therapie, die mir so viel Angst einjagte, ist vorbei.

Der 11. Mai ist da, mein letzter Bestrahlungstag. Regnerisch und kühl ist es, am Morgen ziehe ich ein dickes Päckchen aus dem Briefkasten. Im Inneren befindet sich ein Fotoalbum, das Ingrid für mich gemacht hat, als Erinnerung an einen langen, kalten Marsch, an eine Zeit der Unsicherheit, aber auch der Gewissheit, an den Versuch, das Leben schön zu finden. Auf den Seiten entdecke ich meine Bekannten aus dem Zoo, die Eisbären, Steinböcke, Orang-Utans. Dann, auf dem letzten Blatt, drei Fotos, die mich mit halblangen Haaren, raspelkurzen und mit blonder Perücke zeigen. Klick! Klick! Klick! Drei dramatische Veränderungen im Zeitraffer. «‹Die Aufgabe erscheint mir lösbar.› Weißt du noch, als du das sagtest? Ich bin unheimlich stolz auf dich!», schreibt Ingrid. Mir schießen die Tränen in die Augen, als würde ein Staudamm brechen. Die Flut reißt alles weg, die Anstrengung der letzten Monate, die Angst, das zwanghafte Schritt-für-Schritt-Denken, die Durchhalteparolen: mutig sein, tapfer bleiben, mein Schicksal, unser Schicksal annehmen!

Ein Weinkrampf schüttelt mich, plötzlich ist alles wieder so nah, der 3. September 2008, die Worte von Dr. de Martinez: «Es ist nicht gut», der Regen, die Fahrt im Taxi. Aber ab heute darf ich zurückblicken, das erste Mal anhalten, sehen, was war, sehen, was ist. Durchatmen.

Mittlerweile fühlt sich meine Brust an, als hätte man in ihr Backsteine eingenäht, so hart ist sie. Die letzten neun Sitzungen haben mir die Ärzte einen «Boost» verordnet, eine höhere Strahlendosis direkt auf das Tumorbett, dort, wo der Knoten saß. Die Strahlen, so hatte mir ein Fachmann erklärt, veränderten das Gewebe, es entstünden Verhärtungen wie bei einer Narbe. Durch vorsichtiges Kneten könne man den Busen wieder weicher machen, auch wenn es am Anfang vielleicht etwas schmerzhaft sei. Momentan kann ich mir selbst zarte Berührungen kaum vorstellen.

«Heute ist Ihr letzter Tag!» Moritz und auch die anderen guten Geister empfangen mich mit einem Lächeln.

«Danke für alles.» Ich drücke ihm stellvertretend einen Mohnblumenstrauß in die Hand, den ich auf dem Weg in die Klinik gekauft habe.

Zum letzten Mal bin ich hier Patientin. Während ich auf der Pritsche liege, studiere ich den Zimmerhimmel, der mit mausgrauen Platten getäfelt ist. Durchlöchert von den hoffnungsvollen wie auch leidenden Blicken der Patienten.

«Sie sollten eine Alpenlandschaft oder ein Bild vom Mittelmeer da oben anbringen», schlage ich den Schwestern vor. «Dann wäre es viel schöner für die Menschen, die unter dem Strahlenkoloss liegen und nach oben schauen.»

Danach folgt ein letzter Check bei meiner Radiologin, die Haare bis zum Po hat und Tabak schnupft. Ein Unikum mit herbem Charme. «Schauen Sie, ich habe alles ganz gut überstanden», sage ich und führe ihr meine Operationsnarbe vor, die mittlerweile geröstet ist wie nach einem Kurzaufenthalt auf dem Grill. «Keine Blasen auf der Haut.»

«Cremen Sie jetzt, so viel Sie können – am besten ist Bepanthen. Calendulasalbe hilft auch», rät mir die Ärztin zum Abschied. «Und wenn Sie in der Reha sind, warten Sie noch mit dem Schwimmen, wegen des Chlors.»

Das wollen wir doch mal sehen, denke ich, denn nichts wünsche ich mir sehnlicher, als endlich ins Wasser springen zu können. In zehn Tagen breche ich in den Schwarzwald auf. Ich will mit meinem Körper wieder auf Du und Du sein.

Ich bin entlassen – und kann es gar nicht fassen. So kräftig ich kann, trete ich auf dem Heimweg in die Pedale. «Du bist frei! Du bist frei!», jubiliere ich. Als Erstes verstaue ich den Strahlenpass mit dem letzten Eintrag, der Sitzung Nummer siebenunddreißig, ganz hinten im Schrank, dort liegen auch völlig ungeordnet die Befunde. Eines Tages werde ich alles anzünden, verbrennen auf dem Scheiterhaufen meiner Krebsgeschichte, ein Freudenfeuer soll das werden. Vielleicht nach fünf Jahren, überlege ich, wenn ich bis dahin kein Rückfall erleide. Für die Schulmedizin gelte ich dann als geheilt.

Ich lasse mir ein heißes Bad ein, schütte Unmengen einer Sanddorn-Orangenblüten-Essenz hinein. Unvorstellbar war dies in den letzten Monaten gewesen; zu heiß ist ein Bad während einer Chemotherapie, zu zerstörerisch für das Edding-Gemälde der Strahlenbehandlung. Vorsichtig schrubbe ich die Markierungen ab, die ich wochenlang Tag für Tag nachgezogen habe, am Anfang noch zaghaft, später mit kräftigem Strich.

Ich halte die Luft an, tauche unter ins Wasser, lasse alles los und schicke den Krebs in die Vergangenheit. Auch sprachlich. Ich sage: «Du *hattest* Krebs.»

Am 20. Mai mache ich mich auf zu meiner nächsten Station: Aufklärungsgespräch und Computersimulation in einer Münchner Klinik für die Strahlentherapie. Im Souterrain empfängt mich Martha Himmel – was für ein sonderbarer Name für einen solchen Ort. Ich habe ihn am Türschild des Sekretariats gelesen. «Setzen Sie sich schon mal, ich besorge uns nur einen Kaffee», sagt sie und läuft zur Tür hinaus. Das Zimmer könnte einem Gewächshaus in einer Gärtnerei Konkurrenz machen – überall stehen rosafarbene, tiefviolette oder weiße Orchideen, die ihre Hälse stolz wie Schwäne in die warme Zimmerluft recken. Draußen, vor dem breiten Glaskellerfenster, entdecke ich einen bunten Teppich aus roten, gelben und orangefarbenen Tulpen. Martha Himmel besitzt aber auch eine stolze Sammlung von Devotionalien: ein Heer von Engeln, die Spalier stehen zwischen den Orchideentöpfen. Aus Gold, Ton, Bronze, Stein oder Keramik sind die Figuren – mal filigran mit Harfe, mal grob und wuchtig, als habe ein Kind sie gemacht.

«Die haben mir Patienten geschenkt», erzählt sie, als sie wieder zurück ins Zimmer kommt und meinen Blick bemerkt.

«Natürlich», sage ich. «Das habe ich mir fast schon gedacht.» Schutzengel haben in Krisenzeiten Hochkonjunktur. Auch ich besitze welche. Einer baumelt an einem Lederband um meinen Hals, ein anderer bevölkert meine Fensterbank – es sind Präsente von Renate und meiner Mutter. Sogar eine kleine Flasche mit Wasser aus Lourdes habe ich getrunken.

Martha Himmel ist die Chefin aller Patientenakten. Mitte

fünfzig ist sie, ihre braunen Haare liegen in feinen Wellen bis zum Kinn. Sie legt den Arm um mich, serviert mir den mitgebrachten Kaffee und lauscht meiner Erzählung der letzten Monate. «Erst vor zwei Wochen war die letzte Chemotherapie, in ein paar Tagen, am 26. Mai, geht's schon wieder los mit der Radiotherapie», stelle ich zum Schluss fest.

«Sie können während Ihrer Bestrahlung mit allem zu mir kommen. Und übrigens: Die Perücke steht Ihnen großartig.» Martha Himmel spendet gute Gefühle an Orten, wo eigentlich keine sind. So ein Name verpflichtet. Sie sortiert und kopiert die Papierflut meiner Befunde aus den letzten Monaten. Jetzt bekomme ich einen Platz in ihren wohlgeordneten Hängeregistern. Schließlich sagt sie: «Dr. Pfister erwartet Sie schon zum Aufklärungsgespräch», und beschreibt mir den Weg zu der Ärztin durch das Kellerverlies.

Dr. Ulrike Pfister ist eine stämmige, kleine Radiologin, sie trägt eine schwarze Intellektuellenbrille, einen weißen Kittel, enge Leggings, die nur bis zur Mitte der kräftigen Unterschenkel reichen, die molligen Füße stecken in Gesundheitsschuhen. Sie spricht Fränkisch, den Dialekt aus meiner Heimat, was sie mir sofort sympathisch macht. Von ihr erfahre ich, was auf mich zukommt: Sechs Wochen Strahlentherapie stehen mir bevor, mit einer Dosis von insgesamt rund 50 Gray – das ist eine Einheit wie Watt oder Ohm. Die Strahlenmenge wird nicht auf einmal, sondern dreißigmal in geringer Dosierung verabreicht. Täglich. Häppchenweise. Das ist weniger als bei Renate, vermutlich wegen der nicht befallenen Lymphknoten, überlege ich. Dr. Pfister erklärt: «Die Strahlen peilen die vielleicht noch verbliebenen Krebszellen an und treffen sie punktgenau. Sie sterben ab, weil sie empfindlicher sind als gesunde Zellen. Ohne Bestrahlung kommt der Brustkrebs bei etwa einer von drei Frauen wieder, mit Bestrahlung bei jeder zehnten bis zwanzigsten Patientin.»

Die Nebenwirkungen der unsichtbaren Krebstherapie sind aber auch nicht ganz ohne, wie ich weiter erfahre: «Manchmal bilden sich Blasen auf der Haut, im schlimmsten Fall platzt sie auf. Dazu müssen Sie mit Müdigkeit, einer geringen Leistungsfähigkeit, Kopfschmerzen, depressiven Verstimmungen und einer Lungenentzündung rechnen. Auch vernarbtes Brustgewebe, Schäden am Herz oder eine Veränderung des Blutbildes kommen vor – und schließlich können die Strahlen selbst Krebs auslösen.»

All diese Möglichkeiten nehme ich in meinen Gedankenkatalog der Grausamkeiten auf, beschließe aber sofort, dass ich aus dieser Liste nichts bekommen werde.

«Sie müssen auch Ihre Haut schonen. Tragen Sie lockere Kleidung, nehmen Sie keine Sonnenbäder, das reizt die Haut. Am besten keine kosmetischen Pflegemittel wie Seife, Creme oder andere Kosmetika im Bestrahlungsgebiet verwenden, nur Wasser zum Waschen», verrät mir die Ärztin weiter. In ein paar Wochen ist Hochsommer, überlege ich und bin besorgt um meinen Körpergeruch. Zum Schluss stellt sie klar: «Sie strahlen weder bei noch nach der Therapie.» Ich bin also keine Gefahr für meine Umwelt, das ist gut für meine Kollegen, denn ich will wieder täglich arbeiten. Die Bestrahlungstermine habe ich deshalb auf den frühen Morgen gelegt. Arbeit ist auch eine Therapie für mich.

Dreißigmal werde ich in den Keller klettern müssen, aber in Wirklichkeit – das habe ich mir fest vorgenommen – soll es nur noch bergauf gehen. Der Ausnahmezustand dauerte lang genug.

Zur anschließenden Computersimulation und Markierung holt mich eine andere Radiologin ab, ihre massigen Oberarme haben in etwa die Ausdehnung meiner Oberschenkel. Hier scheinen kräftige Frauen das Regiment zu führen. «Alles ablegen und dann da auf die Kante setzen», befiehlt sie wie ein Feldwebel und deutet auf eine schmale

Pritsche. «Wir brauchen ein Passfoto für die Patientenakte, damit Sie nicht verwechselt werden», klärt sie mich auf. «Moment noch, Achtung!», ruft sie und drückt den Auslöser einer Digitalkamera. Gut, dass Renate die Strahlentherapie in Frankfurt und nicht hier macht, überlege ich, das gäbe vielleicht ein Durcheinander.

«Na, sind Sie zufrieden?», fragt sie und hält mir ein reichlich verwackeltes Bild von einer Ingrid mit Perücke unter die Nase.

«Geht schon», antworte ich wenig begeistert.

«Jetzt legen Sie sich hin», ordnet sie weiter an.

«Hoffentlich falle ich da nicht herunter», sage ich vorsichtig, die Angelegenheit auf der Liege scheint mir doch ziemlich wackelig.

«Da ist noch keiner heruntergekippt», röhrt sie, ihr wuchtiger Busen wogt und hüpft. Die Liege fährt hoch und wieder runter, um die spätere Position zu simulieren. Ich fühle mich wie ein Brot auf dem Holzpaddel, das gleich in den Ofen geschoben wird. Danach malt die Radiologin die späteren Bestrahlungsfelder mit einem schwarzen, wasserfesten Filzstift als Linien auf meine Haut. Um die Brustwarze herum zeichnet sie Kreise – es sieht aus wie die Zielscheibe beim *Tatort*. Ich habe ein gewaltiges Oberkörper-Tattoo. «Okay, das sitzt», brummelt sie zufrieden und klebt die gesamte Kriegsbemalung mit Tesafilm ab, damit sie dem Wasser in den nächsten Wochen trotzt.

Ich ziehe mein schwarzes T-Shirt über und betrachte mein markiertes Dekolleté. «Hängen Sie einfach dicke Ketten drüber, dann sieht man's kaum», empfiehlt die Ärztin, als sie meinen ratlosen Blick in den V-Ausschnitt registriert.

Die Strahlentherapie findet in einem ausgelagerten Gebäude auf dem Klinikgelände statt, das für sechs Wochen meine Heimat sein wird. Der Eingang ist eine Baustelle. Auf einer steilen, löchrigen Alutreppe balanciere ich vorsichtig in die Katakomben hinunter und klammere mich am Geländer fest; die Konstruktion könnte aus einem Baumarkt stammen. Kaum gelingt es mir, mit meinen hohen Absätzen nicht in den tiefen Löchern stecken zu bleiben, geschweige denn, die Treppe geräuschlos zu nehmen. «Sie erkenne ich schon am Schritt», erzählt mir eine Dame, deren tägliche Termine genau vor meinen liegen, ein paar Tage später.

Die mehr oder weniger unsichtbare Behandlungsform ist mir unheimlich, aber die mulmigen Gefühle sind keineswegs so extrem wie beim ersten Gang zur Chemotherapie.

«Guten Morgen», begrüßt mich Dr. Pfister und schiebt mich in ein kleines Zimmer. Hier riecht es nach frischer Farbe. «Bevor wir anfangen, müssen wir noch ein paar Punkte klären – brauchen Sie eigentlich einen Schwerbehindertenausweis? Ich muss das fragen», sagt sie und entschuldigt sich fast, als sie meine ratlose Miene sieht. «Bei einem Grad der Behinderung von mehr als fünfzig Prozent, und das ist bei vielen Brustkrebspatientinnen der Fall, haben Sie ein Anrecht darauf. Meist ist der Ausweis auf fünf Jahre beschränkt. In dieser Zeit haben Sie bestimmte Vorteile, zum Beispiel können Sie sich um einen behindertengerechten Arbeitsplatz bemühen, Sie sparen auch bei den Steuern, und Sie zahlen weniger im öffentlichen Nahverkehr.» Ich muss lachen, weil ich mir gerade vorstelle, wie ich in der Münchner U-Bahn dieses Dokument zücke, eine tattrige Oma vom Behindertensitzplatz verscheuche und die Pfeile im Rücken spüre, die mir die anderen Fahrgäste mit ihren Blicken zugeworfen haben, weil sie mich für asozial halten. Äußerlich sieht man mir die Strapazen der vergangenen Monate nämlich nicht an.

«Das nimmt mir doch kein Mensch ab. Nein, für andere ist das bestimmt eine gute Sache, aber ich verzichte darauf», antworte ich schnell. Ich befürchte, dass ich mich mit diesem Ausweis abgeschrieben fühlen würde. Der Gedanke, schwerbehindert zu sein, würde mit Sicherheit auf Körper und Geist abfärben. Ich will dieses unsichtbare Mal nicht. Renate hat ihn auch abgelehnt, wie sie mir später erzählte.

«Wollen Sie eine Anschlussheilbehandlung?», fragt die Ärztin weiter. «Wenn Sie sich für eine Reha entscheiden, müssen wir sie bald beantragen.»

«Nein, das kommt für mich nicht in Frage, ich habe genug von Ärzten und Patienten.» Mehrere Wochen in einer Reha-Klinik? Meine Schwester hat sich dafür entschieden, aber ich schaffe das nicht. Dort wohnen wieder nur Kranke, Krebskranke, die wie ich ein Martyrium hinter sich haben. Da kann ich nicht gesund werden. Ich will das Land der Kranken so schnell wie möglich verlassen. Die Fähre, die mich von ihm wegbringt, habe ich schon bestellt, das Ticket gelöst. In genau sechs Wochen läuft sie aus.

«Meine Idee ist, irgendwo in den Bergen einen Wellnessurlaub zu machen. Ich brauche Erholung, keinen Arzt», kläre ich die Ärztin weiter auf, die sich mittlerweile ein Lächeln nicht mehr verkneifen kann.

«Das verstehe ich gut», erwidert sie. «Aber eine Reha wird Ihnen bezahlt, der Urlaub nicht.»

Doch gegen dieses Argument bin ich immun. Ich habe nur einen Wunsch: Ich will mit normalen Menschen zusammen sein, die meine Geschichte nicht kennen und die mich nicht mitleidig ansehen. Ich will einfach wieder Ingrid sein – so wie früher.

Die Ärztin unterbricht meine Gedanken: «Und noch etwas, bevor Sie jetzt in den Raum nebenan gehen: Während der Bestrahlung werden Sie allein sein. Sie brauchen aber keine Angst zu haben, wir hören und sehen Sie über einen Monitor. Die Strahlen werden Sie nicht spüren, der Mensch hat keine Antennen dafür.»

Der Linearbeschleuniger, aus dem die Strahlen kommen, ist ein stählernes Monstrum mit einem massigen, schwenkbaren Kopf. Trotz meiner Größe von 180 Zentimetern fühle ich mich wie eine Maus, die es mit einem Elefanten zu tun hat. Der Name des Gerätegiganten erinnert mich eher an Atomreaktoren und Kernkraftwerke, an Nagasaki, Hiroshima, Tschernobyl: Treffen Menschen Strahlen in zu hoher Dosierung, ist es mit dem Leben aus, das weiß man seitdem. Ich traue mich kaum in den Raum, bleibe in sicherer Entfernung vom Beschleuniger stehen. «Keine Angst; wenn er ausgeschaltet ist, strahlt er auch nicht», sagt Assistent José, der mein Zögern wohl bemerkt hat. Er ist mein Betreuer, ein charmanter südländischer Typ, klein, drahtig, muskulös und grazil. Er greift nach meiner Hand, schiebt mit dem Fuß eine kleine, bewegliche Treppe vor den Strahlentisch und hilft mir galant, die Stufen zur gepolsterten Liege hochzusteigen.

Der Raum ähnelt einer Diskothek, zur Entspannung der Strahlenpatienten wird er abwechselnd in grünes, rotes, blaues Licht getaucht, das aus einer Lichtorgel kommt. Im Hintergrund läuft Musik, an die Decke hat jemand den typischen bayerischen Wolkenhimmel in Blau-Weiß gemalt. In den werde ich jetzt jeden Morgen blicken. Alles wirkt viel sympathischer, moderner und freundlicher, als ich es nach dem Außenanblick erwartet hatte.

«Achtung, es geht los», sagt José und schwingt sich aus dem Raum. Der Linearbeschleuniger macht Geräusche wie ein startendes Flugzeug. Es klingt tief, dunkel und kehlig. Zudem blinkt das Gerät, als würde ich gleich mit dem ganzen Strahlentisch in den bayerischen Himmel abheben. Tatsächlich spüre ich nicht das Geringste. Nur wenige Minuten dauert das Strahlen- und Lichtkino, danach radle ich wieder in mein normales Leben.

Am 27. Mai reise ich in den Schwarzwald, drei Wochen Reha liegen vor mir in einem Fünftausend-Seelen-Nest, eingerahmt von Wäldern und Bergen. Am Bahnhof nimmt mich der Fahrer des klinikeigenen Busses in Empfang. Er steuert durch die einzige Hauptstraße im Ort, sie teilt die Kurstadt in Rechts und Links. Ein Touristenladen jagt den anderen, auf den ersten Blick bieten alle das Gleiche feil: Kuckucksuhren, Bollenhüte, die aussehen, als würde man eine überdimensional große halbe Himbeere auf dem Kopf tragen, Wanderkarten. Der Ort selbst ist berühmt für Deutschlands höchste Wasserfälle, über sieben Stufen und mehr als 160 Meter ergießt sich hier das nasse Element ins Tal. «Die Sehenswürdigkeit liegt direkt vor der Haustür der Klinik», hatte mir Michaela am Telefon erzählt.

Meine Freundin ist bereits seit einer Woche auf Erholungskurs. Freudestrahlend erwartet sie mich, mit Blumen und kurzen Haaren. Ihr Kopftuch hat sie abgelegt, ihre braune Perücke, die sie lieblos «Fiffi» getauft hatte, legte sie nach dreimaligem Tragen in die Ecke. Von Anfang an hatte sie das künstliche Haarteil als fremd empfunden. Ich dagegen habe Schwierigkeiten, mich mit der Reha-Klinik anzufreunden, einem Betonbunker mit Krankenhausgeruch, in dem nur Krebspatienten sind. Man fragt hier nicht, welche Krankheit man hat, sondern welchen Krebs. Am liebsten würde ich sofort auf dem Absatz kehrtmachen und zurück nach Frankfurt fahren. Michaela, die meinen Blick bemerkt hat, sagt: «Keine Sorge, das ist mir am Anfang auch so gegangen, da hilft nur ein strammes Sportprogramm, das tut wirklich gut.» In ihrem Fall stimmt das wohl, sie sieht blendend aus.

Am nächsten Tag steht mein Therapieplan für die kommenden drei Wochen. Er dient offiziell der Wiedereingliederung ins Arbeitsleben. Morgens um sieben stolpere ich müde zur Krankengymnastik, danach reiht sich ein Termin an den anderen: progressive Muskelentspannung, Yoga, verschiedene

Sportgruppen. Wie eine Schülerin renne ich mit Stundenplan durch die Gegend, sammle Unterschriften für jede Anwesenheit. Kindisch kommt mir das vor, aber der Reha-Träger will sicherstellen, dass man nicht den ganzen Tag im Liegestuhl faulenzt.

Beim Schwimmen, das der Klinikarzt nach einem Hautcheck erlaubt hat, stehe ich vor meiner ersten Mutprobe: Mit einer Perücke kann ich nicht ins Wasser gehen. Ich muss meinen blonden Schutzhelm ablegen. Das tue ich am dritten Tag, nicht ohne vorher im Spiegel genau überprüft zu haben, ob ich mich so sehen lassen kann. Anschließend schleiche ich mich zum Frühstück, ziehe den Kopf ein, gucke mich um, als hätte jemand meine Badekleider geklaut.

«Hallo, ich bin's», sage ich zu Michaela, die in ein Marmeladenbrötchen beißt.

«Hey, deine kurzen Haare sehen super aus», versichert sie mir. Unsere Tischnachbarin, eine Frau voller Lebensfreude und Temperament, deren wieherndes Lachen ansteckend durch die ganze Klinik schallt, nickt heftig.

In den nächsten Wochen stemme ich Hanteln, absolviere mehrfach ein Bauchmuskeltraining, tauche meine Füße in Salzwasser, das leicht unter Strom steht. Das «Zweizellenbad» ist für alle, die wie ich nach der Chemotherapie unter Taubheitsgefühlen in den Extremitäten leiden. Danach laufe ich, als hätte mir jemand eine Frischzellenkur für die Beine verpasst. Die Klinikinsassen sind ein Spiegel der Gesellschaft, es gibt mehr alte als junge Patienten, Brustkrebs, Magenkrebs, Blutkrebs, Lebensfrohe, welche mit gezeichneten Gesichtern, mit oder ohne Perücke. «Frischfleisch» nennen sie hier alle Neuankömmlinge, jeden Mittwoch wird die Besatzung ausgetauscht.

Gegen den Klinikkoller reisen Michaela und ich an den Wochenenden nach Basel, Freiburg und Zürich oder unternehmen ausgedehnte Waldspaziergänge. Das Grün der Schwarzwaldwiesen verschwindet unter dem satten Gelb von Butterblumen, Löwenzahn und Arnika. Es ist fast Mitte Juni geworden, noch eine Woche, dann ist die Reha zu Ende. Zaghaft drehen sich unsere Gespräche um die Rückkehr in den Job. Wie wird das sein nach zehn Monaten? Können wir überhaupt noch arbeiten? Was, wenn nicht?

«Meine größte Sorge ist, dass ich wieder unter E-Mail-Bergen ersticke, dass der Zeitdruck genauso groß wird wie vorher, die Kollegen keine Rücksicht nehmen, ich es nicht schaffe, rechtzeitig Grenzen zu ziehen. Denn das ist mir durch den Krebs klargeworden. Ich will mich nicht mehr für alles und jeden zuständig fühlen. Nach dem Motto: ‹Frau Käding, machen Sie mal!› Das endete zu oft in Zwölf-Stunden-Arbeitstagen. Ich werde es mit Teilzeit versuchen», sagt sie.

Ich habe mir auch schon einen Plan gemacht: «Bis zum Ende des Jahres werde ich nur zwei Wochen pro Monat arbeiten. Selbst wenn ich irgendwann pleite bin. Alles ist nichts ohne Gesundheit, das ist mir nach den letzten Monaten wie Schuppen von den Augen gefallen. Ich brauche auch mehr Zeit für mich. Ich will nicht mehr so getrieben sein wie früher.»

Plötzlich bleibt Michaela wie angewurzelt stehen: «Mir macht auch noch etwas ganz anderes zu schaffen – mein ‹Chemobrain›. Ich kann mich immer noch schwer konzentrieren, vergesse alles Mögliche. Stell dir vor, gestern habe ich allen Ernstes lange nach dem Wort für ‹Rucksack› gesucht. Es wollte mir partout nicht einfallen. Mich verunsichert das sehr. Was, wenn solche Lücken bleiben?»

«Komm, du machst hier seit zwei Wochen ein Gedächtnistraining mit. Das Gehirn muss sich auch erst von den Strapazen erholen.»

Aufkommender Wind streicht durch den Wald, der Nadelboden macht unsere Schritte lautlos. Ich denke an Ingrid, die täglich in die Katakomben hinabsteigt, aber in ein paar Wochen auf eine Alm fährt. Dann wird es richtig Sommer sein.

Nach eineinhalb Stunden Fußmarsch kehren Michaela und ich in die Klinik zurück – ohne den anfänglichen Muskelkater.

Aber es geht in der Reha nicht nur aufwärts. Vier Tage vor meiner Abreise spüre ich in der anderen Brust etwas Ovales. Meine Gedanken überstürzen sich. Wie hatte sich der Krebsknoten angefühlt, ist das hier jetzt anders? War alles umsonst gewesen? Hat die Chemotherapie den Krebszellen nichts anhaben können? Vierundzwanzig Stunden schleiche ich herum wie ein geprügelter Hund, ich will nicht hysterisch werden. Schließlich bitte ich den leitenden Onkologen um einen Termin.

«Könnten Sie sich meine andere Brust anschauen?», frage ich. Ich bin bereit. Für nachdenkliche Blicke, bange Sekunden.

«Es ist klar, dass Sie beunruhigt sind nach all dem, was Sie erlebt haben. Der Spagat ist schwer, einerseits müssen Sie für sich selbst die beste Ärztin sein, andererseits dürfen Sie nicht unnötig in Panik verfallen», sagt er, während er konzentriert auf den Bildschirm starrt. Nach einer Weile fügt er hinzu: «Machen Sie sich keine Sorgen, das ist eindeutig eine Zyste.» Eine Zentnerlast fällt von mir ab. «Sie meinen, ich kann die letzten Tage im Schwarzwald noch genießen?»

«Ja, das können Sie», sagt er und lächelt.

Die Angst, wieder eine Aussätzige zu werden, ist verflogen. Michaela und ich verlassen am 17. Juni die Klinik, als hätte man unsere Körper in einen Jungbrunnen gesteckt.

«Ich tanze Tango, wollen Sie nicht mal mitkommen?», fragt mich José, während er meinen Oberkörper auf der Liege für die zwanzigste Radiotherapie vorsichtig zurechtrutscht. Ich bin sofort geneigt, den Strahlenraum gegen einen Tanzsaal einzutauschen. «Sie sind meine Lieblingspatientin. Ich freue mich jeden Morgen, wenn ich Sie sehe», erzählte er mir. «Dann ist auch der ganze Tag schön.» So ein kleiner Flirt am Morgen kann belebend sein. Täglich sitze ich vor der Bestrahlung mit meinen Mitstreitern im Warteraum zusammen, Kellerkinder wie ich. Es sind zwei Frauen, zwei Männer, und jeden Tag besetzen wir den gleichen Stuhl, als stünde darauf ein Schild: «Reserviert für …» Wir bleiben aber anonym. Ich kenne keinen einzigen Namen, hier stellt sich niemand vor, was keine Unhöflichkeit ist, sondern eher daran liegt, dass niemand hier freiwillig und gern ist. Die Frauen haben Brust-, die Männer Prostatakrebs. Was sonst? Von meinen Leidensgenossinnen erfahre ich, dass ihr Krebs ganz früh beim Mammographie-Screening gefunden wurde, einer Reihenuntersuchung für Frauen zwischen fünfzig und neunundsechzig Jahren zur Früherkennung von Brustkrebs. Und sie erzählen, dass sie deshalb keine Chemotherapie gebraucht haben, dafür aber die Nebenwirkungen der anstehenden fünfjährigen Antihormontherapie fürchten. Die eine hat Angst vor Osteoporose, die andere vor Erblindung. Mir steht diese Behandlung nach dem Ende der Bestrahlung auch bevor, aber nach allem, was ich bisher erlebt habe, erscheint sie mir wenig bedrohlich.

Seit ein paar Tagen bin ich körperlich so erschöpft, dass ich mit dem Auto zur Strahlentherapie und danach zur Arbeit fahre. Den steilen Berg zur Klinik schaffe ich nicht mehr mit dem Fahrrad, eine heftige Müdigkeit ist in meinen Körper gekrochen, die bestrahlten Hautstellen sind feuerrot. Manchmal frage ich mich, ob der Vollzeitjob nicht doch eine Überforderung für mich ist.

Unsere eingeschworene Gemeinschaft im Warteraum fängt an, die verbleibenden Strahlentage zu zählen, gegenseitig erzählen wir uns: «Ich hab noch zehn Tage!» – «Bei mir sind es noch acht!» – «Ich habe nächste Woche die letzte Bestrahlung.»

Einer der Männer wirkt oft bedrückt, mir scheint, er

kommt am wenigsten damit klar, dass er Krebs hat. «Ich finde es toll, wie positiv Sie an die Sache herangehen. Ich kann das nicht so. Ich habe meiner Frau heute Morgen von Ihnen erzählt, von Ihrer unbändigen Lebenslust», erzählt er mir. «Da hat sie mich gefragt: ‹Und wann fängst du wieder mit dem Leben an?› Aber ich muss mich um meine Tochter kümmern, die ist zwanzig und studiert, ich muss ihr helfen, die neue Wohnung einzurichten, ich muss arbeiten, ich muss …»

«Nein», unterbreche ich ihn entschieden. «Sie müssen gar nichts, außer sich um sich selbst kümmern – jetzt sind Sie dran!» Ich ernte erstaunte Blicke. Der Mann besteht offenbar aus sehr viel Pflichtbewusstsein.

«Danke», sagt er am nächsten Tag. «Ich habe nachgedacht, Sie haben recht.»

Nach genau sechs Wochen, am 8. Juli, laufe ich zum letzten Mal die Metallstiege hinab. Ich kann es gar nicht erwarten, den Ort zu verlassen, um hoffentlich nie wieder dorthin zurückzukehren. «Raus mit Ihnen», sagt José und drückt mir einen Zettel mit seiner E-Mail-Adresse in die Hand. «Vielleicht tanzen Sie ja doch eines Tages mit mir.»

«Ja, vielleicht», erwidere ich. Doch ich finde, dass ein Strahlenkeller nichts für bleibende Bekanntschaften ist.

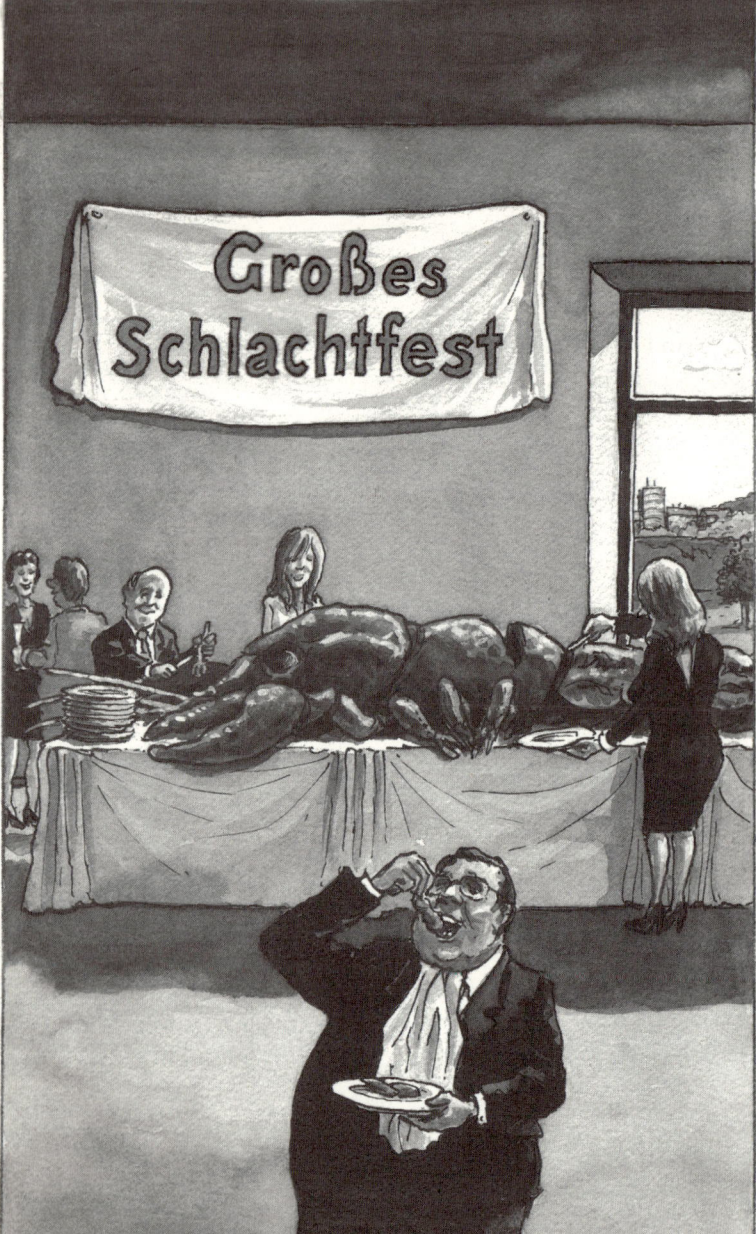

Hoffnung

Mein Herz pumpt. Die Kastanienallee. Aufgeregt biege ich mit dem Fahrrad in die Straße hinein. Es ist ein sonniger Donnerstag im Juli, warmer Wind bläst, zehn Monate sind vergangen, seit ich das letzte Mal hier war. Da ist das Funkhaus, die rot-weiße Schranke davor, der Pförtner. Erkennt er mich mit meiner neuen Stoppelfrisur? Lässt er mich durch? Ich zeige ihm meinen Hausausweis, auf dem Foto habe ich lange Haare. Ein prüfender Blick, dann hebt sich der Balken wie von Zauberhand. Ich fahre in mein Arbeitsleben, das meilenweit weg war.

Entspannte Gestalten stehen draußen im Rauchereck, ich nehme den Aufzug ins zweite Obergeschoss. Auf dem Gang flitzen meine Kollegen wie Schatten hin und her, vom Großraumbüro ins Studio und zurück. Fernseher flimmern, auf den Computerbildschirmen läuft der Nachrichtenticker, Telefone klingeln. Alles ist wie immer, alles ist ganz anders. Wie in Zeitlupe sehe ich mich plötzlich da stehen, als wäre ich aus dem Universum gefallen. Fast ein Jahr habe ich in einer völlig anderen Welt gelebt. Ich mache ein paar ungelenke Schritte, fasse mir ein Herz, stemme mich gegen die Tür der Redaktion und sage: «Hallo, hier bin ich wieder. Jetzt mit kurzen Haaren, aber schaut, ich lebe noch! Und wie geht's euch?»

Ein Strahlen zieht über ihre Gesichter, ich taste mich in den Raum hinein, ein Kollege nach dem anderen springt auf, gesellt sich in den Kreis, der sich um mich zieht. Sie umarmen mich, rufen und fragen: «Schön, dass du wieder da bist! Das sieht gut aus mit den Haaren! Bist du denn jetzt wieder gesund?»

Ich stutze. Meine Antwort kommt zögerlich: «Das weiß ich nicht, das weiß man bei Krebs eigentlich nie so genau. Aber solange die Ärzte nicht wieder etwas finden, sage ich mal: ja. Ich hoffe es sehr! Krebs ist kein Beinbruch, nach dessen Heilung man sofort wieder sprintet wie früher. Deshalb werde ich auch langsam mit der Arbeit anfangen, eine Wiedereingliederung machen, also anfangs nur drei, vier Stunden am Tag hier sein, danach werde ich mein Pensum kontinuierlich steigern.» Mir ist bewusst, dass das in gewisser Weise ein Privileg ist, zumal im Medienbusiness. Alle nicken.

Jobnomaden wie ich haben keine festen, sondern «Funktionsarbeitsplätze». Ich melde mich an einem Computer an, der für mich als Redakteurin für die Morgensendung reserviert ist. Verdammt, ich habe in der Zwischenzeit mein Passwort vergessen; ein Glück, dass die EDV mir sofort ein neues erteilt. Konzentriert starre ich auf die Sendepläne, höre die Kollegen diskutieren, über die friedlichen Proteste nach den Präsidentschaftswahlen im Iran, die vor drei Tagen stattgefunden haben. Mein Kollege Ali, selbst Iraner, läuft aufgeregt durch die Gegend, wild gestikulierend, als wolle er die Revolution gegen Mahmud Ahmadinedschad vom Funkhaus aus höchstpersönlich anzetteln. Ansteckend ist das. Ich versuche, das energiegeladene Durcheinander auf mich wirken zu lassen, in mich hineinzuhören, wie eine Katze auf dem Sprung. Denn ich habe aus der Distanz der letzten Monate ausgiebig über meine bisherige Haltung zum Job nachgedacht, den vielen auch hausgemachten Stress. Zum Schluss schloss ich einen Pakt mit mir selbst: «Wenn du dich nicht mehr in Themen hineinbeißen kannst, weil sie dir plötzlich unerheblich vorkommen – ein Interview mit einer Abgeordneten zum Politbetrieb rettet schließlich kein einziges Leben –, du deinen eigenen Ansprüchen nicht gerecht werden kannst, dann machst du etwas anderes.»

Die Angst, ich könnte meine Existenzgrundlage verlieren,

habe ich nicht mehr. Ich will keine Zeit vertun mit Dingen, die ich nicht wirklich gerne mache, denen ich keinen Sinn abringen kann. Ich habe nur dieses eine Leben, das ist mir in den letzten Monaten sehr bewusst geworden. Die Abmachung mit mir selbst hilft mir, Tritt zu fassen. Mein Gehirn, das in der Vergangenheit auf Brustkrebs getrimmt war, aktiviert stillgelegte Strecken, gibt Nervenbahnen frei. Neue Gedanken sausen hindurch. Was passiert im Iran, wer steckt hinter den Protesten der Grünen Revolution, warum bleibt Ahmadinedschad trotz offensichtlicher Wahlfälschung an der Macht?

Ich darf wieder arbeiten. Das Wörtchen «muss» habe ich aus meinem Sprachgebrauch gestrichen. Zu oft habe ich es verwendet, mir Zwänge auferlegt, ohne darüber nachzudenken.

«Renate, die Sendung für morgen steht bislang nicht ganz, kannst du den Rest erledigen, dann erwische ich noch meine S-Bahn?», fragt eine Redaktionskollegin kurz nach meiner Rückkehr.

Ich bin wie vom Donner gerührt, so habe ich mir das nicht vorgestellt. Ich will nicht schon wieder zu viel Verantwortung auf meinen Schultern tragen. «Nein, das geht nicht», antworte ich. «Ich muss mich erst wieder zurechtfinden, es wäre mir lieb, du würdest das übernehmen.» Genau das ist es, was ich lernen muss: Grenzen setzen, nein sagen, achtsam mit mir umgehen.

Stolz berichte ich meiner Weggenossin Michaela von meinen kleinen Errungenschaften in der Redaktion. Sie hat ebenfalls vor wenigen Wochen in ihrem alten Job als Personalmanagerin zu arbeiten begonnen. Wie ich versucht sie mit ihren Kräften zu haushalten, angesichts der Flut der eintreffenden E-Mails nicht nervös zu werden, Entscheidungen auch mal zu vertagen, keine Überstunden anzuhäufen. Ihre Kollegen müssen begreifen, dass die Ich-mach-alles-Michaela der Vergangenheit angehört. Auch das ist bei uns ähnlich. Wir tauschen uns aus über das Selbstverständnis unserer jungen Kollegen, immer dynamisch und gesund zu sein, auch, wie froh wir wären, überhaupt einen Achtstundentag zu überstehen. Ich erzähle ihr: «Meine Kollegen behandeln mich wie ein rohes Ei, fragen täglich, wie es mir geht, ob sie mir Arbeit abnehmen können, bewirten mich mit Espresso. Das ist sehr ungewöhnlich im tagesaktuellen Geschäft, da hat eigentlich nie jemand Zeit. Das Schöne ist, ich bin wieder eine von ihnen, es gibt aber auch Momente, in denen ich mich wie in einer Parallelwelt fühle. Das Krankenhaus, die Chemotherapie, es ist alles noch so nah. Wenn sich einige in der Redaktion seit Ewigkeiten über die gleichen Dinge aufregen, so kann ich das nicht mehr richtig nachvollziehen. Ihre Ansprüche und Verhaltensmuster sind geblieben, aber ich habe mich verändert. Ich merke, es gibt wirklich Wichtigeres, und das macht das Leben auch leichter, findest du nicht?»

«Das geht mir genauso», sagt Michaela. «Alle finden schön, dass ich wieder da bin, klar. Und da man mir die Krankheit auch nicht mehr ansieht, denken einige, klasse, der geht's gut, die ist wieder so belastbar wie früher. Und früher heißt, dass ich das Unerledigte mit nach Hause genommen habe. Das will ich jetzt nicht mehr. Schließlich hat es ja einen Grund, warum ich meine Arbeitszeit auf dreißig Stunden in der Woche reduziert habe.» Wie zwei Ausdauersportler boxen wir uns nach und nach zurück in den Job.

Mein Platz für die Rehabilitation liegt in einem Meer von Bergen. Ein Vier-Sterne-Wellnesshotel, das sich auf mehr als tausend Metern Höhe im Allgäu, ganz in der Nähe zur österreichischen Grenze, befindet. Mein Auto schlängelt sich eine enge Passstraße hinauf und schraubt sich auf der anderen Seite des Gipfels wieder hinunter. Es ist Mitte Juli 2009, die letzte Bestrahlung erst eine Woche her, die Sonne ist hellwach, am Himmel kleben zarte Wolken, Kühe lagern auf Blumenwiesen, vertreiben die Fliegen mit einem Peitschenschlag ihrer Schwänze.

Schließlich lande ich in einer winzigen Gemeinde, die Nobelunterkunft entdecke ich gleich am Ortseingang, dahinter erstreckt sich ein endloses Tal. Die Menschen hier bekommen im Jahr mehr Regen ab als an jedem anderen Platz Deutschlands. Zuerst spaziere ich durchs Dorf, ich will wissen, in welchem Nest ich überhaupt gelandet bin. Außerdem brauche ich Strümpfe zum Wandern. Es gibt nur eine Handvoll Häuser, die wie aufgeschlagene Zelte an den Bergfüßen kleben, mehr Gäste als Einwohner und eine spitze Dorfkirche. Hier residiert ein Priester, der gleichzeitig einen kirchlichen Radiosender betreibt, Radio Horeb, ein werbefreies Programm aus Liturgie, Spiritualität, Lebenshilfe und mehr. Fast alle wählen Schwarz, also CSU, und wer es nicht tut, ist bekannt wie ein bunter Hund. Es gibt keine Bar, und «Adria», das einzige Restaurant, hat offenbar schon lange geschlossen, an der Tür klebt ein schmutziges Schild. «Zu vermieten», hat einer daraufgekritzelt.

In der Ortsmitte entdecke ich ein kleines Tante-Emma-Geschäft und drücke die schwere Holztür des Ladens auf. Sie quietscht, das Öl ist wohl ausgegangen. Die Verkäuferin ist Vietnamesin, sie thront auf einem Barhocker hinter dem Verkaufstresen und stöbert in einer Zeitschrift. Die dicken, gestrickten Strümpfe am Ständer sind noch in D-Mark ausgepreist, in den Regalen verstauben Pflaster, Zahnpasta, Rasierer, in die Jahre gekommene Bücher. Alles praktische Dinge, die ein Urlauber zu Hause vergessen haben könnte. In diesem Geschäft dämmert die Zeit.

Ich habe mich alleine auf die Reise gemacht, es ist das erste Mal in meinem Leben und der erste Urlaub nach mehr als einem Jahr. «Ich muss nach dem ganzen Wahnsinn durchatmen», erklärte ich Renate. «Weißt du, ich träume fast jede Nacht von Krebs, dass er wiedergekommen ist, bei mir oder bei dir, und dann wache ich schweißgebadet auf. Jürgen meint, ich sei vermutlich traumatisiert. Ich will einen Abschluss finden, nachdenken, was gewesen ist, wie es jetzt für mich weitergeht. Und dafür muss ich nur mit mir sein.»

Das gelbe Hotel war einst eine Jagdhütte. Hirschköpfe prangen an der Hauswand, sie tragen immer noch stolz ihre Geweihe, die wuchtigen Balkone haben die Hausherren mit üppig wachsenden roten Hängegeranien bepflanzt. Vor der Tür stehen Holzbänke und Tische, daneben türmt sich eine meterlange Wand aus gehacktem Holz, wahrscheinlich für ein knisterndes Kaminfeuer im Winter. Ich checke ein, danach mache ich es mir auf weißen Schafsfellen auf der Hotelterrasse gemütlich. Die kuscheligen Tierhäute liegen auf den Bänken und Stühlen, obwohl es Hochsommer ist. Ich sauge die klare, blumengewürzte Luft in die Nase, lasse mich von der Bergsonne kitzeln und die Gedanken fliegen. Der nächste Genuss ist das kühle Wasser des Schwimmbads im Freien, mit Blick auf die Kuhwiesen; auf dem Boden des Beckens hat jemand das Wort «NASS» gemalt. Vergnügt ziehe ich Bahn um Bahn, und wenn die Ohren unter Wasser sind, höre ich leise Klänge von klassischer Musik.

Zum Abendessen durchquere ich die vielen Gänge des Hotels, auch das Menü hat mehrere. «Hallo, Frau Müller, wir haben einen Tisch für Sie, dürfen wir Sie dazusetzen?» Ein junger Kellner in bayerischer Tracht geleitet mich zu einem Platz in einer gemütlichen Bauernstube. «Das ist unser Singletisch, erfahrungsgemäß ist der am lustigsten», raunt er mir noch ins Ohr.

«Hallo, ich bin Herbert», begrüßt mich ein dynamischer, drahtiger Mittfünfziger.

«Und ich heiße Sabine, Herbert und ich haben uns auch

eben erst kennengelernt», erzählt die strahlende, braungebrannte Frau, die etwa so alt ist wie ich, ihre blonden Haare mit einer großen Spange hochgesteckt hat und gerade ein Stück Steak mit ihrer Gabel harpuniert. «Ich bin zum Golfen hier», erklärt sie weiter. «Ich spiele auf der Alp, auf der anderen Seite des Passes. Ich hab dich vorhin schon beim Schwimmen gesehen. Mann, was hat die Frau nur für eine Frisur, habe ich gedacht. Großartig, sieht man selten!» Sie trifft sofort meinen wunden Punkt, die Einzentimeterfrisur.

«Findest du? Na ja, die kurzen Haare habe ich nicht ganz freiwillig, früher waren die mal rot, lang und lockig, aber meine Schwester und ich, wir haben ein Experiment gemacht ...» Ich rede mich um Kopf und Kragen.

«Ach ja, welches denn?», fragt Sabine.

«Ach, nicht so wichtig, ich erzähle es dir ein anderes Mal.»

Zwei Tage vor meiner Abreise hatte ich meine Perücke an den Nagel gehängt. Zuvor war ich bei Linda gewesen, in ihrem Salon hatte ich meine Haare abschneiden lassen. Dieses Mal bat ich sie: «Kannst du aus den nachgewachsenen Haaren etwas machen? Ich fahre in die Berge, ich will dort auch schwimmen, und das ist mit dem falschen Haar nicht möglich.»

«Nimm die Perücke mal ab», sagte meine Friseurin. «Na bitte, die neuen Haare sind schon ganz dicht gewachsen, die Kopfhaut sieht man nicht mehr, da machen wir etwas Extravagantes daraus.» Nach einer halben Stunde hatte sie mir eine freche Kurzhaarfrisur verpasst, nicht länger als einen Zentimeter. Immer wieder strich ich über meinen Kopf, weich und leicht fühlte sich das an. «Das kannst du sehr gut tragen, du hast den richtigen Hinterkopf dafür», stellte Linda zufrieden fest.

Als ich den Salon verließ, betrat ich erstmals seit fünf Monaten die Straße ohne meine Verkleidung auf dem Kopf. Die

Perücke hatte ich in meine Handtasche gestopft. Und vor der Abreise auch in meinen Koffer, aus Unsicherheit. Vielleicht würde ich sie noch einmal brauchen ...

Herbert holt mich aus meinen Gedanken und lenkt das Gespräch auf ein anderes Thema: «Meine Sekretärin, die Gertrud, die hat den Urlaub für mich ausgesucht. Sie meinte, Yoga, Tai-Chi und Schwimmnudelgymnastik, das würde mir guttun. Ich werde das auch alles machen, da bin ich wirklich gespannt.» Er stammt aus Mindelheim, wie er weiter erzählt, und fährt Porsche – den Autoschlüssel hat er gut sichtbar auf dem Tisch drapiert. Auf seiner behaarten Brust ruht ein dickes Goldkettchen, er trägt ein Designerhemd, eine Designerhose und eine Designerbrille.

«Dass der ein Porschefahrer ist, das hatte ich mir schon gedacht», sagt Sabine amüsiert, als uns Herbert kurz verlässt, um auf dem Balkon zu rauchen.

Am nächsten Morgen sehe ich Sabine und einen ziemlich eingerosteten Herbert auf der Hotelwiese bei Yogaübungen. Nur die Kühe und ich sind Zeugen.

Sabine ist schon seit ein paar Tagen hier und absolviert das komplette Schönheitsprogramm. Beim gemeinsamen Frühstück weiht sie mich ein: «Gesichtsmassage, Bergblütenbad, Heiße-Steine-Therapie, das alles ist toll, aber am besten ist die Thaimassage bei Tarun, einem gutaussehenden indischen Yogalehrer. Die musst du unbedingt ausprobieren, die ist einfach genial.»

«So? Was passiert denn da?», frage ich vorsichtig, denn ich denke an den Port, der noch immer unter dem Schlüsselbein hervorsticht, meine Narbe an der Brust und die Haut, die nach der Strahlentherapie dunkelrot wie nach einem schweren Sonnenbrand gefärbt ist.

«Da wirst du massiert, gebogen und verrenkt. Aber wenn du dich in Taruns Hände fallen lässt, dich nicht sträubst, ist das großartig! Er fragt dich auch vorher, ob du Knieprobleme oder andere Krankheiten hast, denn es geht bei ihm richtig zur Sache.»

«Hmmm, klingt interessant. Da muss ich mal schauen ... Ich bin ja eigentlich zum Wandern hier», stottere ich.

«Wieso, hast du einen Bandscheibenvorfall? Dann ist das vielleicht eher nichts.»

Um Tarun und seine Kunst mache ich einen großen Bogen, er aber nicht um mich. «Wann kommen Sie denn mal? Zur Massage oder zum ayurvedischen Stirnguss?» Beinahe täglich lädt er mich beim Zufallstreff im Flur ein.

«Bald, ich komme bald», antworte ich auch dieses Mal mit einem verlegenen Lächeln und stapfe mit Bergstiefeln und Rucksack schnell davon. Die Vorstellung, ohne Kleiderschutz auf seinem Behandlungstisch zu landen und gefragt zu werden nach Krankheiten, Narben und meiner Geschichte, die gefällt mir nicht. Ich will als ganz normaler, gesunder Mensch gesehen werden.

Keine fünf Minuten vom Hotel entfernt, keuche ich einen steinigen Pfad den Berg hinauf, zum Gipfelkreuz will ich, die Welt von oben sehen. Alle halbe Stunde verkrieche ich mich unter einem Baum am Wegrand, um nicht in der Hitze zu verglühen, 30 Grad Celsius sind es sicher. Schön, dass der Körper mich nicht im Stich lässt, nur die Füße, da bilden sich langsam Blasen an den Fersen. Kühe stellen sich mir neugierig in den Weg, die baumelnden Glocken um ihren Hals veranstalten ein berauschendes Konzert. So recht weiß ich nicht, was hinter den Stirnen der Tiere vor sich geht, ob sie mich gleich niedertrampeln oder nur gestreichelt werden wollen.

Die Sonne brennt einen roten Strich auf meinen Haarscheitel; mich an dieser Stelle einzucremen, daran habe ich einfach nicht gedacht. Kaninchen hoppeln um mich herum, Schmetterlinge flattern durch die Luft, und ich versuche mit einem Bestimmungsbuch herauszufinden, wie die roten, gelben oder weißen Blumen heißen. Ich komme an einer Eibe vorbei, mehr als zweitausend Jahre soll sie alt sein. Sie ist die Attraktion des Ortes, lese ich auf einem Schild am Baum. Das knorrige Gewächs erinnert mich an etwas, das wohl nur Renate und ich mit ihm in Verbindung bringen, nämlich, dass die Rinde Taxane enthält, Stoffe, die bei der Chemotherapie meiner Schwester die Krebszellen das Fürchten lehren sollten. Jedenfalls hat es niemand auf die Tafel geschrieben.

Stunden später kehre ich auf einer Bergalmhütte ein, nur ein paar Tische und Stühle stehen auf der Holzterrasse vor dem Alpenpanorama. Die Wirtin ist eine Frau um die fünfundvierzig mit braunem, wettergegerbtem Gesicht und eisblauen Augen. Ich bin der einzige Gast, trinke eine Apfelschorle und schaue den Wolken beim Vorbeiziehen zu.

«Die Hütte hatte schon mein Vater betrieben», erzählt mir die Wirtin und setzt sich zu mir. «Meine sechs Geschwister und ich sind hier oben aufgewachsen. Jetzt lebe ich mit meinem Sohn in dem kleinen Haus, sieben ist der. Im Winter wandern wir manchmal auf Schneeschuhen dort hinüber zum Abendessen.» Sie deutet auf ein winziges Haus in der Ferne. «Da wohnen zwei ältere Frauen, es sind Schwestern.»

«Haben Sie nicht Angst, so alleine hier oben?», frage ich.

«Das denkt fast jeder. Aber ich habe eher Angst davor, dass eines Tages der Ofen nicht mehr richtig funktioniert, Funken die Hütte niederbrennen. Von Feuerwehrleuten habe ich mir zeigen lassen, wie mein Sohn und ich es im Ernstfall aus dem Holzhaus schaffen. Neben dem Fenster stehen jetzt eine Leiter und eine Matratze für die Landung. Wissen Sie, ich bin Extrembergsteigerin, letztes Jahr bin ich in eine Schlucht gestürzt, und das nicht zum ersten Mal. Da dachte ich, es ist aus, was wird aus meinem Sohn? Doch schließlich wurde ich noch rechtzeitig gerettet. Ich riskiere manchmal zu viel, bin zu leichtsinnig, da muss ich etwas ändern», sagt sie. Ich lausche ihrer Leichtigkeit und Verrücktheit. Von meinen Seiltänzereien und Abstürzen verrate ich nichts.

Das Letzte, was noch vom Krebs übrig ist, steht auf einem kopierten DIN-A4-Zettel. «Tumornachsorge», hat die Klinik auf das Papier gedruckt, in fetten schwarzen Lettern. Es ist mein Fahrplan für die nächsten fünf Jahre. Eine Tabelle mit Unmengen von Kreuzen, die die Abstände der Kontrollen markieren: Mammographie, bei brusterhaltender Therapie erkrankte Seite halbjährlich, die andere Seite jährlich, Ultraschall alle drei Monate. Empfohlen wird mir auch eine Lebersonographie, um mögliche Fernmetastasen rechtzeitig zu erkennen. Dazu die halbjährliche Kontrolle der Gebärmutterschleimhaut, denn die Antihormontherapie mit Tamoxifen, für die ich mich für die nächsten fünf Jahre entschieden habe, hat auch ihre Schattenseiten. Eine davon könnte Gebärmutterschleimhautkrebs sein. Seltsam, dass ich bei der Krebs*nachsorge* gleichzeitig Krebs*vorsorge* betreiben muss.

Das Kontrollnetz ist engmaschig gestrickt, vermutlich auch für Ingrid. Einen Gentest wegen unseres Zwillingskrebses haben wir weiterhin vertagt. Noch bin ich außerstande, mich mit dem Ergebnis und seinen möglichen Folgen, etwa einer Brustamputation, zu beschäftigen. Ich brauche Zeit zum Luftholen und für die vielen Kontrolluntersuchungen, deren verschiedene Fäden ich jetzt selbst in der Hand halten muss. Für die Lebersonographie suche ich mir eine onkologische Gemeinschaftspraxis in Frankfurt. Zur Mammographie gehe ich in die radiologische Spezialpraxis, die ich schon von den ersten Aufnahmen her kenne. Für den Rest, also Ultraschall und die gynäkologischen Untersuchungen, vertraue ich mich weiter Dr. König an. Die erste Kontrolle steht Ende Oktober an. Nur nicht jetzt schon nervös werden, denke ich, wir haben erst Mitte August, bis dahin sind es noch mehr als zwei Monate.

Mittlerweile bin ich gut im Verdrängen meiner Ängste. «Sorge dich um das, was du weißt» – dieser kluge Satz eines Kollegen hilft mir, mich nicht schon Wochen vorher verrückt zu machen. Und Dr. König hatte mir mit auf den Weg gegeben: «Glauben Sie mir, je öfter Sie bei der Kontrolle etwas Positives hören, desto ruhiger werden Sie, das erzählen alle Frauen.» Ich will nur nicht wieder zurück auf «Los», nicht noch einmal von vorne beginnen.

Den Sommer 2009 über jogge ich durch den Günthersburgpark, mit gebremsten Ansprüchen, und bilde mir ein, dass meine Beine langsam Muskeln ansetzen. Und ich reise in den Libanon. Mein Schongang im Job macht das möglich. «Willst du nicht mitfahren, das wäre doch eine Perspektive nach all der Tortur?» Meine Freundin Angela hatte mich schon vor Monaten gelockt. «Du gewinnst völlig andere Eindrücke, wir fahren mit Leuten, die von deiner Krankheit nichts wissen, das ist ein bisschen so, als würde man ein neues Leben anfangen.» Anfang Oktober durchkämmen wir für zwei Wochen das Land der Zedern, die Bougainvillea leuchtet kräftig über dem Meer, in das ich übermütig hineinspringe, dort jedenfalls, wo kein Unrat schwimmt. Das Land ertrinkt im Müll, denke ich, kilometerlange Strände, an denen ein Teppich aus Coca-Cola-Flaschen, Joghurtbechern und Plastiktüten den Sand ersetzt. «So ein wunderschönes Land», murmele ich, «und so viel Müll.» Aber ich weiß, dass die Menschen in dieser politisch instabilen Situation andere Sorgen haben als die Umwelt.

Wir besuchen ein palästinensisches Flüchtlingslager, das Ghetto hat die Größe einer deutschen Kleinstadt: Ganze Familien hausen in zusammengenagelten Bretterbuden, die fünf Stockwerke nach oben ragen. Dazwischen enge, schlammige Gassen, in denen Kinder herumtollen, unfassbar fröhlich, obwohl sie den Himmel nicht sehen, denn ein gigantischer Stromkabelsalat windet sich über ihren Köpfen, die nicht isolierten Enden hängen auf Bauchnabelhöhe herunter.

«Wie kann ein Land seine Menschen unter solchen Bedingungen leben lassen?», fragen Angela und ich uns abends aufgewühlt, zurückgekehrt in unser einfaches Quartier in den Bergen. Hinter dem Haus befindet sich eine grüne Oase mit Hibiskussträuchern, roten Pfefferbäumen und Schildkröten im Teich. Auf einer Bank lassen wir uns am Wasser nieder, diskutieren über die radikalislamische Partei Hisbollah, die im Land angesehen ist, weil sie Krankenhäuser und Kindergärten bauen lässt. Für Länder wie Israel und die USA ist die «Partei Gottes» eine Terrororganisation, in Deutschland beobachtet der Verfassungsschutz ihre Aktivitäten. Auch über die Frauen im Libanon reden wir uns die Köpfe heiß. Viele sind zwar modern gekleidet, müssen aber immer noch nach alten Regeln leben. Die Patriarchen erwarten, dass die Familie für sie an erster Stelle steht. Mit Gleichberechtigung und Frauenrechten ist es nicht weit her.

Unsere ledige Herbergsmutter, eine Enddreißigerin mit kaffeefarbener Haut, schwarzen Augen und wildem Lockenhaar, macht uns klar: «Wer hier nicht verheiratet ist, wird behandelt wie eine Prostituierte. Einmal bin ich alleine nach Syrien gefahren, da habe ich den Leuten erzählt, ich sei auf einer Studienreise, mein Mann warte in Damaskus, sonst hätten mich alle gemieden. Ein Zusammenleben in einer lockeren Paarbeziehung, so wie ihr das kennt, das ist hier undenkbar. Mit einer geschiedenen Frau verhält es sich ganz ähnlich. Der Mann behält die Kinder, finanziell geht sie leer aus. Viele Frauen bleiben dann lieber unglücklich in einer Ehe, als sich zu trennen.» Schnell stoßen wir mit unserem westlichen Blick an Grenzen. Ich sage «*Leila saida*», arabisch für «Gute Nacht». Morgens um fünf Uhr weckt mich der Muezzin, verschlafen gehe ich hinaus auf den Balkon, lausche dem einschmeichelnden Klang, der in die Lautlosigkeit des Dorfs weht.

Der Krebs ist weit weg, die Sonne glüht, die uralten Zedernwälder in den Bergen verzaubern mich, mein Körper hält den stundenlangen Wanderungen stand. Wir streifen durch Beirut, das einstige Paris des Ostens, vorbei an vielen Häusern mit Einschüssen, gezeichnet vom Krieg. Die Fenster der Stadtwohnungen sind verkleidet mit schweren, von der Sonne verblichenen Stoffen, junge Frauen thronen in knappen Röcken in den Straßencafés, daneben lugen verhüllte Araberinnen durch ihre Sehschlitze. Hinter der Corniche, der berühmten Uferstraße, taucht plötzlich ein Leuchtturm auf, dreißig Meter entfernt von der felsigen Küste, inmitten von Hochhäusern, die irgendwann irgendwer um ihn herum aufgezogen hat. Bauland ist teuer, die Korruption blüht. Hunderte von Wohnblöcken sind im Rohbau, zehn Stockwerke und mehr, die sich wie Betongerippe über der Stadt erheben. Die leeren Augen Beiruts.

Am Ende der Reise zieht eine dunkle Wolke in meinem Innern auf. «In zwei Tagen ist der erste Kontrolltermin», erzähle ich Angela auf dem Weg zum Flughafen. «Wenn die Ärztin wieder was findet?»

«Es wird bestimmt alles gut», sagt meine wohltuend optimistische Freundin und versucht meine Gemütsschatten auf den letzten Metern zum Flieger zu vertreiben.

«Na ja, wenn doch, dann habe ich wenigstens dieses spannende Land hier gesehen.»

Den Termin bei Dr. König habe ich bewusst nach der Reise gelegt – und bis dahin verdrängt. Während der Ultraschall über meine Brust fährt, zittern mir noch im Liegen die Knie, in meiner Angst erzähle ich ihr vom Libanon, der schmackhaften Küche, von Petersiliensalat mit Minze und frisch gebackenem Fladenbrot – ich will diesem Gebirge auf dem Bildschirm keinen Platz in mir einräumen.

«Direkt unter der Narbe, da ist etwas, eine Verhärtung, das

gefällt mir nicht so. Kommen Sie in vier Wochen nochmals wieder, ich will mir das dann erneut anschauen.» Die Frauenärztin reißt mich aus meinen Gedanken und Bildern heraus, als würde die Filmrolle auf der Spule rattern.

«Wieso gefällt es Ihnen nicht? Was macht Ihnen Sorge? Ich brauche jetzt die Botschaft, dass alles in Ordnung ist.»

«Gut, dann melde ich Sie gleich bei der Mammographie an. Mittlerweile weiß ich ja, dass Sie Ungewissheit nicht gut aushalten können.»

«Oh nein, nicht schon wieder», wispert die Sprechstundenhilfe, als sie einen Termin für mich ausmacht.

Betäubt radle ich durch den Park, wie vor zehn Monaten, und nehme Kurs auf die Frankfurter Radiologiepraxis. Tür auf, Tür zu, Brüste eingequetscht, danach Ultraschall. «Schauen Sie, das ist nur Narbengewebe, glatt umrandet, und hier, das ist eine Zyste.» Die Ärztin entlässt mich mit einem Lächeln ins Leben.

«Schön, dass Sie mit mir reden, das letzte Mal, als ich hier war, das war kurz vor meiner Diagnose, da hat keiner ein Wort gesagt. Ich bekam einfach nur einen Zettel und eine CD überreicht. Machen Sie das, damit sich niemand hinterher von der Brücke stürzt?»

«Vielleicht war es einfach nur ein besonders stressiger Tag», sagt sie entschuldigend.

Ich springe die Treppen hinunter, nehme zwei Stufen auf einmal, wähle Ingrids Nummer, schreie ins Handy: «Es ist alles okay!»

«Wieso alles okay, wo warst du überhaupt?»

«Bei einer Kontrolle, und danach musste ich noch überraschend zur Mammographie. Ich hab's dir nicht gesagt, weil ich dich nicht unnötig beunruhigen wollte.»

«Hör mal», sagt sie streng, «ich möchte, dass du mir deine Kontrolltermine ab jetzt vorher mitteilst. Ich will das wissen!»

«Gut, keine Heimlichkeiten mehr.»

Gerade komme ich von einem Krebskongress in Berlin. Dort traf ich eine renommierte Professorin, der ich von eurem Fall erzählt habe», schreibt Petro. «Sie rät euch unbedingt zu einer genetischen Beratung.» Ich sitze an meinem Schreibtisch in der Redaktion und sinke zurück in den Stuhl. Es ist Februar 2010. Seit Monaten ist Brustkrebs der erste Gedanke beim Aufwachen und der letzte beim Einschlafen. Auch tagsüber verlässt er mich nie. Aber es ist kein akuter Zustand mehr, sondern ein chronischer, mit dem ich zu leben gelernt habe. Wie eine offene Wunde, die sich langsam schließt. Aber jetzt scheint sie erneut aufzubrechen. Die unheilvolle Frage, die schon in unseren Köpfen Platz genommen hatte, erhebt sich wie ein Zuschauer im Theater während der Vorstellung, der kaum ignoriert werden kann. Haben wir vielleicht doch familiären Brustkrebs? Gleiche Gene, gleiches Schicksal. Zwillingskrebs eben. So sieht es für viele aus.

Das Thema umwob uns von Anfang an, wir waren da wie zwei Gefangene in einem immer dichter werdenden Kokon. Es gab kaum jemanden, der uns nicht danach fragte. In diesen Momenten bedauerte ich es fast, ein Zwilling zu sein. Ich begann mich zu rechtfertigen und andere Erklärungsmöglichkeiten für den Doppelkrebs ins Feld zu führen. Ich wollte nicht glauben, was die anderen glaubten. Nur meine Gynäkologin, Dr. Dressler, sagte: «Die wenigsten Brustkrebsfälle sind familiär bedingt. Es muss bei Ihnen nicht zwangsläufig so sein, dass es an Ihren Genen liegt, auch wenn Sie eineiige Zwillinge sind und beide Brustkrebs hatten.»

Ich las jetzt, dass Forscher zwei besonders tückische Gene kennen: BRCA1 und BRCA2 (BReast CAncer Risk Genes 1 und 2). Harmlos klingende Abkürzungen für veränderte Erbgutabschnitte, die von Generation zu Generation weitergegeben werden und mit durchschlagender Kraft tödliche Prozesse im Körper entfachen. Die Mutationen erhöhen das Risiko für Brustkrebs um bis zu 80 Prozent, zusätzlich das für Eierstockkrebs um 40 bis 60 Prozent. Und beide Krebsarten fressen sich mit besonderer Schnelligkeit und Aggressivität vorwärts. Es gibt nur geringe Chancen, dem zu entkommen: Man muss sich einem radikalen Eingriff unterziehen, beide Brüste amputieren und die Eierstöcke entfernen lassen. Ein einfacher Bluttest kann Klarheit bringen, ob Renate und ich die veränderten Gene haben oder nicht.

Immer wieder hatte ich über einen Gentest nachgedacht, das Für und Wider abgewogen. Ich versuchte mir die Frage zu beantworten, ob ich eine beidseitige Brustamputation psychisch überstehen würde. Von Anfang an war ich diejenige von uns beiden, die mehr dazu tendierte, sich Klarheit zu verschaffen. Ich konnte die Möglichkeit, dass wir solche Gene geerbt haben, und die Konsequenzen daraus schlecht verdrängen. Renate meinte vor ein paar Tagen: «Also, ich weiß nicht, ob ich das schaffen würde. Die Eierstöcke raus, das geht ja noch, aber die Brüste weg? Das kann ich mir nicht vorstellen. Lass uns das auf später verschieben, ich habe gerade erst wieder mein Leben entdeckt. Übrigens bin ich sicher, dass ich eines der beiden Gene geerbt habe.»

Den letzten Satz hatte Renate schon häufiger geäußert, und er brachte mich regelmäßig auf die Palme. «Wie kannst du so etwas sagen? Es ist doch gar nicht klar. Und wenn, dann haben wir beide das veränderte Erbgut – oder eben beide nicht. Ich denke aber, dass dies nicht der Fall ist, sonst müsste eine Krebserkrankung irgendwo in der Familie in Erscheinung getreten sein. Das ist sie aber nicht. Hätten wir doch eines dieser Krebsgene in uns, dann würde sich die Krankheit im Körper mit hoher Sicherheit wieder weiterentwickeln, während wir beide glauben, dass wir gesund sind. Für mich sind die Brüste eher tickende Zeitbomben, und manchmal denke ich: Weg damit, so kann sich in ihnen auch kein Krebs mehr entwickeln. Ich habe mich schon informiert, wie man die Brüste wieder aufbaut. Es gibt Möglichkeiten, dass man sogar mit einem neuen Busen aus der Narkose aufwacht.»

«Ingrid, wir haben noch Zeit. Wir sollten aber gemeinsam entscheiden, ob und wann wir den Test machen – er hat für uns beide Folgen.»

Ich will aber nicht mehr warten und weiterspekulieren, es geht auch um mich, nicht nur um uns beide. Und so wähle ich die Telefonnummer eines Zentrums für familiären Brustkrebs, dreizehn existieren davon in Deutschland. Zum wiederholten Male erzähle ich unsere Geschichte, die Geschichte der eineiigen Zwillinge, die mit vierzig Brustkrebs bekamen. Die Dame am Telefon sagt: «Ich notiere mir das alles, damit erfüllen Sie auf jeden Fall eines der Kriterien für den Test auf die beiden BRCA-Gene. Bei Ihnen sind ja zwei Familienmitglieder an Brustkrebs erkrankt, und zwar vor dem einundfünfzigsten Lebensjahr. Wir schicken Ihnen mehrere Dokumente zu, die Sie ausfüllen müssen. Wir benötigen auch einen Familienstammbaum, der die letzten beiden Generationen umfasst. Gut wäre es, von allen Personen die Krankheiten hinzuzufügen und, wenn sie nicht mehr leben, woran sie gestorben sind. Geht das?»

«Ja», sage ich.

Ein paar Tage später weihe ich unsere Mutter ein: «Mama, ich muss wissen, ob wir diese beiden Gene geerbt haben, und dafür brauche ich deine Hilfe. Kannst du bitte herausfinden, wann unsere Großeltern und deren Geschwister geboren und gestorben sind, und vor allem, woran? Das alles für deinen und auch Papas Familienzweig.»

«Gut, ich habe das alles irgendwo, gib mir ein paar Tage, ja? Und Renate, weiß sie davon?»

«Nein, ich gehe erst einmal alleine zum Gespräch, den

Test braucht auch nur eine von uns zu machen. Aber ich werde es ihr später mitteilen. Bis das Ergebnis kommt, dauert es sowieso bis zu acht Monate. Die Analyse ist sehr aufwendig, zeitintensiv und teuer.»

«Es ist deine Entscheidung, doch ich muss es wissen, damit ich nichts Falsches sage», antwortet sie.

An einem Sonntag vertiefen wir uns am Telefon in die Familiensaga.

«Eure Oma, also meine Mutter, die Franziska, ist mit siebenundsechzig gestorben, an einem Schlaganfall. Und euer Opa Fritz wurde fünfundsiebzig, der hatte ein Magengeschwür. Jetzt der Vater eures Vaters – sein Leben war mit einundsechzig zu Ende. Er überlebte eine Lungenentzündung nicht, die er sich im Krieg zugezogen hatte, damals betraf das viele. Eure andere Oma starb mit siebzig, woran, das weiß ich nicht genau. Ich würde sagen, allgemeine Altersschwäche.»

«Du meinst Herz-Kreislauf-Versagen?», frage ich.

«Ja, wahrscheinlich. Aber die Schwester eures Opas väterlicherseits, die Martha, die hatte Brustkrebs. Sie ist fünfundsechzig geworden.»

So beschäftigen wir uns eine Stunde lang mit dem Familienstammbaum, und nebenbei erfahre ich noch viele Geschichten über meine Verwandtschaft, die ich nicht kannte.

Einige Wochen später mache ich mich mit einem Stapel von Papieren auf zum Beratungsgespräch. Ich bin verabredet mit einem Spezialisten für familiären Brustkrebs, danach telefonisch mit Renate. Ungeplant war mir ein Satz über diesen Termin herausgerutscht.

«Ist das jetzt eigentlich bei euch genetisch bedingt?», fragte Achim zielsicher ins Schwarze hinein. Ich war wieder einmal in Frankfurt.

Renate schüttelte den Kopf und sagte: «Das wissen wir

nicht. Vielleicht machen wir einen Test, aber bis jetzt haben wir nichts entschieden.»

Das ist jetzt meine Chance, dachte ich, außerdem war ich nie eine gute Lügnerin. «Na ja», räumte ich ein, «ich habe schon einen Termin für einen solchen Test in München ... Nur einer von uns muss ihn durchführen lassen.»

«Dann halte mich auf dem Laufenden», sagte Renate. Nichts weiter, was mich wunderte. Ich hatte Vorwürfe erwartet. Erst später meinte meine Schwester: «Ich verstehe dich, aber für mich ist das eine blöde Situation, eine richtige Zwickmühle. Mitgehangen, mitgefangen. Nichts kann ich tun, es auch nicht verhindern. Ich bräuchte das übrigens nicht, wenn ich nur für mich selbst verantwortlich wäre.»

«Ich weiß, Renate, es tut mir leid. Aber wir können uns immer noch fürs Nichtwissen entscheiden. Ich muss das Ergebnis nicht abholen. Oder ich sage es dir nicht?»

«Wie soll das gehen? Ich bekomme doch mit, wenn du dich im Krankenhaus anmeldest, um die Brüste abnehmen oder die Eierstöcke entfernen zu lassen.»

Das Zentrum für familiären Brustkrebs befindet sich in einem Münchner Klinikum. Dr. Margarete Springer, eine blonde Ärztin mit einer Zahnlücke zwischen den oberen Schneidezähnen, begrüßt mich und führt mich in einen kahlen Raum. Nur Tische, Stühle, eine Pinnwand mit internen Mitteilungen des Klinikums. «Ich habe mir Ihren Stammbaum angesehen, Ihre Vorfahren sind alle für die damaligen Verhältnisse alt geworden, das ist ein gutes Zeichen.»

«Sehen denn die Familienbäume bei erblichem Brustkrebs sonst anders aus?», frage ich.

«In den väterlichen Linien gibt es oft Darm- oder Prostatakrebs, in den mütterlichen Brust- und Eierstockkrebs. Es treten manchmal mehrere Fälle in jeder Generation auf, vor allem in jungen Jahren. Wenn Sie eines der BRCA-Gene hätten, bestünde die Möglichkeit einer beidseitigen Brustamputation, damit senken Sie Ihr Risiko auf null.»

«Null? Hmm, wo nichts mehr ist, kann kein Krebs mehr wachsen, oder?»

«Die Brüste lassen sich heute wieder gut rekonstruieren – mit Muskeln aus dem Rücken oder Fett aus Po und Bauch, das machen plastische Chirurgen. Auch die Eierstockentfernung wäre in einem solchen Fall empfehlenswert, denn hier besteht ebenfalls ein erhöhtes Krebsrisiko. Es gibt übrigens Frauen, die eines der Risikogene in sich tragen und trotzdem nicht erkranken», sagt wie, während es klopft.

Durch die Tür tritt der Fachmann für Tumorgenetik, ein ausgewiesener Spezialist fürs Erbgut. «Dr. Till Ohnmacht», stellt er sich vor. Der Experte trägt Brille, kariertes Holzfällerhemd, beigefarbene Cordhosen, er wirkt ein wenig zerstreut, so, wie ich mir Labormenschen vorstelle.

«Dr. Springer hat Ihnen ja schon alles Wichtige gesagt», sagt er, setzt sich zu uns und beginnt Stammbäume auf einem Papier zu malen. «Wir kennen den monogenen Erbgang, bei ihm ist die Veränderung eines einzigen Gens für die Entwicklung einer Krankheit verantwortlich. Die zwei BRCA-Gene sind ein Beispiel dafür. Beide werden auch über Ei- und Samenzellen weitergegeben. Das heißt, Sie würden die veränderten Gene an Ihre Kinder weitervererben. Oder Ihr Bruder an seinen Nachwuchs. Und daneben gibt es den polygenen Erbgang. Bei ihm müssen mehrere Erbgutabschnitte verändert sein, was aber nur individuell zu sehen ist und nicht an andere Generationen weitergetragen wird. Bei nichtfamiliärem Brustkrebs spielen andere Risikofaktoren eine Rolle, zum Beispiel Kinderlosigkeit, frühe Menstruation oder das Alter. Erst in der Wechselwirkung dieser Faktoren mit dem Erbgut kann die Krankheit ausbrechen. In Ihrem Fall vermute ich aufgrund des Stammbaums Letzteres, es müsste ansonsten mehr Krebsfälle in Ihrer Familie geben.» So vage diese Aussage ist, sie macht mir Mut, dass wir die BRCA-Gene nicht haben. Hoffentlich!

«Wenn Sie keine Fragen mehr haben, können wir Ihnen Blut abnehmen», schlägt Dr. Springer vor. «Sie ersparen sich damit, ein weiteres Mal ins Klinikum zu kommen.»

Ich bin damit einverstanden und lasse mich in die Armbeuge stechen. «Wir können den BRCA-Test auch im Rahmen einer Studie anbieten, die wir derzeit hier durchführen. Dann müssen Sie keine acht Monate auf das Ergebnis warten.»

«Es wäre gut, wenn es nicht so lange dauern würde», sage ich.

Das Klinikum noch im Rücken, rufe ich meine Schwester an. «Renate, der Arzt glaubt nicht, dass wir eines der Risikogene haben.» Danach erzähle ich ihr, was ich im Gespräch erfahren habe.

«Es wäre schön, wenn sich nicht gleich die nächste Baustelle auftun würde», antwortet sie.

Im Mai korrespondiere ich per E-Mail mit Dr. Ohnmacht. Er schreibt: «Das BRCA1-Gen konnten wir nicht nachweisen, die weitere Analyse folgt.» Mehrmals lese ich die Zeile, bis ich die Nachricht begreife. Renate, mit der ich sofort telefoniere, ist genauso erleichtert wie ich.

Im Juni finde ich einen Brief des Zentrums für familiären Brustkrebs in der Post, darin steht: «Das Ergebnis ist da, Sie können einen Termin mit uns vereinbaren.» An diesem Tag ist Renate bei mir in München, wir waren gerade eine Woche zum Wandern und Auftanken in den Bergen. Ich bringe es nicht übers Herz, ihr von dem Schreiben zu erzählen, habe Angst, dass die guten Gefühle wieder dahin sind.

Am nächsten Morgen rufe ich im Zentrum an und bekomme einen Termin in vier Wochen. Jetzt spreche ich auch mit Renate, die mir ernst zuhört und nach einer Weile sagt: «Ich bekomme damit ein Ergebnis, nach dem ich gar nicht gefragt habe. Was bedeutet das überhaupt, ein Gen in sich zu haben, das mit großer Sicherheit Brust- und Eierstockkrebs auslöst? Ich kann Medikamente nehmen, mich gesund ernähren, entspannen oder joggen, aber das alles wird die Krankheit nicht verhindern. Ich habe selbst nichts mehr in der Hand. Darum geht es doch, oder?»

«Aber wir können etwas tun», widerspreche ich. «So heftig das ist, aber es gibt noch die Möglichkeit der Totaloperation. Für mich wäre es eine, denn ich habe mich fürs Leben entschieden.»

Die nächsten Wochen sind eine Strapaze für meine Nerven. Immer wieder stelle ich mir vor, wie mir Ärzte erneut schlechte Nachrichten beibringen. Und wie würde ich es meiner eigenen Schwester sagen, die den Test nicht gewollt hatte, für die ein negatives Ergebnis aber ebenfalls weitreichende Konsequenzen hätte? Ich fürchte mich davor, zur Überbringerin schlimmer Botschaften zu werden.

Ende Juli 2010, Montagmorgen, acht Uhr. Vor der Tür des Besprechungsraums treffe ich auf Dr. Ohnmacht, er wirkt, als sei er gerade erst aufgestanden.

«Ich hole mir noch schnell einen Kaffee», sagt er. «Wollen Sie auch einen?» Ich nicke. Beim Weggehen dreht er sich um. «Wir haben übrigens nichts gefunden. Eigentlich war dieses Ergebnis schon klar, als wir das BRCA1 nicht nachweisen konnten. BRCA1 und BRCA2 liegen nämlich im Erbgut eng beieinander.»

«Das ist ja wunderbar!», rufe ich aus. «Und holen Sie in aller Ruhe Ihren Kaffee, ich muss unbedingt meiner Schwester Bescheid sagen.»

«Alles gut, wir haben nichts», sage ich, als ich Renates schlaftrunkene Stimme höre.

«Mensch, bin ich froh, wenigstens das nicht! Da sieht das

Leben gleich wieder viel freundlicher aus.» Wir verabreden uns, später weiter miteinander zu telefonieren.

«Darf ich Sie umarmen?», frage ich den Doktor, als er mit zwei Kaffeebechern zurückkehrt. Ich drücke ihn, ohne seine Antwort abzuwarten.

«Da wird er sich jetzt den ganzen Tag freuen», sagt eine Assistentin im Vorbeigehen.

Los, lass uns an den Starnberger See fahren.» Voller Vorfreude habe ich direkt nach dem Frühstück das Blau des Münchner Himmels studiert. Nach Ingrids Anruf aus dem Klinikum war ich sofort nach Bayern gereist. Die Tatsache, dass wir keines der beiden Brustkrebsgene haben, dass ich fürs Erste nicht über eine Brustamputation nachdenken muss, nicht erneut vor schwerwiegenden Entscheidungen stehe, verlieh mir Flügel. «Das letzte Mal waren wir im August 2008 dort», bemerke ich. «Erinnerst du dich? Ein heißer Sommertag, wir fuhren in der Nähe des Sees an Massen von Schaulustigen vorbei. Sie saßen auf einer Wiese und warteten auf den Start eines Ochsenrennens, ein enormer Auftrieb war das. Und dann haben wir uns geeinigt, doch lieber zu baden. Damals war das Feld, auf dem wir auf dem Rückweg so oft selbst Blumen abschneiden, voller weißer, roter und gelber Gladiolen. Ich weiß es noch so genau, weil der Knoten schon da war und ich alles so betrachtet habe, als würde ich es zum letzten Mal sehen, voller Wehmut. Schwer war mir ums Herz. Ich wollte dich damals nicht beunruhigen. All die Monate, vor allem während der Chemotherapie, habe ich mich gesehnt nach der Leichtigkeit des Sommers, danach, mit nackten Füßen über eine feuchte Wiese zu laufen. Und das machen wir jetzt.» Ingrids Augen leuchten wie Kristalle.

Wir rüsten uns fürs Picknick, mit belegten Broten, Melonen und Äpfeln, packen eine weiche Wolldecke, Handtücher und

Badeanzüge ein. Über die Autobahn geht es raus aus München, nach zwanzig Kilometern biegen wir ab und nehmen die Landstraße. Die Berge spitzen immer wieder hinter den Wäldern hervor, wir parken da, wo wir immer parken. Die Frau, die im Sommer täglich die Parkgebühren eintreibt – sie ist um die sechzig und heute in T-Shirt und Caprihose gewandet –, begrüßt uns freudig: «Hallo, die Zwillinge, da san s' ja wieder. Hab Sie a ganze Zeit lang net gseng. Aber 's Wasser is schee heit. Mei, was ham S' denn mit Ihr lange Hoar gmacht?» Sie schiebt Ingrid mit einem ansteckenden Lachen das Billett durchs Fenster.

«Ja, schön, nicht? Wir dachten, wir machen mal was Neues, das ist auch praktischer beim Schwimmen, die Haare trocknen schneller. Na ja, eigentlich ist es so ... wir hatten beide Brustkrebs.»

«Des is ja furchtbar! Mei, furchtbar!» Entsetzt schlägt sie die Hände vors Gesicht, sie schluchzt und weint.

«Da haben wir ja was angerichtet», sagt Ingrid leise zu mir und setzt das Auto in die nächste Parklücke. Wir rennen zu ihr, umarmen sie fest, ich von rechts, Ingrid von links. «Das ist doch gar nicht so schlimm, es ist vorbei, wir haben es doch gut überstanden», trösten wir sie.

Schließlich schlendern wir über die Wiese, laufen barfuß zum See hinunter, der uns grünblau entgegenschimmert. «Der schönste Platz der Welt», jubelt meine Schwester, atmet tief durch und hält die Zehen ins Wasser. «Brrr, nur ein bisschen kalt.» Wir lassen die Klamotten fallen, fassen uns an den Händen, der Sand gibt nach unter unseren Füßen. Da sind die Berggipfel, die Schwäne, die Gänsehaut. «Eins, zwei, drei», zähle ich. Wir strahlen uns an, dann springen wir. Kopfüber.

Literatur

Béliveau, Richard, und Denis Gingras: *Krebszellen mögen keine Himbeeren. Das Kochbuch. Schmackhafte Rezepte fürs Immunsystem.* München 2009

Berg, Lilo: Brustkrebs. *Wissen gegen Angst. Das Handbuch.* München 2007

Decker, Kora: *Jetzt ist heute. Mein Leben nach der Diagnose.* München 2009

End, Judith: «*Sterben kommt nicht in Frage, Mama!*» München 2010

Goldmann-Posch, Ursula: *Der Knoten über meinem Herzen. Brustkrebs darf kein Todesurteil sein. Therapien und andere Hilfen.* München 2004

Goldmann-Posch, Ursula, und Rita Rosa Martin: *Über-Lebensbuch Brustkrebs. Die Anleitung zur aktiven Patientin.* Stuttgart 2009

Heeg, Evelyn: *Oben ohne. Die Entscheidung zu leben.* Frankfurt am Main 2009

Herbert, Sibylle: *Überleben Glücksache. Was Sie als Krebspatient in unserem Gesundheitswesen erwartet.* Köln 2010

Hermelink, Kerstin: *Mein wunderschöner Schutzengel. Als Nellys Mama Krebs bekam. Eine Erzählung für Eltern und Kinder.* Würzburg 2010

Mamma Mia! Das Brustkrebsmagazin: www.mammamia-online.de

Pielhau, Miriam: *Fremdkörper*. München 2009

Schlingensief, Christoph: *So schön wie hier kanns im Himmel gar nicht sein! Tagebuch einer Krebserkrankung*. Köln 2009

Simonton, O. Carl, Matthews Simonton, Stephanie, und James Creighton: *Wieder gesund werden. Eine Anleitung zur Aktivierung der Selbstheilungskräfte für Krebspatienten und ihre Angehörigen*. Hamburg 2001

van der Stap, Sophie: *Heute bin ich blond. Das Mädchen mit den neun Perücken*. München 2009

Internetadressen

Krebsinformationsdienst des Deutschen Krebsforschungszentrums (KID)
Hotline: 0800 – 4203040
www.krebsinformationsdienst.de

Deutsche Krebsgesellschaft e. V.
www.krebsgesellschaft.de

Deutsche Krebshilfe e. V.
www.krebshilfe.de

Gesellschaft für Biologische Krebsabwehr (GfBK)
www.biokrebs.de

Zertifizierte Brustkrebszentren
(Liste für Deutschland)
www.krebsgesellschaft.de/index.php?seite=wub_zertifizierung_brustzentren&navigation=77509

Familiärer Brust- und Eierstockkrebs
(Liste mit allen Zentren in Deutschland)
www.krebsgesellschaft.de/onkoscout_zentren_familie_brustkrebs,85319.html

Informationen zum «Familiären Brust- und Eierstockkrebs»:
www.mammamia-online.de/MMSpezialBuch.pdf

BRCA-Netzwerk e. V.
(Hilfe bei familiärem Brust- und Eierstockkrebs)
www.brca-netzwerk.de

mamazone: Frauen und Forschung gegen Brustkrebs e. V.
www.mamazone.de

KOMEN Deutschland e. V.
(Verein für die Heilung von Brustkrebs)
www.komen.de

Frauenselbsthilfe nach Krebs e. V.
www.frauenselbsthilfe.de

Brustkrebs Deutschland e. V.
www.brustkrebsdeutschland.de

NetDoktor.de
(laienverständliche Information über Brustkrebs)
www.netdoktor.de/Krankheiten/Brustkrebs/

Krebs-Kompass
(Diskussionsforum über Brustkrebs)
www.krebs-kompass.de

Deutsches Medizinforum
www.medizin-forum.de

Danksagung

Eine Verbeugung vor allen Freunden, Kollegen, unserer Familie, die mit ihrer Unterstützung nicht nachgelassen haben, vor allem auch vor den Menschen, die unerwähnt geblieben sind, sonst hätte unser Buch jeglichen Rahmen gesprengt: Jan Eggers, Sabine Stöhr, Christof Wenda, Dorothee Holz, Carola Endres, Christian Fröhlich, Ralph Herpich, Johannes Andrees, Andreas Gleich, Angela Exner, Christoph Stickl, Rainer Düsel, Axel Griesbeck, Martina Feichter, Christiane Fux, Sebastian Müller, Nina Buschek, Fabian Seyfried, Natascha Reinert. Danke an alle Ärzte für die vielen Gespräche, ihre Kompetenz und Menschlichkeit.

Danke auch an Barbara Laugwitz vom Rowohlt Verlag, die sofort an unser Projekt geglaubt hat, und an unsere Lektorin Regina Carstensen, die uns mit sicherer Hand durch das Manuskript lotste.

Sie alle haben mitgeholfen, dass wir das Glück der Freude und Zufriedenheit wiederentdeckt haben.

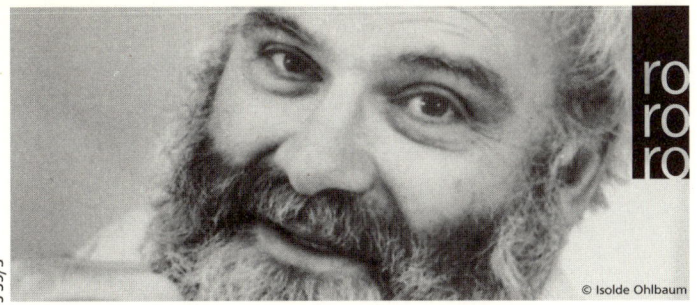

Oliver Sacks

Abenteuer Mensch – ein faszinierender Reiseführer

Der Mann, der seine Frau mit einem Hut verwechselte
rororo 18780

Der Tag, an dem mein Bein fortging
rororo 18884

Eine Anthropologin auf dem Mars
Sieben paradoxe Geschichten
rororo 60242

Migräne
rororo 19963

Stumme Stimmen
Reise in die Welt der Gehörlosen
rororo 19198

Awakenings – Zeit des Erwachens
rororo 18878

Die Insel der Farbenblinden
Die Insel der Palmfarne
rororo 60560

Onkel Wolfram
Erinnerungen
rororo 61534

Der einarmige Pianist
Über Musik und das Gehirn
In diesen verblüffenden Fallgeschichten dreht sich alles um Musik. Fesselnd, unterhaltsam und manchmal berührend erzählt.

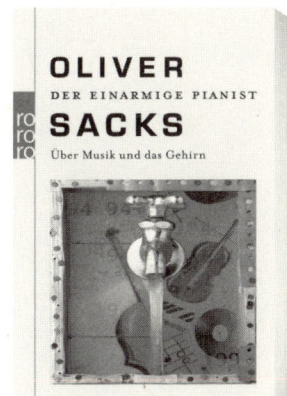

rororo 62425

Weitere Informationen in der Rowohlt Revue oder unter www.rororo.de

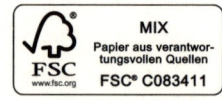

Das für dieses Buch verwendete FSC®-zertifizierte Papier
Lux Cream liefert Stora Enso, Finnland.